Orizons
Daniel Cohen éditeur
www.editionsorizons.fr

La main d'Athéna/Philosophie
Collection dirigée par Jad Hatem

Partout où l'on annonce à grands cris la fin de la métaphysique et là même où l'on croit pouvoir enterrer en silence la libre pensée, c'est l'homme en la totalité de son être et en sa dimension de transcendance qui est en péril. Rien, d'une certaine manière, n'est plus vulnérable qu'elle car elle est tout l'homme. Elle s'expose à la déchéance car la liberté est son essence.

Insulté par Agamemnon, Achille est sur le point de s'emporter et de tuer son rival quand Athéna, venue l'apaiser, se place derrière lui et le retient par la chevelure. Il se retourne et la reconnaît seulement pour lui. La main qui guérit la passion est en même temps la main qui dessille les yeux. Par la conversion qu'elle opère, la sagesse est vision de l'invisible. « Nous sommes tous », dit Plotin, « comme une tête à plusieurs visages tournés vers le dehors, tandis qu'elle se termine vers le dedans par un sommet unique. Si l'on pouvait se retourner ou si l'on avait la chance d'avoir les cheveux tirés par Athéna, on verrait à la fois Dieu, soi-même et l'être universel ».

ISBN : 979-10-309-0097-2

La santé qui vient

Une approche heideggérienne

Dans la même collection

Monique Lise Cohen, *Récit des jours et veille du livre*, Orizons, 2008
Jad Hatem, *La poésie de l'extase amoureuse, Shakespeare et Louise Labé*, Orizons, 2008

Jad Hatem, *L'art comme autobiographie de la subjectivité absolue, Schelling, Balzac, Henry*, Orizons, 2009

Monique Lise Cohen, *Emmanuel Lévinas et Henri Meschonnic, résonnances prophétiques*, Orizons, 2011
Riccardo Di Giuseppe, *Le Voyage de Parménide*, Orizons, 2011
Jad Hatem, *Rupture d'identité et roman familial*, Orizons, 2011

Jad Hatem, *Barbey d'Aurevilly et Schelling*, Orizons, 2013
Jad Hatem, *Liberté humaine et divine ironie. Schelling avec Luther*, Orizons, 2013
Paul Saadé, *La demeure du Don*, Orizons, 2013
Gianfranco Stroppini de Focara, *D'Alexandre à Jésus*, Orizons, 2013

Bernard Forthomme, *Une logique de la folie*, Orizons, 2014
Jad Hatem, *Le Vin éternel — Sur Ibn Al-Fâriḍ*, Orizons, 2014
Jad Hatem, *Un bruit d'avoir été. Sur Qohélet*, Orizons, 2014
Laurent Millischer, *Heidegger ou la détresse du monde*, Orizons, 2014
Roland Vaschalde, *À l'Orient de Michel Henry*, Orizons, 2014

Nicole Hatem, *Raïssa Maritain ou le courage philosophique*, Orizons, 2015
Jad Hatem, *Messianités — Kafka, Kazantzaki, Böll, Tournier, Kemal*, Orizons, 2015
Jad Hatem, *Empédocle, Qohélet, Bar Hebraeus*, Orizons, 2015

Marek Cieślik, *John Henry Newman — Éléments de théologie du dialogue* — La vie pour l'action, Orizons, 2016
Jad Hatem, *Le Christ druze et l'Inde éternelle*, Orizons, 2016
Roland Vaschalde, *Épreuve de soi et vérité du monde : depuis Michel Henry*, Orizons, 2016

Charbel El Amm, *Le Néant et Dieu*, Orizons, 2017
Jihad Maalouf, *La santé qui vient, une approche heideggerienne*, Orizons, 2017
Grégoire Quevreux, *Le cri de Job, Essai d'interprétation de* l'Expositio Super Iob Ad Litteram *de Saint Thomas d'Aquin*, Orizons, 2017

Jihad Maalouf

La santé qui vient

Une approche heideggérienne

Orizons
2017

« Er-eignung im Ereignis »
La venue à soi dans la venue de l'être

À Edgard El Haïby

Cette étude a été effectuée pour l'obtention d'un master en philosophie à l'Université Libanaise en 2016, sous le titre : « L'événement de la santé à partir de Martin Heidegger », sous la direction du professeur Joseph Maalouf. Elle a été réalisée au sein du travail pour la formation des agents pastoraux dans le monde de la santé, à l'Institut supérieur de sciences religieuses à l'Université Saint-Joseph de Beyrouth.

Je remercie le professeur Joseph Maalouf pour son aide, ses remarques et ses conseils, et le père Edgard El Haïby pour sa présence stimulante et encourageante, et son engagement contagieux, en faveur d'une santé intégrale.

Abréviations et Sigles

Écrits de Martin Heidegger

Livres

BP *Contributions à la philosophie* (*Beiträge zur Philosophie (Vom Ereignis)*)
CMN *Chemins qui mènent nulle part*
EC *Essais et conférences*
EL *De l'essence de la liberté humaine*
GA *Gesamtausgabe* (*Œuvres complètes*)
LH *Lettre sur l'humanisme*
PhPW *Philosophical and Political Writings*
QI *Questions I*
QII *Questions II*
QIII *Questions III*
QIV *Questions IV*
SZ *Être et temps* (*Sein und Zeit*)
WHD *Qu'appelle-t-on penser ?* (*Was Heißt Denken ?*)
SeZu *Séminaires de Zurich*

Cours, conférences et lettres dans les livres

AE *L'art et l'espace*
AL *Aletheia (Héraclite, fragment 16)*
BHP *Bâtir, habiter, penser*
Physis *Ce qu'est et comment se détermine la φύσις*
EV *De l'essence de la vérité*

FPhTP	*La fin de la philosophie et la tâche de la pensée*
LCH	*La chose*
Lo	*Logos (Héraclite, fragment 50)*
LR	*Lettre à Richardson*
LT	*Le tournant*
Mo	*Moîra (Parménide, VIII, 34-41)*
OŒA	*L'origine de l'œuvre d'art*
PA	*La parole d'Anaximandre*
PI	*Le principe d'identité*
PTE	*Protocole d'un séminaire sur la conférence « Temps et être »*
QM	*Qu'est-ce que la métaphysique ?*
QP	*Que veut dire penser ?*
QPh	*Qu'est-ce que la philosophie ?*
QT	*La question de la technique*
RFM	*Le retour au fondement de la métaphysique*
SE	*Sérénité*
TE	*Temps et être*

Introduction Générale

Le titre

La santé qui vient. Une approche heideggérienne : ce titre se décline en quatre points qui sont étroitement articulés et constituent le sujet de l'étude présente.

1) La santé

En tant que « médecins-au-monde », nous sommes confrontés, au quotidien, à la maladie, à la souffrance et à la mort. L'épreuve de la mort d'autrui, qui vient nous frapper en face, pointe la finitude de notre existence et dévoile notre angoisse. Affectés comme le malade, d'une manière ou d'une autre, nous trouvons une difficulté à comprendre et à nommer ce qui se passe avec un langage adapté. Nous nous sentons entraînés par ce qu'on dit et par ce qu'on fait ; notre relation avec le malade se trouve alors compromise, déchue et inauthentique, enchaînée qu'elle est par la technicisation, l'industrialisation, la commercialisation, la médicalisation, le pragmatisme démesuré, le scientisme, le juridisme, etc. Bien que nous essayions de promouvoir la santé, le soin et la guérison, nous nous découvrons, avec le malade, dans un combat perpétuel avec le temps, pour retrouver la santé qui ne cesse, à la fin, d'échapper de nos mains comme le vent. Guérir pour un temps, allonger la vie ou augmenter la qualité de vie, la santé semble éphémère.

Cette atmosphère qu'est le milieu de la santé, à la fois sombre, habité par la finitude, la maladie et la mort, mais aussi illuminé par la guérison et le soin, a été étudiée à maintes reprises par diverses disciplines : médecine, biologie, psychologie, sociologie, économie, anthropologie, culture, politique, etc. Mais ces disciplines se fondent sur des conceptions philosophiques variées et multiples de la santé. D'où la question plus radicale et plus originaire, car de nature philosophique : Qu'est-ce que la santé ? Cette question rappelle, à son tour, trois autres : Qu'est-ce que la maladie ? Qu'est-ce que le soin ? (et aussi dans la même dynamique du soin : Qu'est-ce que la guérison ?). La triade notionnelle : santé, maladie et soin, constitue ainsi le centre de gravité du sujet de ce travail qui vise à les problématiser et à les conceptualiser. La manière avec laquelle nous pensons cette triade, à l'intérieur d'une fondation conceptuelle solide, cherche, pour une meilleure approche du malade, à transformer notre *praxis* médicale. Cette triade va être abordée d'un point de vue philosophique à partir de Martin Heidegger.

2) Martin Heidegger

Le choix de ce philosophe dépend de quatre motifs principaux :

a. *Une phénoménologie* : Laisser cette triade se montrer à partir d'elle-même sans la démontrer, en allant « aux choses mêmes ! »[1].

b. *Une ontologie* : Laisser la triade être fondée d'une manière originaire puisque « la phénoménologie est la science de l'être de l'étant — l'ontologie. »[2].

c. *La question de la finitude, de la facticité et de la négativité* : Heidegger utilise des concepts à forte teneur négative : oubli, inauthenticité, déchéance, angoisse, voilement, destruction, mort, être-en-dette, être-vers-la-mort, etc. Les concepts positifs tels que le souci, l'authenticité et le pouvoir-être marquent le rebond au sein de la négativité. Sa philosophie peut constituer alors une plate-forme philosophique conceptuelle convenable pour l'abord de la triade.

d. *La question du temps* : La philosophie heideggérienne est étroitement liée au concept de temps et surtout à l'avenir. Une philosophie de la santé ne peut s'en empêcher si elle veut conceptualiser la santé d'une manière dynamique.

Parmi les ouvrages de Martin Heidegger, notre recherche se concentre surtout sur deux d'entre eux : *Être et temps* (1927) et *Apports à la philosophie (De l'Événement)* (1936-1938). Ces deux ouvrages sont significatifs car ils constituent respectivement les deux pôles du tournant heideggérien (*Kehre*), entre le premier et second Heidegger. Tous les deux forment

1. *SZ* § 7, p. 42. Un lexique heideggérien se trouve à la fin de cette étude. Il vise à définir brièvement les concepts heideggériens pour y faciliter l'accès et la compréhension.
2. *SZ* § 7, p. 49.

le noyau de son œuvre globale et permettent d'aborder sa pensée d'une manière plus ou moins complète.

Le texte d'*Être et temps* est publié en 1927, originellement en allemand avec plusieurs éditions critiques. La version allemande adoptée dans l'étude est : *Sein und Zeit*, *in* Martin Heidegger, *Gesamtausgabe. I. Abteilung : Veröffentlichte Schriften 1914-1970*, *Band 2*, Vittorio Klostermann, Frankfurt am Main, 1977 (suite à la 14e édition de Max Niemeyer Verlag, Tübingen, 1976)[3]. La traduction française qui est utilisée préférentiellement, et à laquelle nous nous référons par le sigle *SZ*, est celle numérique et hors commerce d'E. Martineau, Authentica, Paris, 1985 (traduction de la 10e édition de *Sein und Zeit* : N 10, 1963). Celle de F. Vezin, coll. « Bibliothèque de philosophie », nrf-Gallimard, Paris, 1986, sert d'appui critique pour la traduction et la compréhension des concepts. Nous utilisons le mot *Dasein* dans sa terminologie allemande, vu la polémique qui a eu lieu autour de sa traduction[4].

Le texte des *Apports à la philosophie (De l'avenance)* est publié en 1989, l'année du centenaire de la naissance de Martin Heidegger, chez l'éditeur Vittorio Klostermann, à Francfort : *Beiträge zur Philosophie (Vom Ereignis)*, *Gesamtausgabe III. Abteilung : Unveröffentlichte — Abhandlungen — Vorträge — Gedachtes 1914-1970, Band 65*, Vittorio Klostermann, Frankfurt am Main, 1994 (2e édition de 1989) (*GA* 65). La traduction française utilisée, et à laquelle nous nous référons par le sigle *BP*, est : *Apports à la philosophie (de l'avenance)*, traduction de F. Fédier, coll. « Bibliothèque de philosophie », nrf-Gallimard, Paris, 2013 (nous parlerons dorénavant de *Contributions* au lieu d'*Apports*). Ce livre fait partie des volumes écrits à peu près entre 1936 et 1944, alors soigneusement recopiés, puis réservés. Ils seront publiés près de quelque cinquante ans après leur élaboration.

Il s'agit alors d'une phénoménologie ontologique de la santé — et donc aussi de la maladie et du soin — essentiellement à partir de ces deux livres de Heidegger. De nombreux écrits heideggériens sont aussi cités et analysés. Leur choix consiste dans la possibilité de leur déclinaison dans

3. Si nous revenons au texte allemand, bien que nous ne connaissions pas bien l'allemand, c'est pour comparer certains concepts, revisiter critiquement la traduction française, l'unifier et permettre au lecteur, à partir de notre recherche, un retour plus facile à l'original.
4. Le mot *Dasein* est quand même traduit par être-le-là et non pas par être-là, et cela pour deux motifs : 1. Éviter l'indication spatiale restrictive du Là. 2. Marquer l'appropriation de ce Là dans le pronom défini « le » : Il est son Là.

le domaine de la santé, leur accessibilité en langue française et les limites de la recherche présente.

3) Une approche

Heidegger n'aborde pas directement la santé, la maladie et le soin bien qu'il ait participé aux séminaires de Zollikon avec le psychiatre Medard Boss[5]. Il s'agit alors de formuler et d'analyser les concepts de la triade *à partir* de sa phénoménologie existentiale (*Être et temps*) et de sa philosophie de l'*Ereignis* (*Contributions à la philosophie*). Ce « à partir » n'est pas seulement une *application ontique* des concepts ontologiques heideggériens et leur *transposition* en concepts de philosophie de la santé. Il est structuré sur une *corrélation ontologique* entre être et santé, et temps et santé. Il ne suffit pas de remplacer un mot par un autre, mais de trouver le *lien ontologique* entre les deux — que la définition statique de l'OMS (Organisation mondiale de la santé) n'envisage pas — d'une manière que le second ne soit pas simplement l'attribut du premier : plutôt, il en fait partie intrinsèquement. Une ontologie régionale de la santé est ainsi fondée, d'une manière circulaire, dans l'ontologie fondamentale.

4) Ce qui vient ou l'événement (*Ereignis*)

Ereignis : c'est le concept clé des *Contributions à la philosophie* de Heidegger, « de toute sa pensée depuis le début des années 1930 — celui autour duquel tourne toute la pensée du "tournant" »[6]. Il s'agit du passage de la phénoménologie analytique existentiale du *Dasein* et de l'ontologie fondamentale à la pensée de l'être en lui-même, à partir de l'*Ereignis*, et non pas du seul étant. Heidegger continue ainsi, même si en gestation, la deuxième partie d'*Être et temps* comme *Temps et Être*, avec le passage de son centre d'attention de l'étant à l'être, au sein de la différence ontologique. Ce qui lie les deux est la structure mouvementée de l'*Ereignis*, ce « et » entre être et temps, entre étant et être, cette réciproque appropriation de l'un et de l'autre[7]. Guest affirme : « Ces deux livres sont en quelque sorte les deux

5. Zollikon est une ville dans le canton de Zurich en Suisse où Heidegger a animé, avec son ami le médecin Medard Boss, des séminaires entre 1959 et 1969, sur le rapport entre psychiatrie et philosophie.
6. G. Guest, « L'Événement même (De l'*Ereignis*) », *in* Y. Haenel — F. Meyronnis (dir.), *Ligne de risque (1997-2005)*, coll. « L'Infini », Gallimard, Paris, 2005, p. 307.
7. *Cf.* J. Cohen — R. Zagury-Orly, « L'avenir du lieu », *in Les Temps Modernes*, n° 650, tome 4, 2008, p. 314-315. *Cf. EL* § 11, p. 116-119.

foyers de l'immense ellipse que commence à dessiner pour nous l'entièreté de l'œuvre de penser de Heidegger. »[8].

Une philosophie de la santé, qui veut être bien fondée, ne peut se formuler seulement à partir de l'être-sain ou de l'être-malade, mais elle doit rebondir depuis le bien-être, là où l'être-malade se sent impliqué dans l'événement même de la santé qui vient, et ceci dans un va-et-vient incessant.

La problématique et la thèse

Qu'est-ce que la santé ? Telle est la question fondamentale de notre recherche. Elle fait écho à trois autres questions corollaires : Qu'est-ce que la maladie ? Qu'est-ce que le soin ? (et aussi : Qu'est-ce que la guérison ?). Notre étude va alors développer comment cette triade conceptuelle santé-maladie-soin peut être élaborée dans le cadre d'une phénoménologie ontologique et événementiale heideggérienne.

Cette perspective implique les questions secondaires suivantes : Quel est le rapport entre santé et être, entre santé et temps, entre santé et monde, entre santé et quotidienneté, entre santé et histoire, entre soin et souci, entre maladie et facticité ? Comment se rapportent l'être-sain au bien-être et l'être-malade au mal-être ? Quel rôle joue le soin à l'intérieur de la triade ? Comment le malade est-il actif dans le soin et comment son pouvoir-être-sain se déploie-t-il ? Quelle relation soignant-soigné en découle-t-elle ?

Le rapport entre santé et temps est déterminant de l'ensemble de ces questions. Il s'agit donc de préciser la corrélation ontologique entre santé, être et temps : quels pourraient être les apports de la philosophie heideggérienne à la formulation d'un concept de santé positif et articulé avec le temps ? Le titre de l'étude l'évoque clairement : la santé est événement en tant qu'avènement et venue. Toute la recherche présente vise à montrer cette affirmation et à l'argumenter.

8. G. Guest, « L'Événement même (De l'*Ereignis*) », *op. cit.*, p. 312-314. L'auteur affirme : « Il s'agit bien plutôt là de l'"œuvre" même — "das Werk" —, du "Livre" — "das Buch" — qui seul eût pu véritablement succéder au premier "livre" (inachevé) de Heidegger : Être et temps (1927). Il s'agit donc bel et bien là, après l'inachèvement manifeste d'Être et temps (sans préjudice de quelque plus secret "achèvement latent"), de ce que Friedrich-Wilhelm von Herrmann a appelé "le second chef-d'œuvre" de Heidegger. » (p. 310).

Bien que l'analyse heideggérienne soit fondamentalement ontologique et orientée vers la finitude et la mort, elle pourrait fonder une conception phénoménologique plus large de la santé en l'enracinant dans l'identité même de l'étant, en l'insérant dans un monde qui dépasse la relation duelle, en la rapportant à l'authenticité et à la vérité de l'ouvert et en montrant sa constitution bipolaire temporelle comme projet échéant-jeté. Au sein même de la finitude et de la mort, se retrouvent implicitement, dans l'appel du souci et l'ouverture au possible, des germes d'espérance. La santé est un événement dans le sens de l'*Ereignis* heideggérien. « Il y a » la santé : cela veut dire que l'être-malade se laisse-être pris dans un événement qui le dépasse, dans une dynamique de don-réception et d'abandon. L'advenue de la santé ne dépend pas seulement du malade comme *Dasein*. Cette conception élimine toute réduction anthropologique de la santé en l'insérant dans une totalité ouverte. La thèse principale de l'ensemble de la recherche est l'intégration de la santé et de la maladie dans une même dynamique de déploiement à la suite de la vérité / non-vérité ou de l'être / ne-pas-être heideggériens. En résumé, la santé est une venue à soi et la maladie est une non-venue à soi. Le geste de soin est le laisser-venir la santé et le déploiement de la santé définit la guérison.

La méthode et le plan

Nous divisons cette recherche en deux parties. Dans un premier temps, l'analyse synthétique, circulaire et intégrative des deux livres de Heidegger : *Être et temps* et *Contributions à la philosophie*, permet de préparer une plate-forme conceptuelle, phénoménologique et ontologique pour l'étude de la santé. La circularité herméneutique et l'allégorie du jet constituent ensemble le squelette structural de cette partie, autour et à travers lequel gravitent les thématiques heideggériennes. Par ailleurs, cette plate-forme met en relief le tournant (*la kehre*) dans la pensée du philosophe, sous ses multiples facettes et en opposition à la métaphysique : la *Kehre* biographique, la « relation à la chose » (*Kehre* thématique), le passage d'*Être et temps* à *Temps et Être* (*Kehre* ontochronique), soit d'un accès phénoménologique centré sur l'étant et sa détermination temporelle (*Zeitlichkeit*) à un accès ancré dans l'être et sa détermination temporale (*Temporalität*)[9], le

9. *Cf.* SZ § 5, p. 36

passage de l'essence de la vérité à la vérité de l'essence (*Kehre* aletheio-essentialiste) et la *Kehre* technique comme retrait et détour de l'être[10].

Le premier chapitre se concentre plutôt sur le second Heidegger et sur la thématique du jet de l'être qui se déploie et appelle en tant qu'*Ereignis*. Heidegger opère un passage de la question directrice concernant l'étant à la question fondamentale concernant l'être lui-même. Il fonde la différence ontologique dans le « Il y a » et l'*Ereignis*. Sur cette base, une phénoménologie du jet est possible. Elle se décline selon des phases conceptuelles différentes et intégrées dans la circularité herméneutique. Ce jet se déploie en tant que jet révélé, humanisé, chosifié et technicisé, à chaque fois, comme un « tout structurel » et en espace-et-temps. Il se fonde sur la conception de la vérité comme dévoilement-retrait dans la clairière de l'Ouvert. La non-vérité ou le rien y appartient d'une manière intrinsèque et constitutive. Une telle approche prépare à une conceptualisation de la triade de la santé dans une dynamique de déploiement et de dévoilement-retrait.

Le deuxième chapitre, à la lumière du premier, analyse surtout *Être et temps* et vise à préparer l'analyse existentiale de la triade de la santé. Le *Dasein* est un être-au-monde avec sa préoccupation circon-specte, sa sollicitude, son être-soi-même et son existence factice et déchue. Il est aussi souci avec sa résolution devançante face à la mort. Sa temporalité ekstatico-horizontale trouve sa primauté dans l'avenir et structure, en tant qu'historialité, son histoire destinale. La venue du *Dasein* à soi est en circularité avec la venue de l'être à soi-même comme *Ereignis*, c'est-à-dire avènement et appropriation. *Ereignis* et *Dasein* entr'appartiennent à un même jet dans une dynamique d'appel et d'appartenance.

Dans un deuxième temps, l'étude est applicative parce qu'elle vise à déployer les concepts heideggériens dans l'optique particulière du milieu de la santé. Elle essaie surtout de conceptualiser la triade : santé, maladie et soin (avec la guérison), en rapport avec le couple dynamique *Ereignis / Dasein*.

Le premier chapitre de la deuxième partie, non exhaustif, vise à revoir quelques approches heideggériennes dans le domaine de la santé, centrées surtout sur le premier Heidegger. Les auteurs sont regroupés, d'une manière approximative, en trois courants : 1. Le courant de la *Daseinsanalyse*, en rapport avec les séminaires de Zurich auxquels a participé Heidegger,

10. *Cf.* J. Grondin, *Le tournant dans la pensée de Martin Heidegger*, coll. « Épiméthée. Essais philosophiques », PUF, Paris, 1987, p. 15-33.119-124.

expose une phénoménologie psychiatrique par opposition à la psychanalyse freudienne. 2. Les éthiques du *care* pointent surtout le concept de soin à partir de la sollicitude heideggérienne. 3. Une phénoménologie de la médecine et de la santé rassemble un large spectre d'auteurs dont surtout F. Svenaeus, H.-G. Gadamer et B. Honoré. Elle déploie des variations conceptuelles de la santé et de la maladie à partir surtout d'*Être et temps* et de la question de la technique chez Heidegger. La plupart de ces approches présentent un concept de santé limite et problématique, puisqu'il part de la question de l'être-sain et non de la santé en elle-même.

Le deuxième chapitre, plus court, personnel et innovateur, vise l'interprétation de la triade de la santé, surtout à partir du second Heidegger. La définition de la santé par l'OMS est remise en cause comme statique et à tendance métaphysique. L'analyse d'un simple geste de soin comme celui de la pose d'une KVO (*Keep vein open*) résume l'ensemble de la proposition de santé que nous tentons d'exposer : la santé vient dans la « chose » sanitaire et dans le geste de soin. Une relecture sanitaire globale d'*Être et temps* et surtout de la temporalité ekstatico-horizontale de la santé s'avère alors nécessaire à la lumière d'une telle affirmation. La venue de la santé est étudiée parallèlement aux six fugues des *Contributions à la philosophie*, dans une corrélation santé / être. Le geste de soin est le point d'orgue et la récapitulation de toute la dynamique de la santé.

Partie I

Le jet de l'être

Introduction

Parler de santé semble déjà se mettre dans une optique existentielle du vécu quotidien, par exemple : au lit du malade, dans l'office du soignant, dans la clinique du médecin, dans le couloir de l'hôpital ou même dans la discussion de salon sur la bonne et la mauvaise santé. Trouver une fondation ontologique à la conception de la santé et de la maladie nécessite d'entrer dans une circularité d'interprétation entre ce qui est vécu et ce qui le possibilise, en cheminant, sans cesse, dans un va-et-vient. Pour cela, une philosophie de la santé (Partie II : *De la santé qui vient*) se veut inspirée par Martin Heidegger et sa phénoménologie ontologique (Partie I : *Le jet de l'être*). Elle est habitée par le désir d'aller « aux choses mêmes » telles qu'elles se montrent en et par elles-mêmes. Et elle croit pouvoir y faire le pas, non par présomption, mais parce qu'elle sait, dès le départ, comme la philosophie heideggérienne le montre, qu'elle doit retirer ses sandales car le lieu sur lequel elle se tient reste énigmatique, mystérieux et, dans ce sens, sacré. Elle cherche à l'approcher dans l'unité de la pensée heideggérienne qui prend des chemins multiples et qui offre une plate-forme conceptuelle qui peut lui être convenable. Cette unité se fonde méthodologiquement sur la circularité herméneutique et se déploie structurellement dans l'allégorie du jet.

A. De Waelhens décrit l'espace heideggérien dans sa conception pragmatique : en rapport avec l'outil et la préoccupation. Il affirme :

> « Or, le premier point à souligner touchant la nature de cet espace, c'est qu'il est *qualitatif* et non *géométrique*. Il est fait de *directions* et non de *dimensions*, de *places* et non de *points*, de *parcours* et non de *lignes*, de *régions* et non de *plans*. On repère en lui des *chemins*, on n'y mesure pas de *distances*. Sa topographie relève exclusivement de la préoccupation. »[1].

1. A. De Waelhens, *La philosophie de Martin Heidegger*, coll. « Bibliothèque philosophique de Louvain » n° 2, Éditions Nauwelaerts, Louvain, 1967 (5e édition), p. 56.

Présenter la philosophie de Heidegger d'une manière intégrale, synthétique, schématique et géométrique ne va pas pourtant contre son propre élan. Cela ne la rend pas, non plus, un objet de représentation. En fait, il s'agit d'entrer dans *sa* pensée, mais en empruntant *notre* chemin et en adoptant une attitude pragmatique qui vise, dans la seconde partie, le problème de la santé. Cela nécessite la compréhension du dévoilement de la pensée de la transition vers l'autre commencement sur lequel Heidegger ne cesse d'insister. L'explicitation de cette compréhension que nous entamons montre un « espace-de-penser » lumineux et éclaircissant où le géométrique indique le qualitatif, les points indiquent les places, les lignes indiquent les parcours, etc.

Cet « espace-de-penser » qui va être élaboré, forme la visualisation de l'explicitation de notre compréhension de Heidegger. Elle dessine et structure sa philosophie *dans* et *par* la circularité herméneutique. Cette approche trouve son fondement dans la « structure ontologique circulaire » du *Dasein*[2]. Aussi Heidegger déclare-t-il :

> « Nous voilà ainsi étrangement poursuivis à l'intérieur d'un cercle. La philosophie elle-même apparaît comme étant ce cercle. À supposer que nous ne puissions pas nous libérer immédiatement de l'anneau d'un tel cercle, il nous est néanmoins permis de diriger notre regard sur le cercle. »[3].

Et il ajoute dans « L'origine de l'œuvre d'art » :

> « Il nous faut ainsi résolument parcourir le cercle. Ce n'est ni un pis-aller, ni une indigence. S'engager sur un tel chemin est la force, y rester est la fête de la pensée, étant admis que penser soit un métier (*Handwerk*). La démarche première de l'œuvre vers l'art, en tant que démarche de l'art vers l'œuvre, n'est pas seule un cercle ; chaque démarche que nous allons tenter circulera dans ce cercle. »[4].

Le *Dasein* « ne peut se gagner qu'herméneutiquement, dans le langage d'*Être et Temps*, dans le projet-jeté. »[5]. Il est au centre de la circularité herméneutique[6]. Celle-ci est déployée, tout au long de notre travail :

2. SZ § 32, p. 134. *Cf. SeZu*, p. 207.288.
3. *QPh* / *QII*, p. 19-20. Les références aux écrits de Heidegger seront présentées de cette façon : le premier sigle marque la conférence ou la lettre en question et le deuxième sigle, le livre où elle se trouve et les pages correspondantes. Ici, par exemple, il s'agit de la conférence : « Qu'est-ce que la philosophie ? », dans le livre : *Questions II*, aux pages 19 et 20.
4. *OŒA* / *CMN*, p. 12.
5. *BP* § 198, p. 368.
6. *Cf.* SZ § 31-33.63.

— comme *méthode* du philosopher.

— comme *interprétation* de Heidegger *dans* et *par* Heidegger.

— comme *compréhension* ou « entente de l'être » (*Seinsverständnis*) : le site du cercle (centre) est le *Dasein* avec son monde propre (*Selbstwelt*), qui comprend l'être et la circularité, lui-même en tant qu'entre-deux (*Zwischen*) dans la transition (*Übergang*).

— comme *tournant* (*Kehre*)[7], virage (*Umschlag*), retournement (*Umkehrung*), qui est méthodologique, herméneutique — appartenant originairement à la compréhension comme entente de l'être[8] — et ontologique.

— comme *identité et différence* où la différence ontologique trouve son origine dans une unité plus originaire, celle de l'*Ereignis* et donc du jet.

— comme « *Pli* » (*Zwiefalt*) et dépliement[9].

— comme *ellipse* à deux foyers : tout est approché par la compréhension et la décision du *Dasein* par rapport à la distance relative à deux foyers qui circulent d'une façon herméneutique, c'est-à-dire qui forment les deux pôles qui s'interprètent réciproquement.

— comme *symbole* et « tropologie de l'*Ereignis* »[10] : tours et retours, flux et reflux, mouvements et turbulences, jet et contre-jet.

— comme *questionner* (*Fragen*) circulaire.

— comme *répétition* (*Wiederholung*)[11] : donc comme circularité historiale (*Geschichtlich*) entre héritage (*Erbe*) et destin (*Schicksal*)[12].

— comme *jeu* (*Spiel*) et *milieu* (*Mitte*) : « espace-de-jeu-du-temps » (*Zeit-Spiel-Raum*)[13], « jeu de miroir du *Geviert* »[14] et milieu (die *Mitte*) de l'être comme « Milieu s'ouvrant »[15].

— comme *eschatologie* de l'être[16].

7. M. CARON, *Heidegger. Pensée de l'être et origine de la subjectivité*, coll. « La nuit surveillée », Cerf, Paris, 2005, p. 1004-1005 : « La *Kehre*, à l'œuvre depuis le commencement comme le geste fondamental du penser heideggerien. ».
8. *Cf. BP* § 138, p. 297.
9. *Cf. Mo / EC*, p. 289s.
10. G. GUEST, « L'Événement même (De l'*Ereignis*) », *op. cit.*, p. 342.
11. « *La répétition de la question de l'être se réalise comme cercle herméneutique.* », *in* J.-P. TAFFOREAU, *Heidegger*, coll. « Classiques du XXe siècle » n° 102, Éditions Universitaires, Paris, 1969, p. 72.
12. *Cf. SZ* § 74.
13. *BP* § 1, p. 20.
14. *LCH / EC*, p. 214.
15. *BP* § 5, p. 27 ; 95, p. 219.
16. *Cf. PA / CMN*, p. 267.

— comme *jet* : la circularité est aussi ontologique. Elle est développée selon l'allégorie du jet. Le cercle comme jet, où on saute, s'ouvre en spirale. Le lancement du jet est abordé comme transition. Heidegger affirme : « L'effort doit bien plutôt s'appliquer à sauter originairement et totalement dans ce "cercle" afin de s'assurer, dès l'amorçage de l'analyse du *Dasein*, d'un regard plein sur l'être circulaire du *Dasein*. »[17], mais aussi sur l'être circulaire de l'être lui-même.

L'allégorie du jet (*Wurf*), parmi d'autres allégories et exemples[18], parcourt et unifie l'ensemble de l'œuvre de Heidegger ou plutôt de ses « chemins »[19]. Cette métaphore spatio-temporelle est bien utilisée et déployée par le philosophe[20]. La correspondance entre la circularité et le jet semble formellement logique et manifeste. Ce qui les unit est le mouvement et ce qui les sépare est le trajet : le jet devra être circulaire. Mais ce n'est pas cette correspondance simplement formelle qui nous autorise de les joindre. Heidegger les intègre d'une façon ontologique. Le cercle ici n'est pas l'éternel retour au même nietzschéen, mais un cercle herméneutique — donc à forme spirale — qui ouvre la compréhension. L'explicitation de la pensée heideggérienne emprunte alors la pensée de l'explicitation ; elle tourne en elle-même. « Il y a » la circularité herméneutique, nous y sommes pris dedans. La pensée de Heidegger, ni doctrine, ni système, est essentiellement questionnement, c'est-à-dire écoute et ouverture. Avec sa pensée

17. SZ § 63, p. 245.
18. Allégories de la lumière (*cf.* SZ § 6.31), de la balance (*cf.* BP § 121, p. 273-274), du filet (*cf.* BP § 142, p. 301), de la cruche (*cf.* BP § 214, p. 387), du fleuve (*cf.* BP § 267, p. 540), du feu (*cf.* BP § 270, p. 552), du pli (*cf.* *Mo* / *EC*, p. 289s), de l'habitation (*cf.* BHP / *EC* ; *LH*), etc. Exemples du marteau (*cf.* SZ § 69, p. 275), de la cruche (*cf.* LCH / *EC*), de l'arbre (*cf.* QM / *QI*, p. 23-26), du pont (*cf.* BHP / *EC*, p. 180-193), de la coupe d'argent (*cf.* QT / *EC*, p. 12-15), de la paire de souliers de paysan (*cf.* *OœA* / CMN, p. 24-27), etc.
19. « Si nous prenons tout le langage du jet et du projet (*Entwurf, Zuwurf, Geworfenheit*), aussi celui de l''appropriation' et de l''avenance' (*Ereignis*), et si nous les interprétons dans les termes du thème heideggérien démystifié : l'ouverture a été ouverte par notre finitude essentielle ? » (La traduction française est la nôtre), *in* T. SHEEHAN, « A paradigm shift in Heidegger research », *in Continental Philosophy Review*, n° 34, 2001, p. 200. Le langage du jet est ample : projet (*Entwurf*), projet-jeté (*Geworfener Entwurf*), être-jeté (*Geworfenheit*), jet (*Wurf*), jeteur (*Werfer*), contre-jet (*Gegenwurf*), contre-élan / contrebalancement (*Gegenschwung*), se libérer (*Loswirft*), jetée de libération (*Loswurf*), tournant (*Kehre*), ek-stase (*Ekstase*), rythme du jet (au vol), rapidité d'emportement (*Entrückung*) et rapidité de captivation (*Berükkung*), saut (*Sprung*), tourbillon (*Wirbel*), mouvement (*Bewegung*), mobilité (*Bewegtheit*), précipitation (*Absturz*), flottement dépourvu de sol (*Bodenloses Schweben*), etc.
20. *Cf.* pour une synthèse, surtout en BP § 263, p. 513-516.

« en chemin » (*Unterwegs*)[21], il indique des chemins de pensée, il dégage des horizons. C'est pourquoi cette circularité est parcourue de questions. L'« espace-de-penser » est donc déjà ouvert. L'articulation de ces questions, le long et à travers la circularité herméneutique, est un chemin de pensée parmi d'autres, « *un chemin qui va lui-même son chemin* »[22]. Et si la situation herméneutique, selon Heidegger, constitue les présupposés philosophiques, étant formée d'une triade circulaire : pré-acquisition (*Vorhabe*) — pré-vision (*Vorsicht*) — anti-cipation (*Vorgriff*)[23], elle pourra être appliquée aussi aux textes du philosophe. L'anticipation que nous en donnons est formulée selon l'allégorie du jet circulaire ; elle pourrait donc être relancée dans une nouvelle circularité menée par notre lecteur.

Le questionner, au sein de la circularité, parcourt plusieurs dimensions ou caractéristiques du jet. Chacune des questions circulaires dévoile, en son sein, les pôles qui s'interpellent et s'interprètent réciproquement, et qui s'appartiennent mutuellement : questions du jet, de son « tout structurel », de son déploiement, de sa vérité, de ses moments structurels constitutifs, de son habitation, de sa tonalité fondamentale, de son temps et de son espace, des choses jetées et projetées en lui, de sa finitude ouverte à l'inconnu, de son appropriation.

En partant de la circularité fondamentale qui se décline selon le « tout structurel » du jet : *Ereignis / Dasein*, les questions se distribuent en deux grands ensembles qui se rapportent soit à l'*Ereignis*, soit au *Dasein*, c'est-à-dire au fondement originaire et au fondé qui fonde. Cette distribution n'est que méthodologique et heuristique. Cela permet de diviser cette première partie en deux chapitres qui recouvrent, tous les deux, la pensée du premier et du second Heidegger, en montrant ainsi l'unité de son chemin. Les titres sont choisis par des mots-clés qui constituent des formules brèves qui rassemblent, chacun à sa façon, le tout : l'*Ereignis* et l'appel du jet (premier chapitre) ; le *Dasein* et l'appartenance au jet (deuxième chapitre) (*cf.* figure 1). Le couple appel-appartenance est donc un déploiement du couple originaire *Ereignis-Dasein*[24]. C'est à la question de l'appartenance

21. *SeZu*, p. 349.
22. *BP* § 40, p. 107.
23. *Cf. SZ* § 32. La pré-acquisition est une « appropriation compréhensive » à travers un système de renvois et une totalité de tournure. La pré-vision est une préparation du pré-acquis à travers une visée pour une explicitation déterminée. L'anti-cipation est la décision pour une conceptualité déterminée de l'explicité dans la prévision de ce qui est pré-acquis.
24. *Cf. BP* § 141, p. 300.

(*Zugehörigkeit*) à l'appel que débouche le pro-jet du questionner heideggérien et du nôtre.

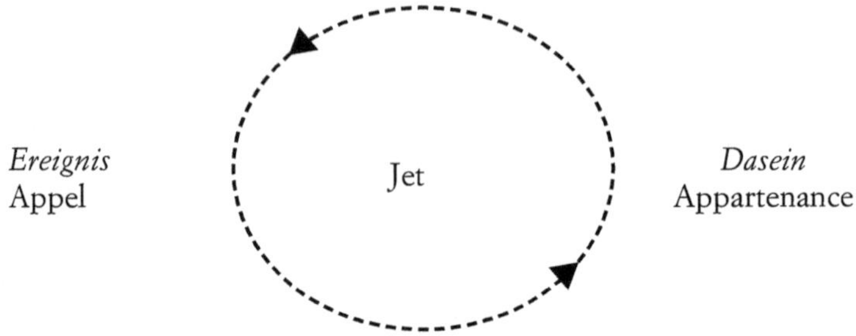

Figure 1
Circularité herméneutique fondamentale

Tout au long de ce questionnement heideggérien, viennent à la lumière, au fur et à mesure, nos propres questions qui concernent le problème de la santé. Elles sont, selon le cas, soit des questions émergentes, soit des questions immergentes. Elles peuvent émerger de la philosophie de Heidegger qui interpelle, avec ses thèmes et ses concepts, une philosophie de la santé qui se cherche. Elles peuvent venir aussi du monde de la santé et trouver des ancrages et des pistes de questionnement dans la pensée du philosophe de Fribourg. Elles sont élaborées, en général, à la fin de l'exposition de chaque thématique heideggérienne. Elles forment ainsi, tout au long de cette première partie, le squelette de la deuxième partie.

Chapitre 1

L'*Ereignis* et l'appel du jet

L'*Ereignis* : mot-clé de l'ensemble des « chemins » philosophiques de Heidegger. Il signifie l'événement appropriant. Cet événement est venue et avènement. Comme *Ereignis*, l'être se déploie originairement d'une manière dynamique et processuelle, tel un jet. Il est un projet-jeté qui fonde le *Dasein* dans l'appropriation, entre appel et appartenance. Son déploiement, en tant que vérité, se fait entre dévoilement et retrait.

Dans un premier temps, nous présentons l'approche philosophique de Heidegger, à travers le tournant de sa pensée et sa critique de la métaphysique. Sa philosophie est essentiellement cheminement, questionnement et retour au fondement. Dans un deuxième temps, nous analysons, à travers les concepts clés heideggériens, les modes de déploiement de l'être et sa constellation dans l'espace et le temps. Dans un troisième temps, nous abordons la question de la vérité et de la non-vérité de l'être.

De ces trois temps, émergent, par ailleurs, des questions directrices pour le problème de la santé que nous essayons de formuler, en se basant sur la plate-forme conceptuelle offerte par Heidegger.

La question du jet

La question du sens est le sens de la question. La question de l'être (*Seinsfrage*) est l'être en question. Il ne s'agit pas là d'un jeu de mots. Mais « le tournant joue au sein de la "question" elle-même. », affirme Heidegger[1]. La circularité herméneutique constitue ainsi la structure constitutive de sa

1. *LR* / *QIV*, p. 185.

philosophie. Qu'est-ce que « être » ? C'est le jet. Pour le comprendre, il faudrait aller à la source qui jaillit, retourner vers la question fondamentale et vers l'origine de la différence entre être et étant. C'est ainsi qu'on peut le récupérer durant son trajet à des phases conceptuelles différentes.

Cette approche ne nous invite-t-elle pas à élaborer une philosophie de la santé plus originaire ? Quelle est la question fondamentale de la santé ? Où se trouve cette source à laquelle nous devons nous acheminer ? Et quels concepts est-il possible de déployer pour dire la santé, la maladie, le soin et la guérison ?

À la source

Approcher la source d'un jet est double : aller « de » la source et « vers » elle. Ce va-et-vient est, pour l'être en tant que jet, une circularité entre la question directrice de la métaphysique : l'être de l'étant, et celle fondamentale de l'être lui-même. La première quitte la source et se perd dans ce qui en jaillit : l'étant. Elle oublie le jet lui-même et la différence ontologique entre être et étant. La seconde va vers la source comme fondement de cette différence et origine du jet.

Entre la question directrice et la question fondamentale

L'oubli (*Vergessenheit*) de l'être, pour motif de son universalité, son indéfinissabilité et son évidence[2], se manifeste, selon Heidegger, à travers l'histoire de la pensée occidentale marquée par la tradition métaphysique, d'Anaximandre jusqu'à Nietzsche[3].

Cet oubli est déterminé par une question, nommée « question directrice » (*Leitfrage*)[4], qui fonde et traverse la philosophie, de provenance grecque[5], avec Platon et Aristote : « Qu'est-ce que l'étant ? » (τί τὸ ὄν). L'étant est ainsi visé dans son être et la question se décline : « Qu'est-ce que l'étantité de l'étant ? (τοῦτο ἐστι τίς ἡ οὐσία). L'être de l'étant repose dans l'étantité[6]. L'οὐσία (*ousia*) ou l'étantité (*Seiendheit*), est diversement déterminée, à travers le « fil conducteur » de l'idéalisme platonicien[7]. La

2. *Cf.* *SZ* § 1, p. 25.
3. *Cf.* *BP* § 119, p. 266.
4. *Cf.* *BP* § 34, p. 99.
5. *Cf.* *QPh* / *QII*, p. 14-19.
6. *Cf.* *QPh* / *QII*, p. 23 ; *BP* § 5, p. 27 ; *EL* § 7, p. 52-58.
7. *Cf.* *BP* § 102, p. 229-230 ; 110, p. 240-254 ; 166, p. 330-331 ; *EL* § 8, p. 62-78 ; 10, p. 110-113. L'étantité est : ἰδέα (*idea*) avec Platon, ἐνέργεια (*energeia*) avec Aristote, *essentia* au Moyen Âge, représentation et pensée de l'absolu chez Philon et Augustin, *cogito ergo sum*, être-conscient-

lecture philosophique de l'histoire de la philosophie, qu'effectue Heidegger, montre la différenciation au sein de l'étantité, entre le *quid*, c'est-à-dire la constitution de « ce que c'est » (τί ἐστίν / *essentia*) et le *quod*, c'est-à-dire la guise d'être (οτί ἐστίν / *existentia*)[8]. L'étantité, en rapport avec une conception particulière de la vérité — que nous développerons ultérieurement — est comprise comme κοινόν (*koinon*), c'est-à-dire la généralité (*Allgemeinheit*) ou l'unique multiple[9], la réalité, l'objectivité et l'actualité. Heidegger précise que « ce sont des régions d'être déterminées et privilégiées qui sont prises en vue, et même qui guident primairement la problématique (l'*ego cogito* de Descartes, le Moi, la raison, l'esprit, la personne) »[10]. Il affirme que « tout humanisme se fonde sur une métaphysique ou s'en fait lui-même le fondement »[11], et que « la métaphysique pense l'homme à partir de l'*animalitas*, elle ne pense pas en direction de son *humanitas*. »[12].

Face à cette question directrice de teneur métaphysique, Heidegger tente une destruction (*Destruktion*). Celle-ci, à « intention *positive* » et avec une « fonction négative (qui) demeure implicite et indirecte »[13], n'est ni un anéantissement, ni un démantèlement, mais une écoute, une correspondance (*ent-sprechung*) à un appel[14], une désobstruction et un émondage[15]. Elle constitue comme une transition, un « surplomb inhérent » et un dépassement de la métaphysique[16].

La question que pose cette destruction est fondamentale (*Grundfrage*) : « Qu'est-ce que l'être ? »[17]. Heidegger essaie d'aller à ce qui est plus originaire, au fondement, à la source. « La tentative de penser l'être sans l'étant devient une nécessité », dit-il[18]. Cela reste une tentative, une préparation,

de-soi et *certitudo* chez Descartes, *possibilitas*, *perceptio* et *appetitus* chez Leibniz, condition de possibilité (*a priori*) et principe de la raison chez Kant et, enfin, concept dialectiquement absolu chez Hegel qui, par ailleurs, accomplit toutes les déterminations historiques du concept de l'*idea*. Cette diversité confirme ce qu'affirme Aristote : « L'étant-Être arrive en manière multiples à l'éclat du paraître. » (*QPh / QII*, p. 38) : phrase qui a bien marqué l'itinéraire philosophique de Heidegger (*cf.* *LR* /*QIV*, p. 180).

8. *Cf.* *BP* § 149, p. 309
9. *Cf.* *BP* § 29, p. 88
10. *SZ* § 6, p. 38.
11. *LH*, p. 51.
12. *LH*, p. 57.
13. *SZ* § 6, p. 38.
14. *Cf.* *QPh / QII*, p. 29.
15. *Cf.* *BP* § 110, p. 253.
16. *Cf.* *BP* § 90, p. 208.
17. *Cf.* *BP* § 34, p. 99-100 ; 2, p. 20 ; *EL* § 11, p. 116-118 ; 21, p. 194.
18. *TE / QI*, p. 13.19.24.48.

une pensée « en transition » et « dans la transition »[19]. Il faudrait donc repenser le *sum cogitans* du *cogito ergo sum*. Heidegger forge un nouveau mot à partir du vieil allemand : *Seyn* (*Estre*). Celui-ci indique l'être comme tel, alors que *Sein* (être) indiquerait l'être de l'étant et à partir de l'étant. « Être et estre, c'est le même, et pourtant, c'est fondamentalement disparate. », précise-t-il[20]. Cette distinction terminologique[21] vise à montrer deux options philosophiques différentes : celle du premier commencement (*ersten Anfang*) et celle de l'autre commencement (*anderen Anfang*)[22]. Cette question fondamentale vient indiquer, face à la question philosophique traditionnelle qui part de l'étant, un nouveau chemin de pensée, un autre départ et un questionnement renouvelé[23]. Heidegger va jusqu'à déclarer que ce qui donne le plus à penser, « le Point le Plus Critique », « se montre en ceci que nous ne pensons pas encore »[24], et cela selon l'autre commencement.

En chemin, entre les deux questions, Heidegger parle de transition (*Übergang*)[25]. Il s'agit dans l'« époque de transition qui mène de la métaphysique à la pensée historiale de l'estre » d'entreprendre une tentative de penser « à partir d'un positionnement plus original »[26]. C'est un chemin nécessaire[27], à frayer[28], à préparer[29], une coupure (*Scheidung*)[30], une destruction[31], un élan pour le saut vers l'autre commencement[32]. La transition possède un double caractère circulaire par rapport à la métaphysique et à la question directrice : 1. Maintenir en questionnant après l'être de l'étant. 2. Surmonter en questionnant d'abord après la vérité de l'être[33]. Heidegger affirme : « *Être et Temps* est la *transition* »[34]. Cet ouvrage « se tient au cœur de la question fondamentale, sans pouvoir cependant dé-

19. *BP* § 1, p. 19.
20. *BP* § 85, p. 200.
21. Nous utilisons dorénavant, en dehors des citations, le même mot : « être », aussi dans le sens de la question fondamentale et de l'autre commencement.
22. *Cf. BP* § 1-6.23.34.52.91.etc.
23. *Cf. BP* § 23, p. 81.
24. *QP / EC*, p. 153.154.158.
25. *Cf. BP* § 34, p. 96-97.
26. *BP*, p. 15.
27. *Cf. BP* § 62, p. 156.
28. *Cf. BP* § 1, p. 17.
29. *Cf. BP* § 1, p. 20 ; 117, p. 263.
30. *Cf. BP* § 89, p. 206.
31. *Cf. BP* § 90, p. 208.
32. *Cf. BP* § 117, p. 263.
33. *Cf. BP* § 91, p. 212.
34. *BP* § 119, p. 268 ; *cf. BP* § 81, p. 197 ; 85, p. 200.

velopper cette dernière purement à partir d'elle-même, c'est-à-dire de manière commençante. »[35]. L'ouvrage : *Contributions à la philosophie*, se situe à sa suite, en le prolongeant et en le continuant[36].

La destruction ou la transition montrent une première circularité herméneutique entre la question directrice et la question fondamentale, soit une circularité de la question. L'histoire de la question directrice n'est pas donc une erreur[37]. L'entrée en jouissance de celle-ci et son renouvellement sont fondés dans la question fondamentale[38]. Il y a alors une reprise et une métamorphose de la première question dans la seconde[39]. L'intégration des deux questions[40] se déploie ainsi en cercle. Cette circularité de la question se décline, avec Heidegger, en plusieurs dimensions, qui circulent en s'interprétant mutuellement (*cf.* tableau 1)[41].

	Premier commencement	Autre commencement
Questionné	Étant Réel	Être Possible
Question	Question directrice	Question fondamentale
Vérité	Accord (*Übereinstimmung*) Justesse (*Richtigkeit*) Représentation (*Vorstellen*)	Dévoilement (*Entbergung*) Mise à l'abri (*Verbergung*)
Formule brève	« être et penser »	« être et temps »
Style de la pensée	Système (*System*)	Chemin (*Weg*) Fugue (*Fuge*)
Discipline	Vision du monde (*Weltanschauung*) Métaphysique	Philosophie (*Philosophie*)
Tonalité	Étonnement (*Er-staunen*)	Pressentiment (*Er-ahnen*)
Comportement	Fabrication (*Machenschaft*) Vécu (*Er-lebnis*) Affairement (*Betrieb*)	Création (*Schaffen*)

Tableau 1 : Premier et autre commencement

35. *BP* § 34, p. 100.
36. *Cf. BP* § 172, p. 337-338.
37. *Cf. BP* § 94, p. 218.
38. *Cf. BP* § 34, p. 101 ; 110, p. 253-254.
39. *Cf. BP* § 38, p. 104.
40. *Cf. BP* § 167, p. 331.
41. Les éléments de ce tableau, en rapport surtout avec les questions de la vérité et de la création, seront expliqués au fur et à mesure du développement du présent travail.

Ce tableau montre les deux pôles herméneutiques du cercle. Tout découle de la différence ontologique entre être et étant. La transition entre la question directrice, en rapport avec l'étant selon la métaphysique, et la question fondamentale, en rapport avec l'histoire de l'être, est l'élan à partir du positionnement sur un sol (*Boden*) et dans un champ (*Feld*) de fermeture et de mise en jeu, dans une fugue comme « tremplin pour bondir » (*Absprung*) triplement structuré : adjoindre et intégrer pour ensuite dépasser le sol et le champ[42].

À partir de cette circularité, se posent, aux agents dans le domaine de la santé, de multiples questions : Y a-t-il un oubli de la santé ? En quoi consiste-t-il ? Quel est le rapport de la philosophie de la santé à la métaphysique ? Cette dernière ne constitue-t-elle pas encore un envers qui conditionne notre langage et notre comportement sanitaire actuel ? La distinction classique entre essence et existence, ou entre possibilité et actualité, n'influence-t-elle pas notre conception du malade et, par suite, de la relation médecin-malade ? Comment opérer la transition vers une autre pensée du soin, une pensée qui va au fondement de la santé ? Une destruction n'est-elle pas nécessaire pour un autre commencement de l'approche de la santé ?

À l'origine de la différence ontologique

Heidegger affirme : « *L'oubli de l'être est l'oubli de la différence de l'être à l'étant.* »[43]. La différence ontologique (*ontologische Differenz*)[44] forme la structure de la transition et de la destruction que cherche à opérer le philosophe. Mais il va plus loin, à la source, en cherchant une unité (*Einheit*) et une identité plus originale à cette différence[45]. D'abord l'oubli de l'être appartient, d'une manière cachée, à l'essence même de l'être[46]. L'histoire

42. *Cf.* BP § 39, p. 106-107.
43. PA / CMN, p. 297.
44. *Cf.* BP § 107, p. 238 ; 258, p. 482 ; 259, p. 495-496 ; LH, p. 53. Platon l'appelle : χωρισμός (*Khorismos*) de χώρα (*Khora* : endroit), ce qui signifie que l'être et l'étant sont à des endroits différents. *Khorismos* est la différence d'endroit, *in* WHD, p. 261-262.
45. « La "différence" doit être prise au sens profond qu'évoque le verbe *dif-ferre* : se porter l'un l'autre, comme si les deux partageaient un domaine demeurant intérieur à chacun ; comme s'il y avait une commune mesure par laquelle chacun est mesuré, une dimension singulière des deux, une unité primordiale en raison de laquelle chacun adhère à l'autre et hors de laquelle ils surgissent tous les deux. », *in* M. Corvez, « L'Être et l'étant dans la philosophie de Martin Heidegger », *in Revue Philosophique de Louvain* (troisième série, tome 63), n° 78, 1965, p. 266.
46. *Cf.* PA / CMN, p. 297.

de l'être commence, dans la métaphysique, par cet oubli ; elle n'est pas un défaut mais une richesse. « Le concept de ‹différence ontologique› n'est que préparatoire, comme transition de la question directrice à la question fondamentale. », affirme Heidegger[47]. La différence est en rapport avec le *Dasein*[48]. Mais cette distinction (*Unterscheidung*) devient un obstacle à la question fondamentale : il faut la clarifier puis la franchir d'un saut[49]. Elle doit être pensée à partir de son origine, de sa source : l'*Ereignis*[50], donc à partir du déploiement de l'essence (*Wesung*) de l'être[51]. Le principe de différenciation n'est pas extérieur à la différence ou au-delà d'elle, mais il y est intrinsèque et la fonde. M. Corvez explique ainsi ce mystère au sein du *Dasein* :

> « Mais la “différence” [...] est à penser dynamiquement, comme un passage de l'Être au *Da* (comme le jet au *Da*), et aussi comme le jet du *Da* à l'Être. Le *Da* se trouve être le lieu où la différence prend place, et nous nous tenons dans cette différence. La différence est l'Être lui-même. Bien que l'Être ne soit pas un terme de relation, lui-même *est* la relation. »[52].

Ainsi Heidegger ne se suffit-il pas à fonder l'intégration des pôles herméneutiques par synthèse dialectique (maintenir et surmonter ; clarifier et dépasser), mais trouve, à la différence et à la circularité, une origine (*Ursprung*) ou un fondement (*Grund*) unique et simple, qu'il appelle *Ereignis*[53]. Ce cheminement vers la pensée de l'Un marque l'unité et l'originalité de l'être face à sa conception comme généralité.

L'Un (*En*) est pensé dès l'aurore de la philosophie, surtout avec les pré-socratiques : Λόγος (*Logos*) d'Héraclite, Μοῖρα (*Moîra*) de Parménide, Χρεών (*Khréon*) d'Anaximandre. Il constitue le trait fondamental de la présence où le Même n'est pas le pareil[54]. Heidegger affirme que Héraclite et Parménide étaient « les plus grands penseurs » parce qu'ils pensaient

47. BP § 137, p. 296 ; *cf.* BP § 266, p. 529-530.
48. *Cf.* BP § 266, p. 532.
49. *Cf.* BP § 132, p. 287-288.
50. *Cf.* PTE / QIV, p. 70.
51. *Cf.* BP § 266, p. 528.
52. M. CORVEZ, « L'Être et l'étant dans la philosophie de Martin Heidegger », *op. cit.*, p. 275.
53. « Il semble bien que, pour le philosophe, les termes “fondement”, “source' et“être” s'appellent et s'impliquent. », *in* A. DONDEYNE, « La différence ontologique chez M. Heidegger », *in Revue Philosophique de Louvain* (troisième série, tome 56), n° 50, 1958, p. 254.
54. *Cf.* PA / CMN, p. 301-302.

« à l'unisson du Λόγος (*Logos*), c'est-à-dire du Ἓν Πάντα (*En Panta* / Un unissant) »[55].

Dans cette optique, Heidegger développe, à travers l'analyse du principe d'identité (A est A) comme saut, le concept de co-appartenance (*Zusammengehörigkeit*) où l'appartenance prend le pas, en tant qu'*Ereignis*, sur le co-, c'est-à-dire sur la différence[56]. Voilà que nous passons du multiple (les étants) à la différence (être-étant), puis à l'identité entre être et étant dans l'*Ereignis*, qui est l'Un comme « *singulare tantum* » (singulier unique)[57].

L'Un se retrouve, encore d'une manière plus originale, dans une source indéterminée, énigmatique et mystérieuse : « Il y a » ou « Cela donne » (*Es gibt*). « Il y a être, et il y a temps », dit Heidegger[58]. La première proposition : « Il y a être », fonde l'être et l'être de l'étant, donc le *Dasein*. La seconde les fonde tous les deux comme temps, donc ek-stase et venue, jaillissement et jet. Le « Il y a » unifie et rassemble le tout ; il forme le rapport entre l'un et le multiple. L'identité du « Il y a » fonde la différence ontologique qui institue la circularité. Le don originaire de ce jet circulaire ontologique entre être et étant (surtout le *Dasein*) est déjà un don de la circularité herméneutique comme telle. L'ensemble de ce mystère du « Il y a » est l'*Ereignis*[59], « l'être lui-même » (*das Sein selbst*)[60] qui se déploie comme verbe[61]. Heidegger

55. *QPh / QII*, p. 23. En métaphysique, on peut noter les différentes variations de l'Un unique, unifiant ou unissant : l'*idea* (ἰδέα) de Platon, l'*energeia* (ἐνέργεια) d'Aristote, l'Un de Plotin, l'Un créateur ou l'*actus essendi* de Thomas d'Aquin, le *cogito* de Descartes, la monade de Leibniz, la *substantia* de Spinoza, l'aperception transcendantale de Kant, l'Esprit absolu de Hegel, le Même du retour éternel de Nietzsche (*cf. TE / QIV*, p. 22).
56. *Cf. PI / QI*, p. 263-264.273.
57. *PI / QI*, p. 270.
58. *TE / QIV*, p. 18.
59. « Ce qui détermine et accorde tous deux (temps et être comme questions) en leur propre, et cela veut dire dans leur convenance réciproque — nous le nommons : *das Ereignis.* ». Le « et » laisse leur relation dans l'indéterminé (*TE / QIV*, p. 40).
60. *BP* § 32, p. 93.
61. *Cf.* A. Dondeyne, « La différence ontologique chez M. Heidegger », *op. cit.*, p. 256-257. L'auteur analyse le mot « être » : *Sein*, comme *Wesen* et *esse*, en tant qu'un verbe, et montre comment Heidegger le conçoit ainsi. Il se demande : « Ne serait-ce pas parce qu'à travers ce vocable "esse", entendu comme verbe, nous visons et signifions spontanément non pas quelque réalité statique et objective, mais quelque chose qui est de l'ordre du "faire être" ou du "laisser être" ou du "rendre possible" (*ermöglichen*), bref quelque "événement" ou "avènement" ou "surgissement" ? » (p. 256). Il ajoute : « Que pouvons-nous conclure de tout cela ? Que la philosophie heideggérienne, comme remontée aux sources et recherche de l'être, est au fond une longue méditation sur le sens verbal du mot ‹être›. En ce sens elle se range,

ajoute dans un ton apophatique[62] qui rappelle le dieu de l'Exode qu'expérimente Moïse : « Mais l'être — qu'est-ce que l'être ? Il est ce qu'il est (*Es ist Es selbst*). »[63]. On pourrait même dire : « Il y a » jet, comme trajet multiple.

Nous nous posons ici la question de la différence entre le Sain et la santé. N'abordons-nous pas, dans la plupart des cas, le phénomène de la santé à partir de l'homme sain ou malade ? Notre conception de la santé n'a-t-elle pas, le plus souvent, un point de départ qui est le multiple, la statistique et l'approche exclusivement anthropologique ? Qu'en est-il d'une donation originaire de la santé ? Peut-on parler d'une santé écologique, animale, végétale, institutionnelle, etc. ? Comment trouver un accès philosophique plus originaire à la santé qui fonderait une santé humaine ? Et pourquoi faudrait-il encore viser l'Un dans une époque où le multiple est de mode ? La santé doit-elle être définie selon la science expérimentale ; n'est-elle pas un concept philosophique ?

Jet et trajet

L'approche philosophique de Heidegger est une phénoménologie ontologique. Le trajet du jet peut être alors abordé en entier, c'est-à-dire, d'une manière ontologique, en rapport avec l'être lui-même ou avec l'être de l'étant, ou à travers des points déterminés en rapport avec l'étant dans sa position ontique et existentielle.

Une phénoménologie du jet

Heidegger, en allant à la source, suit la méthode phénoménologique et la porte jusqu'au bout. Il y opère, quand même, deux passages : de la phénoménologie à l'ontologie et de l'ontologie à l'herméneutique. Il précise sa phénoménologie, comme « concept méthodique », en analysant successivement les deux mots : phénomène et *logos*[64]. Le phénomène (φαινόμενον) possède trois sens qui sont dérivés l'un de l'autre : 1) *Sichzeigen* (sens fondamental, en rapport avec l'étymologie φῶς : lumière) :

dans l'histoire de la pensée occidentale, parmi les philosophies du verbe. » (p. 257). *Cf.* aussi A. Schnell, *De l'existence ouverte au monde fini. Heidegger 1925-1930*, coll. « Bibliothèque d'histoire de la philosophie », Vrin, Paris, 2005, p. 40-41 : « Être » est un verbe (*Zeitwort*) qui exprime un agir et un temps.

62. Le terme « apophatique » caractérise une théologie qui emprunte un chemin de connaissance de Dieu qui se base sur ce que Dieu n'est pas, au lieu de ce qu'il est (dans ce dernier cas, le terme utilisé serait : « cataphatique »).
63. *LH*, p. 76-77.
64. *Cf.* *SZ* § 7, p. 42-50. L'ensemble de cette partie se réfère à ces pages sauf indication.

« *Ce-qui-se-montre-en-lui-même,* le manifeste », une automanifestation, une monstration, une autorévélation. 2) *Scheinen* (sens dérivé) : « Ce qui est comme si... », une apparence, un paraître, une semblance, une illusion. 3) *Erssheinung* (sens encore plus dérivé ; au sens kantien)[65] : « *Un ne-pas-se-montrer* », une apparition, une non-manifestation, un indice, un symptôme. Le logos (λόγος) possède aussi trois sens, encore dérivés l'un de l'autre : 1) *Apo-phansis* (ἀπόφανσις) : concept de la parole en tant que faire-voir comme, rendre manifeste ce dont on parle, « le pur et simple faire-voir de quelque chose », « le *faire-accueillir* de l'étant ». 2) *Aletheia* (ἀλήθεια) : concept de la vérité comme dévoilement, découverte et mise hors-retrait. 3) Raison, rapport, accord, relation, fondement : modalités de cette fonction fondamentale.

La phénoménologie est alors : « Faire voir à partir de lui-même ce qui se montre tel qu'il se montre à partir de lui-même. ». Il s'agit d'aller « aux choses mêmes »[66], comme dévoilement et mise en lumière, c'est-à-dire laisser les choses apparaître dans leur être, dans leur en-soi. Heidegger ajoute : « *Et c'est précisément parce que les phénomènes, de prime abord et le plus souvent, ne* sont *pas* donnés qu'il est besoin de phénoménologie. L'être-recouvert est le concept complémentaire du "phénomène". »[67]. Les trois modalités de recouvrement analysées sont : le retrait (*Verborgenheit*), l'obstruction et la dissimulation ou la défiguration (*Verstellung*).

Mais le phénomène, au sens phénoménologique, et du temps d'*Être et temps*, est encore l'être de l'étant, et notamment l'étant qui questionne : le *Dasein*[68]. On passe alors à l'ontologie. Heidegger affirme : « La phénoménologie est le mode d'accès à et le mode légitimant de détermination de ce qui doit devenir le thème de l'ontologie. *L'ontologie n'est possible que comme phénoménologie.* »[69]. Et il ajoute que, vu son contenu, la phénoménologie est la science qui étudie l'être de l'étant, donc elle est une ontologie. Toutes les deux, qui ne sont pas juxtaposées à d'autres disciplines philosophiques, définissent l'objet et le procédé de la philosophie elle-même.

65. Kant distingue entre noumène : la chose en soi, qui ne se montre pas, et phénomène : la chose telle qu'elle se montre.
66. *SZ* § 7, p. 47.
67. *SZ* § 7, p. 48.
68. *Cf. SZ* § 2, p. 28 ; 4, p. 32.
69. *SZ* § 7, p. 48.

Mais, déjà dans *Être et temps* (1927), Heidegger précise son but : la phénoménologie de « l'être en général »[70], même s'il a pris, comme mode d'accès et point de départ, l'analytique existentiale du *Dasein*. C'est pourquoi le livre reste inachevé. Il a dû prendre ensuite un autre point de départ qui est l'être lui-même. Dans les *Contributions à la philosophie* (1936-1938), pour tenter d'y arriver, il effectue une phénoménologie de l'être lui-même à partir de son déploiement. Il dit : « Or cet estre ne peut plus être pensé en partant de l'étant ; il faut bien qu'il vienne à la pensée à partir de lui-même. »[71]. Ayant déjà défini l'ontologie comme partant de l'être de l'étant, il affirme que dans la région de l'autre commencement, il n'y a ni métaphysique ni ontologie[72]. Il les considère comme prolongement du platonisme[73].

	Être et temps (1927)	Contributions à la philosophie (1936-1938)
Point de départ	*Dasein*	*Aletheia*
Quête	Sens de l'être	Vérité de l'être
Appel	Appel de la conscience	Appel de l'*Ereignis*
Temporalisation	Temporalité du *Dasein*	Histoire de l'être
Tonalité fondamentale	Angoisse	Retenue
Ouvrage	Traité	Fugues

Tableau 2 : D'*Être et temps aux Contributions à la philosophie*

En fait, au sein même de la question fondamentale[74], le point de départ n'est plus le *Dasein* mais l'*Aletheia*, la vérité comme dévoilement[75].

70. *Cf.* SZ, Préface, p. 21 ; § 83, p. 324.
71. BP § 2, p. 21.
72. *Cf.* BP § 23, p. 81.
73. *Cf.* BP § 110, p. 250.
74. *Cf.* BP § 4, p. 25.
75. Heidegger précise dans sa lettre au prêtre jésuite William Richardson qu'une de ses majeures intuitions est l'étude renouvelée des traités d'Aristote qui l'ont conduit à caractériser la vérité comme *Aletheia*, ouvert sans retrait. Ce qui a éclairé le sens et la portée de la maxime de la phénoménologie : « Aux choses mêmes ! » (*cf.* LR / *QIV*, p. 181-182).

La recherche du sens de l'être donne le relais à la quête de la vérité de l'être, la temporalité du *Dasein* à l'histoire de l'être, l'angoisse à la retenue, l'appel de la conscience à l'*Ereignis* qui appelle (*cf.* tableau 2)[76].

Il n'y a pas ici deux phénoménologies différentes, mais plutôt deux accès à une même phénoménologie herméneutique qui ne cesse d'osciller entre la phénoménologie du *Dasein* (et de la facticité) et celle de l'*Aletheia* (et du déploiement)[77]. Toute vérité n'a la possibilité d'être comprise que dans la fondation du Là, donc par le *Dasein*. Et c'est quand le *Dasein* est dans la vérité qu'il peut la comprendre et se comprendre. Tous les deux — vérité et *Dasein* –, dans leur différence, sont imbriqués dans le fondement, l'*Ereignis*, l'avènement de l'être lui-même, dans le « Il y a », c'est-à-dire dans l'Un. Aussi le sens de l'être se trouve-t-il dans la vérité de l'être et vice-versa, puisque seul le *Dasein* a une entente de l'être[78]. L'*Ereignis* n'appelle qu'à travers la conscience du *Dasein*, comme site d'instantanéité de la décision[79]. La temporalité ekstatique du *Dasein*, comme « rassemblement des ekstases », trouve son origine dans l'a-venir de l'histoire de l'être lui-même[80]. La phénoménologie de l'être, comme jet et circularité herméneutique, fonde alors ces deux voies d'accès. Il s'agit donc de montrer, par la suite, comment le *Dasein* est jet, ainsi que l'*Aletheia*, et qu'ils ne forment que deux faces du même jaillissement.

Dans cette optique, se pose la question d'une phénoménologie de la santé. En quoi consiste l'« aller aux choses mêmes » du monde de la santé ? Quel pourrait être l'objet d'une telle analyse phénoménologique ? Suffit-il d'étudier l'homme sain ou malade ? La vérité de la santé reste-t-elle en retrait ? Cela ne pourrait-il pas remettre en cause, comme insuffisant, tout un système actuel de traitement et de procédures diagnostiques ? Est-il nécessaire qu'une phénoménologie de la santé soit ontologique ?

76. Les éléments de ce tableau seront expliqués au fur et à mesure du développement du présent travail.
77. *Cf.* BP § 206, p. 376-377 ; 207.
78. *Cf.* BP § 134, p. 289 ; 138, p. 297.
79. *Cf.* BP § 119, p. 268 ; 191, p. 356.
80. « En ce temps du regard-éclair les ekstases sont venues et parvenues à s'y établir, et lui-même ne déploie plus son essence que comme rassemblement des ekstases. » (BP § 242, p. 437-439). *Cf.* aussi PA / CMN, p. 275 : « Le caractère ek-statique du *Dasein* est [...] la première appréhension de la correspondance avec le caractère époqual de l'être. L'essence époquale de l'être institue l'essence ek-statique du *Dasein*. L'ek-sistence de l'homme endure l'ekstatique, sauvegardant ainsi l'époqual de l'être, à l'essence duquel appartient le "là", et par conséquent le *Dasein*. ».

Cycle et phases

Observons un simple jet et décrivons-le. En fait, nous ne pouvons pas le capter : il passe. Nous ne pourrions l'aborder qu'en entier, comme un tout[81]. Si nous voulions nous arrêter sur un point au cours du jet, il s'agirait alors comme d'un cliché photographique (*snapshot* en anglais). En fait, la circularité — comme cycle — du jet possède des phases qui sont intégrées les unes aux autres. Par ailleurs, Heidegger, en s'appuyant sur Parménide, rapporte le dire (*Sagen*) au faire apparaître (*phasis*) la présence des choses présentes[82]. La phase est ainsi un faire-apparaître le jet. Par exemple, quand Heidegger parle d'instant (*Augenblick*) de la décision du *Dasein*[83], qui signifie, par ailleurs, un instant-éclair, un instantané ou un coup d'œil, il en témoigne. Quand il évoque l'« ἐποχή (*épochè*) de l'être » comme « retenue éclaircissante de la vérité de son essence » ou « faire halte » au sein de l'être lui-même[84], il en déduit que l'histoire destinale de l'être est formée d'époques. Les phases du cycle pourraient donc être comprises, à différents niveaux, comme des instantanés ou des époques. Mais aussi sont présentes des phases, d'une manière continuelle et simultanée. En observant un jet, nous pouvons regarder du côté de la source qui éjecte ou du côté du jet lui-même qui retourne, c'est-à-dire du côté de l'origine ou du côté de la trajectoire propre. Le trajet est au singulier, mais les trajectoires sont au pluriel. Heidegger déploie un langage particulier pour exprimer ce phénomène circulaire que nous essayons de résumer en trois phases principales (*cf.* tableau 3).

La distinction entre l'ontologique et l'ontique est celle, respectivement, entre ce qui est en rapport avec l'être de l'étant et le fonde comme tel, et ce qui est en rapport avec l'étant lui-même, qu'il soit à la mesure du *Dasein* ou non. L'ontique se définit par la détermination de l'étant, sa thématisation, son objectivation et sa présentification[85].

81. Il faudrait ici éviter de tomber dans ce que Heidegger critique : faire du jet un objet de représentation présent là-devant nous, sous-la-main. Mais le fait de faire déjà un énoncé, il est difficile d'en échapper. Notre tentative de représentation doit demeurer prise dans la circularité herméneutique et se remettre en cause continuellement.

82. *Cf. Mo / EC*, p. 295.297.299.

83. *Cf. SZ* § 65, p. 253 ; 68, p. 259 ; *BP* § 5, p. 35.

84. *Cf. PA / CMN*, p. 275 ; *TE / QIV*, p. 24.

85. *Cf. SZ* § 69 p. 276.

Phase en rapport avec l'être lui-même	Phase en rapport avec l'être de l'étant	Phase en rapport avec l'étant
Sigétique (*Sigetik*)	Ontologique (*Ontologisch*)	Ontique (*Ontisch*)
Saut (*Sprung*) Instantial (*Inständlich*)	Existential (*Existenzial*)	Existentiel (*Existenziell*)
	Existentiaux (*Existenzialien*)	Catégories (*Kategorien*)
Déploiement de l'essence de l'estre (*Wesung des Seyns*)	Facticité (*Faktizität*)	Factualité (*Tatsächlichkeit*)
Dévoilement (*Entbergung*) / Mise à l'abri-Retrait (*Verbergung -Ent-zug*)	Phénoménologique (*Phänomenologisch*)	Phénoménal (*Phänomenal*)
Histoire de l'être (*Seinsgeschichte*)	Historial (*Geschichtlich*)	Historique (*Historisch*)
Avènement [Avenance] (*Ereignis*)	Être-temporal [Temporellité] (*Temporalität*)	Être-temporel [Temporalité] (*Zeitlichkeit*)

Tableau 3 : Phases conceptuelles

Mais Heidegger dépasse cette distinction, tout en continuant à l'utiliser, dans ce qu'il appelle la sigétique (de *sigan* en grec : silence) comme « contention propre à la retenue »[86]. En effet, la vérité de l'être ne se laisse pas dire[87]. Il faudrait arriver à faire silence (*die Erschweigung*). Se taire trouve sa source dans l'« effervescence » du parler[88]. « La pleine essence de la “logique” est pour cette raison la sigétique. », dit-il[89]. Nous ne pouvons dire l'être, ni immédiatement ni médiatement, mais nous sommes appelés à rester en quête, en silence, et, sans cesse, à questionner[90]. Cette forme de

86. BP § 38, p. 104 ; *cf.* BP § 5, p. 26.
87. *Cf.* BP § 36, p. 102.
88. *Cf.* BP § 38, p. 104.
89. BP § 37, p. 103 ; *cf.* BP § 38, p. 104.
90. *Cf.* BP § 38, p. 103-104 ; 5, p. 34.

voie (*Bahn*), à tendance apophatique, nous dit plus ce que l'être n'est pas que ce qu'il est. La sigétique fonde ainsi l'ontologique qui fonde à son tour l'ontique. La primauté est plus au silence de la source qui jaillit qu'au bruit du jet, l'écoute précède la parole, la réception est préalable au don[91].

La différenciation entre l'existential et l'existentiel, parallèle à celle entre l'ontologique et l'ontique, est pourtant en relation étroite avec le *Dasein*, car, seul de lui, on peut parler d'existence. Son essence se fonde dans son existence[92]. Ici, Heidegger comprend l'existence (*Existenz*) comme une manière de se comporter vis-à-vis de son être[93], dont seul est capable le *Dasein* par sa compréhension de l'être. Le qualificatif « existential » se rapporte alors à un mode d'être du *Dasein* qui se déploie, existentiellement, de manières différentes selon les possibilités de choix. Les existentiaux[94] sont des caractères d'être du *Dasein* en rapport avec son existentialité, c'est-à-dire avec sa structure d'existence. Les catégories sont des caractères d'être, propres à l'étant qui n'est pas à la mesure du *Dasein*[95]. Ces derniers se rapportent à la question directrice[96]. En quoi le mode d'être est-il fondé plus originairement ? En l'être qui se modalise, c'est-à-dire qui possibilise des modes d'être dans et par le *Dasein*. Cela a lieu, dans l'autre commencement, par le saut que le *Dasein* effectue et qui fonde le Là, accomplit et ouvre le projet-jeté[97] comme site d'instantanéité (*Augenblicksstätte*) de la décision[98]. Le sauter (*Springen*) est un mode d'être plus originaire du *Dasein*, qui possibilise son authenticité, sachant que « le saut le plus propre, et le plus ample, est celui de penser. »[99]. Il est un « se jeter et se libérer »[100].

Devant un fait donné ou un événement, on peut l'aborder selon trois phases : soit il s'agit d'un « factum brutum *d'un sous-la-main* » : c'est la factualité, soit il est en rapport, en tant qu'existential, avec le *Dasein* comme

91. G. Guest parle, dans ce sens, d'une « économie de l'hospitalité », *in* G. GUEST, « L'Événement même (De l'Ereignis) », *op. cit.*, p. 349.
92. *Cf.* SZ § 25, p. 108.
93. *Cf.* SZ § 4, p. 31.
94. Parmi les existentiaux, nous pouvons citer : l'affection, le comprendre, le parler, la déchéance (le On), l'angoisse, l'être-avec, la mienneté, la préoccupation, la sollicitude, etc.
95. *Cf.* SZ § 9, p. 55-56.
96. *Cf.* BP § 34, p. 100 ; 157, p. 319.
97. *Cf.* BP § 4, p. 25 ; 5, p. 29 ; 122, p. 274 ; 181, p. 347 ; 187, p. 351-352.
98. *Cf.* BP § 120, p. 271.
99. BP § 120, p. 272.
100. BP § 263, p. 513-516.

être-au-monde : c'est la facticité[101], soit encore plus originairement, c'est un avènement, un déploiement de l'être lui-même comme ce qui vient, ce qui advient, ce qui se produit[102]. Dans le fait même, l'être se fait par le *Dasein* ; l'événement est déjà et toujours avènement[103].

Le phénoménal recouvre, quant à lui, le concept vulgaire de phénomène : il est le donné et l'explicité dans le mode d'encontre. Alors que le phénoménologique est tout ce qui appartient au *Sichzeigen* ou le ce-qui-se-montre-en-lui-même, comme mode de mise en lumière[104]. Mais porter le concept méthodique de phénoménologie jusqu'au bout, jusqu'« aux choses mêmes », requiert, de la part de Heidegger, d'opérer une réduction phénoménologique plus radicale, celle de mettre entre parenthèses l'être de l'étant[105], pour aller vers l'essence même, l'être lui-même comme verbe, comme *Wesen.* Et « toute essence est déploiement de l'essence » (*alles Wesen ist Wesung*)[106]. Ce déploiement s'effectue comme dévoilement. Les choses mêmes ne cessent d'être découvertes. Il y a toujours un jeu de révélation et de retrait. Heidegger ajoute : « La vérité n"est' jamais : elle déploie sa pleine essence. »[107].

La distinction entre historial et historique retrouve les différenciations précédentes[108]. L'historial, dès *Être et temps*, signifie que le *Dasein* est déjà temporel dans son être[109] et qu'il est destinal, comme répétition en tant que mode de la résolution[110], dans le sens que la temporalisation se fait à partir de l'avenir[111]. L'historique est en rapport avec l'histoire (*Historie*), en tant que science, définie comme enquête historique, études

101. *Cf.* SZ § 12, p. 64 ; 29, p. 121.
102. *Cf.* LR / QIV, p. 191.
103. J. Greisch distingue plusieurs acceptions du concept d'événement, allant du minimaliste au maximaliste : 1. Tout ce qui arrive, « fait divers » aléatoire et contingent. 2. « *Happening* » particulier, occurrence ou changement. 3. Ce qui est dit dans le langage. 4. Un récit et son interprétation. 5. Le monde des événements. Dans une approche en trois étapes : *phénoménologique*, *phénoménologico-herméneutique* et *ontologique*, il décrit l'événement chez cinq auteurs : J.-L. Marion, C. Romano (l'herméneutique événementiale), A.N. Whitehead (le procès), M. Heidegger (l'*Ereignis*), A. Badiou (le multiple appartenant à lui-même). *Cf.* J. Greisch, « Ce que l'événement donne à penser », *in Recherches de Science Religieuse*, n° 102, 2014, tome 1, p. 39-62.
104. *Cf.* SZ § 7, p. 48-49.
105. *Cf.* BP § 206, p. 376.
106. BP § 29, p. 88.
107. BP § 217, p. 391.
108. *Cf.* SZ § 66, p. 255-256.
109. *Cf.* SZ § 72, p. 285.
110. *Cf.* SZ § 74, p. 289-291.
111. *Cf.* SZ § 76, p. 296 ; 81, p. 318.

historiques ou historiographie[112]. Mais plus tard Heidegger étend cette conception de l'historialité et du destin, non seulement au seul *Dasein*, mais à l'être en général, en développant ce qu'il appelle l'histoire de l'être lui-même, qui fonde à son tour l'historialité du *Dasein*[113]. « L'avenance, où tout vient à soi, est l'histoire originale elle-même », affirne-t-il[114]. Et il ajoute : « Seule une histoire qui se fonde dans le *Dasein* est garantie d'appartenir à la vérité de l'être. »[115]. C'est lui qui est capable par sa dé-cision de trancher entre histoire ou absence d'histoire[116]. Nous retrouvons ici la circularité herméneutique entre histoire de l'être et historialité du *Dasein*.

L'être-temporel est fondé dans l'être-temporal[117], à la suite des distinctions précédentes. Mais la question du temps à travers la pensée de Heidegger s'unifie autour du primat du concept d'avenir[118], comme venue, à-venir et avenance. Il affirme que le temps, dans *Être et temps*, « *attire l'attention* sur ce qui a lieu en tant que vérité du déploiement de l'être, et *vient* comme tel *se faire entendre* dans ce qu'a de tout à fait unique la venance à soi qu'est l'avenance. »[119]. Il n'est plus seulement ekstatico-horizontal en rapport avec le *Dasein* et sa résolution, mais aussi en rapport avec l'être lui-même comme avènement. Heidegger distingue bien, dans cette perspective, entre ceux qui sont tournés vers l'avenir et à-venir (*die Zukünftigen*) et ceux qui ne le sont pas (*die Zukunftslosen*)[120], dont dépend l'histoire de la transition. La temporalité ekstatico-horizontale est donc déploiement, jaillissement et venue comme « eschatologie de l'être »[121].

Que peuvent offrir ces distinctions à une phénoménologie de la santé ? La différenciation entre la santé en elle-même, la santé de l'homme et l'homme sain ou malade permet-elle d'aborder la philosophie de la santé et du soin d'une manière plus profonde ? Qu'en est-il d'une sigétique de la santé ? Comment passer des catégories sanitaires, aux existentiaux sanitaires et ensuite à l'instantial de la santé ? Qu'est-ce qu'un historial sanitaire ? La distinction entre historique, historial et histoire de la santé ne nous met-elle pas en discussion directe avec la médecine en tant que

112. *Cf. SZ* § 76, p. 296.
113. *Cf. TE / QIV*, p. 22-24 ; *LH*, p. 29.31.89.103.105.
114. *BP* § 12, p. 50.
115. *BP* § 8, p. 47.
116. *Cf. BP* § 11, p. 50 ; 46, p. 126.
117. *Cf. SZ* § 5, p. 36 ; *BP* § 171, p. 337.
118. *Cf. SZ* § 65, p. 253-254.
119. *BP* § 34, p. 97.
120. *Cf. BP* § 1, p. 20.
121. *PA /CMN*, p. 267.

science historique ? Cette dernière n'est-elle pas aussi un art qui dépasse la science tout en l'intégrant ? N'y a-t-il pas quelque chose de plus originaire qui fonde la médecine comme science et art ?

Le déploiement du jet

La phénoménologie du jet étudie son déploiement à travers des « protagonistes » conceptuels, c'est-à-dire les concepts clés qui structurent le cheminement et la question philosophiques. Après avoir présenté synthétiquement ces concepts, nous étudions le déploiement spatio-temporel de l'être, où ces structures se manifestent.

Le jet comme « tout structurel »

La question d'un « tout structurel » (*Strukturganze*) ou d'une structure totale (*Ganze Struktur*) est évoquée dans *Être et temps*[122]. Le tout structurel possède plusieurs caractéristiques fondamentales : l'originarité (*Ursprünglichkeit*), la totalité [intégralité, entièreté] (*Ganzheit*), l'unité (*Einheit*) des moments structurels, l'articulation (*Gliederung*)[123], l'authenticité (*Eigentlichkeit*) et la simplicité (*Einfachheit*)[124]. Cette tendance constructiviste, forgée au départ pour le *Dasein* comme *Sorge* (souci), se retrouve ailleurs chez Heidegger. Il utilise, par exemple, le modèle du massif montagneux (*Gebirge*) pour forger la notion de rassemblement[125]. Dans cette conception de structure, nous retrouvons surtout les mots-clés de sa pensée : *Aletheia* (Vérité), *Ereignis* (Événement appropriant ou avenance), *Geviert* (Quadriparti), *Ding* (Chose) et *Gestell* (Arraisonnement ou dispositif). Une circularité herméneutique émerge entre ces structures ; elle forme ainsi une totalité de structure tournante, plus globale mais ouverte, en rapport avec l'Un heideggérien.

Ereignis et *Aletheia* : le jet révélé

Heidegger parle d'une forme de « cohérence d'interdépendance rythmique qu'est l'avenance » (*der Ereignis-zusammenhang*)[126]. Il utilise plusieurs allégories à travers lesquelles il explicite l'*Ereignis* comme un tout.

122. *Cf.* SZ § 45, p. 188-190.
123. *Cf.* SZ § 65, p. 250.
124. *Cf.* SZ § 39, p. 153.
125. *Cf.* QT / EC, p. 26 ; LCH / EC, p. 203.
126. BP § 8, p. 46.

Celui-ci est le filet (*das Netz*) que le dieu vient déchirer[127], l'Ouvert (*das Offene*) « comme un *milieu en creux* (*hohle Mitte*), par exemple celui d'une cruche (*Kruge*) » qui a le pouvoir d'enclore en entourant de bords et de parois qui sont les irradiations de cet Ouvert original[128]. Il est le fleuve (*Strom*) « qui déborde ses bords »[129], le feu (*das Feuer*) qui brûle « tout ce qui peut le nourrir », s'enflamme, illumine l'obscurité de la nuit et s'embrase en tant que foyer[130].

L'*Ereignis*[131] se présente comme *Aletheia* (jeu de dévoilement et de retrait)[132], une structure de déploiement[133], une articulation et une mouvance de six fugues[134], en tant que tournant[135], comme structure d'appel[136] et de venue [venance] à soi (et donc d'appropriation)[137]. Heidegger en précise des caractéristiques fondamentales[138] : 1. Venue menant à soi (*Er-eignung*). 2. Dé-cision (qui tranche et sépare) (*Ent-scheidung*). 3. Con-frontation (Vis-à-vis de la rencontre) (*Ent-gegnung*). 4. Dé-position (dé-portement) (*Ent-setzung*) : se tenir dans l'inhabituel par rapport à tout étant. 5. Retrait (*Ent-zug*) (Refus qui s'oppose) : se retirer de la représentation. 6. Simplicité (*Einfachheit*). 7. Unicité (*Einzigkeit*) : pas de besoin de se différencier avec l'étant. 8. Solitude (*Einsamkeit*). On peut ajouter encore trois : 9. Rareté (*Seltenheit*)[139]. 10. Fi-

127. *Cf.* *BP* § 142, p. 301.
128. *BP* § 267, p. 540.
129. *BP* § 214, p. 387.
130. *BP* § 270, p. 552.
131. R. Polt distingue, à travers les textes de Heidegger, trois étapes évolutives de l'utilisation du terme *Ereignis* : 1. 1919 : Une expérience où on est impliqué, fréquente (*GA* 56/57). 2. 1936-1938 : Une avenance possible, rare, urgente (*BP*). 3. 1962 : La source originaire du temps et de l'être, constante et universelle (*TE*), *in* R. Polt, « Ereignis », *in* H.L. Dreyfus — M.A. Wrathall (ed.), *A Companion to Heidegger*, coll. « Blackwell Companions to Philosophy » n° 29, Blackwell Publishing, Malden (USA), 2005, p. 375-391.
132. « Cette avenance est la vérité de l'estre. » (cf. *BP* § 8, p. 45 ; 137, p. 296). *Ereignis* est *Aletheia*, et ainsi Heidegger échappe-t-il à une « tautologie symbolique » du fait de la persistance d'un retrait intrinsèque à l'*Ereignis* même, et alors un ne... pas. *Cf.* M. Richir, « Ereignis, Temps, Phénomènes », *in Heidegger : Questions ouvertes*, Collège international de philosophie, Osiris, Paris, 1988 (mars-avril), p. 34-35.
133. *Cf.* *BP* § 2, p. 21 ; 5, p. 26.31 ; 11, p. 49 ; 130, p. 284 ; 137, p. 296.
134. *Cf.* *BP* § 39, p. 106.
135. *Cf.* *BP* § 13, p. 54 ; 22, p. 78 ; 39, p. 107 ; 137, p. 296 ; 140, p. 299-300 ; 141, p. 300 ; 190, p. 355 ; 191, p. 356 ; 221, p. 394-395 ; 255, p. 463.
136. *Cf.* *BP* § 119, p. 268 ; 123, p. 276.
137. *Cf.* *BP* § 12, p. 50 ; 34, p. 97 ; 72, p. 168 ; 122, p. 275 ; 126, p. 280 ; 135, p. 291 ; 195, p. 364 ; *TE* / *QIV*, p. 40.
138. *Cf.* *BP* § 267, p. 533-535.
139. *Cf.* *BP* § 141, p. 300.

nitude (*Endlichkeit*)[140]. 11. Dépaysement (*Befremdlichkeit*)[141]. Tout cela en tant que ce qui advient (se produit) comme événement, ce qui nous regarde (*Er-äugnis*) et ce qui nous approprie et nous fait advenir comme avènement[142].

L'*Ereignis* nous interpelle dans le monde de la santé. Quel rapport y a-t-il entre venue à soi et être-sain ? Le malade peut-il venir à soi sans être emmené par quelque chose de plus grand que lui ? Comment la venue à soi du malade est-elle liée à la venue à soi du médecin ? Peut-on dire : la santé vient à soi-même ? Qu'en est-il du dévoilement et du retrait dans les pratiques de soin ? Comment la conception du retrait en soin peut-elle apporter une meilleure prise en charge du malade et de son environnement ? Comment celle-ci peut-elle relativiser l'apport des soignants et cadrer leur responsabilité tant éthique que juridique ? La santé est-elle une énigme ou un mystère ? Comment peut-elle être corrélée au temps comme avènement ? Cela ne changerait-il pas les attitudes tant du soignant que du soigné ?

Dasein et *Sorge* : le jet humanisé

Le *Dasein* constitue l'axe de pivotement (*Wendungspunkt*) dans le tournant de l'*Ereignis*[143], le site d'instantanéité de la décision et de la fondation de la vérité de l'être[144], la *Krisis* entre les deux commencements[145]. Il est l'entre-deux (*Zwischen*) : entre l'homme et le(s) dieu(x)[146], entre l'être et le là[147], fondant ainsi l'espace-et-temps[148]. Dépendant de l'*Ereignis*[149], le *Dasein* est le fondement ayant connu sa fondation, comme pouvoir de fondement (*Er-gründung*) se fondant lui-même et fondant le là[150], donc aussi l'étantité de l'étant au sein de l'être[151]. Il est ainsi « ce qu'il faut » à

140. *Cf.* BP § 147, p. 307-308.
141. *Cf.* BP § 7, p. 44 ; 117, p. 264 ; 130, p. 286 ; 135, p. 292 ; 142, p. 301 ; 161, p. 324 ; 174, p. 341-342.
142. *Cf.* LR / QIV, p. 191, note ; PI / QI, p. 270. G. Guest parle de trois mouvementations de l'*Ereignis* : tropologie, retrait / apparition et réciprocité asymétrique. Il en indique trois aspects correspondants : avenance / événement, merveille et appropriation. *Cf.* G. Guest, « L'Événement même (De l'*Ereignis*) », *op. cit.*, p. 354-355.
143. *Cf.* BP § 191, p. 356.
144. *Cf.* BP § 11, p. 50 ; 72, p. 168 ; 200, p. 369.
145. *Cf.* BP § 173, p. 338.
146. *Cf.* BP § 11, p. 49 ; 191, p. 356.
147. *Cf.* BP § 175, p. 342 ; 190, p. 356.
148. *Cf.* BP § 191, p. 356-357.
149. *Cf.* BP § 11, p. 49.
150. *Cf.* BP § 11, p. 49 ; 170, p. 336 ; 188, p. 352.
151. *Cf.* BP § 5, p. 28.

l'être[152], comme projet-jeté et entente de l'être[153]. La circularité avec l'être dans l'*Ereignis*[154] lui permet sa venue à soi (*Er-eignung im Ereignis*)[155]. Il ne faut pas, selon Heidegger, prendre le *Dasein* dans une position anthropologique, subjectiviste ou individualiste[156]. Il est le fondement essentiel (*Wesengrund*) de l'homme[157]. Il affirme : « Le *Dasein* — ce qui *à la fois* dépasse l'homme en profondeur et en altitude, à la fois, pour lui, soubassement et exhaussement. »[158]. Il refuse la formule « *Dasein* humain », mais il accepte des formules telles que : « *Dasein en* l'homme (*Dasein im Menschen*), comme événement de cette fondamentation » ; « *L'homme en [dans] Dasein* » (*der Mensch im Dasein*) ; « *Dasein* "de" l'homme » (*Das Dasein »des« Menschen*)[159]. « L'homme, sur *ce* fondement du *Dasein* », en tant que souci, est « celui qui est en quête [cherche] (*der Sucher*) de l'estre (avenance) », « celui qui prend en garde (*der Wahrer*) la vérité de l'être », et « celui qui veille (*der Wächter*) sur le silence tranquille dans lequel le Dieu à l'extrême passe au loin. »[160]. Il est le « berger (*Hirt*) de l'être »[161] et le « voisin (*Nachbar*) de l'Être »[162].

Dans *Être et temps*, le *Dasein*[163] est doublement défini, en tant que être-au-monde (*In-der-Welt-sein*) et comme souci (*Sorge*). Chacune des acceptions est une totalité avec ses moments structurels. Toutes les deux, reliées par l'angoisse comme existential, sont fondées dans la temporalisation ekstatico-horizontale[164]. Ainsi l'analyse existentiale herméneutique du *Dasein* (ek-sistence) a-t-elle permis de dégager son mode d'être comme projet-jeté[165]. Celui-ci prend une ampleur dans les textes ultérieurs de Heidegger : le *Dasein* est jeté dans le monde, en tant que jeté dans l'être et

152. *Cf.* *BP* § 195, p. 364.
153. *Cf.* *BP* § 134, p. 289 ; 172, p. 337-338.
154. *Cf.* *BP* § 133, p. 288 ; 135, p. 292 ; 167, p. 331 ; 195, p. 364.
155. *Cf.* *BP* § 135, p. 291 ; 168, p. 335 ; 175, p. 343 ; 181, p. 347 ; 194, p. 363.
156. *Cf.* *BP* § 172, p. 337-338.
157. *Cf.* *EV / QI*, p. 174.
158. *BP* § 176, p. 344.
159. *BP* § 176, p. 344 ; 214, p. 389.
160. *BP* § 171, p. 337 ; 173, p. 341 ; 184, p. 349.
161. *LH*, p. 77.109 ; *PA / CMN*, p. 284 ; *LT / QIV*, p. 147.
162. *LH*, p. 109.
163. Le mot *Dasein* est écrit sans trait dans *Sein und Zeit*. Heidegger commence ultérieurement à mettre un trait comme dans les *Contributions à la philosophie*, et cela pour marquer son sens d'être-le-là et non pas simplement d'être-là.
164. Nous analysons l'être-au-monde et le souci dans le deuxième chapitre.
165. *Cf.* *SZ* § 31, p. 130 ; 42, p. 164 ; 44, p. 180 ; 57, p. 224.

ainsi se projette-t-il en projetant l'être et l'étant, tout en étant déjà projeté dans le projet de l'être jeté. Cela veut dire qu'il entre dans la circulation et dans le jet de l'*Ereignis*. Son entrée (*Ein-fahren*) dans le déploiement de l'être est l'expérience (*Er-fahrung*) de venir à soi-même, d'être fondé et de fonder à son tour[166] comme jeteur.

Les numéros § 262-263 des *Contributions à la philosophie* synthétisent bien l'allégorie du jet où le *Dasein* et l'être s'engagent[167]. Il y a un seul projet. Il faudrait faire venir dans le saut le déploiement. L'être est jeteur à travers le *Dasein* fondé. Nous mouvons, depuis longtemps, au sein du projet de l'être sans qu'il ne soit éprouvé comme projet. Le projet de l'être, en son essence, est l'essence de l'être comme projet. Le projet est une venue à soi. Le projet du *Dasein*, comme entre-deux, entre l'être et l'étant, est simultanément, se jeter dans l'être, pour se libérer de l'étant, et venir à soi. Il s'agit là d'une jetée de libération (*Loswurf*), qui ne provient pas des œuvres de l'homme et qui implique un retour (*Rückkehr*) vers lui-même et vers l'étant. L'économie du retour ne cesse de faillir dans l'*idea*, dans l'oubli et la perte de mémoire de ce qui est advenu. La jetée de libération, dans l'élan rythmique de la venue à soi (*Schwung der Er-eignung*) est *Ereignis*, con-frontation (*Ent-gegnung*) et vis-à-vis de rencontre, risque et dépaysement de l'Ouvert. L'histoire de l'être est l'histoire de l'homme et vice-versa.

La conception de l'homme dans la philosophie heideggérienne pourrait bien nous aider à concevoir l'identité du Sain ou du malade. Qui est l'homme sain ? Existe-t-il ? Tout homme sain n'est-il pas au fond malade ? Où se trouve le seuil entre santé et maladie ? Quel rapport y a-t-il entre le Sain et la santé ? Seulement le soin fait-il l'homme sain ? Les agents de soin sont-ils des gardiens, des veilleurs et des chercheurs de la vérité de la santé ou simplement des soignants ? Ne sont-ils pas aussi, à leur tour, « patients », dans le sens du *pathos* de la santé, et des « entre-deux », entre la santé et le malade ? Qu'en est-il de ce *pathos* sanitaire et quelle est sa nature ? La conception de la relation médecin-malade comme relation entre deux *Dasein* ne transfigure-t-elle pas la *praxis* médicale au quotidien ? Qu'est-ce que cela veut dire de parler d'une relation de soin entre deux êtres humains à travers leur *Dasein* respectif ?

Geviert et *Ding* : le jet chosifié

De l'être, au *Dasein*, à la chose (*Ding*) et vice-versa : le jet de l'être comme *Ereignis* qui circule. Heidegger va plus loin dans la description de ce phé-

166. *Cf.* BP § 167, p. 331 ; 122, p. 275 ; 174, p. 341 ; 182, p. 348 ; 183, p. 348.
167. *Cf.* BP § 262-264, p. 507-516.

nomène. Il introduit une quatrième constellation, inspirée de Hölderlin, en essayant de plus en plus d'unifier le tout : *das Geviert* (le Quadriparti). À travers ce phénomène du jet, il tente de mieux comprendre la maxime de la phénoménologie : « Aux choses mêmes ! ». Dans sa conférence : « La chose » (*das Ding*), son analyse minutieuse et profonde se faufile à travers la phénoménologie du geste de versement d'eau d'une cruche (*Kruge*)[168].

La cruche n'est pas un objet présent-là-devant (*Gegenstand*) de la représentation (*Vor-stellen*) et à travers l'*idea*, mais une position autonome (*Selbststand*) de la pro-duction (*Her-stellen*). La chose est un se-tenir-en-soi (*stand / stellen*) et la choséité (*Dinghafte / Dingheit*) n'est pas déterminée par l'objectivité. Sa production est un double pro-venir (*Her-stehen*) : origine et dévoilement de la chose produite dans la présence et le non-retrait. Heidegger affirme : « Le vide de la cruche détermine tous les gestes de la production. Ce qui fait du vase une chose ne réside aucunement dans la matière qui le constitue, mais dans le vide qui contient. »[169]. Ainsi l'analyse phénoménologique de la cruche est-elle transférée vers son vide. Le contenir (*Fassen*) du vide est double : prendre et retenir. Il est régi par le déverser (*Ausgiessen*) qui est un verser (*Schenken*). Ce verser de ce qu'on offre à boire est le déploiement de l'être du vase. La cruche est cruche par le fait même qu'elle déploie son être dans le versement (*Geschenk*). Le versement de ce qu'on offre est abordé ici comme rassemblement (*Gebirge*). Heidegger dit : « La cruche est une chose (*Ding*) pour autant qu'elle rassemble (*dingt*) »[170]. Il utilise le langage du vieux allemand : *thing*, c'est-à-dire la chose comme rassembler (*Dingen*). Dans ce rassemblement, il y a un rapprochement : ce qui est distant devient proche et on devient voisin de l'être. La chose est donc un tout structurel.

Mais la chose, comme tout, suppose une autre totalité structurante et structurée : le *Geviert*[171]. Dans une description qui touche à la contemplation mystique, Heidegger évoque, dans le versement, l'intervention et la

168. *Cf.* LCH / EC, p. 194-223.
169. LCH / EC, p. 200.
170. LCH / EC, p. 211.
171. *Cf.* LCH / EC, p. 204-206.211-215 ; BHP / EC, p. 176-179.189-190 ; BP § 190, p. 355. Le *Geviert* est développé dans les quatre conférences de Bremer de 1949 : « *Das Ding* », « *Das Gestell* », « *Die Gefahr* » et « *Die Kehre* », mais aussi en rapport avec les cours sur « Les Hymnes de Hölderlin ». *Cf.* F. DARWICHE, « Le divin (*Göttliche*) au cœur du quadriparti (*Geviert*) », *in Revue philosophique de la France et de l'étranger*, n° 134, 2009, tome 3, p. 313. L'auteur évoque six caractéristiques du *Geviert* : « 1. un mouvement mutuel ; 2. un rassemblement ; 3. une distance qu'est l'entre ; 4. un surgissement continu, premier et appropriant, conjuguant *Ursprung* et *Ereignis* ; 5. une intimité

présence de quatre instances : la terre et le ciel, les hommes (les mortels) et les dieux (les divins). « Le versement du liquide offert est versement, pour autant qu'il retient (*Verweilt*) [fait demeurer] la terre et le ciel, les divins et les mortels. [...] Retenir, c'est faire paraître (*Verweilen ereignet*) [demeurer présent]. », affirme-t-il[172]. Le *Geviert*, comme milieu (*Mitte*) de l'être, se tient en unité — la Quadrature (*die Vierung*) –, en unicité, en simplicité (*Einfalt*) et en entr'appartenance (*zusammengehörigen*). La transpropriation expropriante propre de chacun des quatre est le « jeu de miroir » qui fait paraître et qui n'est autre que le monde (*Welt*). C'est dans « le jeu du monde », comme « anneau » (*Ring*) et « tour encerclant » (*Gering*), que la cruche se déploie en tant qu'une chose : elle joue le jeu du monde. « La chose retient le Quadriparti. La chose rassemble le monde. », dit-il[173]. Le *Geviert* est *Gering* : un jeu de déploiement circulaire dans le Là, entre ouverture et fermeture. Il est « flexible, malléable, souple, docile, facile »[174]. En lui, il y a un combat, un litige entre terre et ciel, et une rencontre entre hommes et dieux[175].

La chose est jetée ainsi dans le monde et projetée au sein du *Geviert*, tant par le *Dasein* que, plus originairement, par l'être. De soi, elle ne jette ni ne projette. Dans la conférence : « Bâtir, Habiter, Penser » (*Bauen, Wohnen, Denken*), en prenant l'exemple du pont comme chose, Heidegger décrit le rôle du *Dasein* dans le ménagement (*das Schonen*) quadruple du *Geviert*, le ménagement étant « le trait fondamental de l'habitation »[176]. Il s'agit, en tant que gardien, de sauver la terre, d'accueillir le ciel comme ciel, d'attendre les dieux en tant que tels et de conduire son propre être en assumant et en pouvant la mort comme mort. C'est ainsi qu'on habite et séjourne auprès des choses. Dans cette perspective, Heidegger déclare : « Le séjour parmi les choses, au contraire, est la seule manière dont le quadruple séjour dans le Quadriparti s'accomplisse chaque fois en mode d'Unité. L'habitation ménage le Quadriparti, en conduisant son être dans les choses. »[177]. Il existe

qui est conflit et bonheur [...] ; 6. une vérité thanatique et aléthique — ouverture et fermeture dont le nom est ‹secret›. ».

172. *LCH / EC*, p. 205.

173. *LCH / EC*, p. 215.

174. *Ibid.*

175. *Cf. BP* § 8, p. 45-47 ; 9, p. 47 ; 190, p. 355-356.

176. « Ménager » signifie doublement : 1. En négatif : ne rien faire à ce qui est épargné. 2. En positif : laisser quelque chose en son être, la ramener en son être, la mettre en sécurité et l'entourer d'une protection, *in BHP / EC*, p. 175-176.

177. *BHP / EC*, p. 179.

alors deux conditions pour que les choses soient choses : protection et soin de celles qui croissent et édification de celles qui ne croissent pas.

Le *Geviert* institue le monde et permet à l'*Ereignis* de se produire. Il constitue le milieu du jet, non comme extérieur à lui, mais en en faisant partie d'une manière intrinsèque, constitutive et originaire. Et il fait cela au tout proche, dans la chose même. Heidegger arrive, dans cette phénoménologie du geste de versement de la cruche et du bâtir un pont, aux frontières du sacré (*Heilige*), du mystère et de l'énigme, tout exposé à la trace du divin[178].

Se posent alors des questions telles que : Le monde de la santé est-il dépendant d'un *Geviert* sanitaire ? Le geste de soin n'est-il pas le déploiement d'un mouvement qui le dépasse ? Que se passe-t-il, par exemple, dans l'événement de soin le plus banal : la mise de sérum pour veine ouverte ? Comment la terre, le ciel, les mortels et les divins y viennent-ils ? Autrement dit : dans cet infiniment petit, comment se déploie l'infiniment grand ? Quels apports pourrait induire l'insertion d'une philosophie de la santé dans un contexte plus ample ?

Gestell : le jet technicisé

Le *Gestell* (dispositif, arraisonnement, con-sommation[179] ; en anglais : *enframing / framework*[180]) est « *cette* institution et constitution en laquelle se déploie *l'œuvre* dans la mesure où elle se fait venir et s'installe. »[181]. Il est donc, dans l'art et la technique (τέχνη), en tant que rassemblement, un tout structurel où l'*Ereignis* peut se déployer.

Heidegger arrive à forger cette constellation, ce rassemblant, comme « essence (*Wesen*) de la technique », à partir de la phénoménologie d'une

178. *Cf.* F. DARWICHE, « Le divin (*Göttliche*) au cœur du quadriparti (*Geviert*) », *op. cit.*, p. 328-329.

179. *Cf.* F. NEYRAT, « Heidegger et l'ontologie de la consommation », *in Rue Descartes*, n° 49, 2005, tome 3, p. 8-9. Michel Haar traduit *Gestell* par con-sommation. La con-sommation possède un triple sens : économique (usage : satisfaire des besoins), consumation (destruction), ontologique (somme : rassemblement et accomplissement final de toutes les possibilités de l'être).

180. *Cf.* A. BORGMANN, « Technology », *in* H.L. DREYFUS — M.A. WRATHALL (ed.), *A Companion to Heidegger*, *op. cit.*, p. 429.

181. *OŒA / CMN*, p. 50. Heidegger, dans un supplément, précise qu'il faut entendre *Gestell* à partir du « rassemblement de la production (*Her-vor-bringen*), du laisser arriver au relief d'une présence dans le tracé comme contour (πέρας) », et non pas à partir d'appareil et d'appareillage. La constitution (*Fest-stellen*) est le fait d'entourer de limite (πέρας) comme un laisser-advenir, un laisser-s'étendre-devant (*Vorliegenlassen*) (p. 66-67).

coupe d'argent, dans sa conférence : « La question de la technique »[182]. Il essaie de trouver un fondement à la doctrine des quatre causes d'Aristote, contre une conception instrumentale et anthropologique de la technique qui est en rapport avec la fabrication, comme à la fois « un moyen pour des fins » et « une activité de l'homme ». L'essence de la causalité réside dans l'acte de faire-venir (*V*^er^*-an-lassen*) en tant que ποίησις (*poiesis*) et pro-duction (*Hervor-bringen*). Il s'agit d'un dévoilement (*Entbergen*), d'une *Aletheia*. La technique est ainsi un mode de dévoilement. Heidegger présente le *Gestell* comme une tête de Janus, à l'intérieur du tournant et de la circularité[183]. Il peut se dévoiler et s'accomplir en *Ereignis* selon le mode que prend son destin (*cf.* tableau 4).

Tout structurel	*Ereignis*	*Gestell*
Essence	Essence de la technique originelle	Essence de la technique moderne
Mode	Mode pro-ducteur	Mode pro-vocant
Comportement	Pro-duction (*Hervor-bringen*)	Pro-vocation (*Heraus-forden*)
Envoi du destin (*Geschick*) Mode de dévoilement	Salut	Danger [Péril] (*Gefahr*)
Homme	Gardien	Fonds

Tableau 4 : *Gestell* et *Ereignis*

Pro-voquer est positionner (*Stellen*) [interpellation], requérir (*Stellt*) et ordonner (*Bestellen*) [culture]. La culture requiert la nature, dans le sens de pouvoir libérer une énergie à extraire, à accumuler, à transformer, à répartir et à commettre. Ce qui est commis est dévoilé comme fonds (*Bestand*) [ressource] à utiliser et non pas à regarder tel un objet (*Gegenstand*). Heidegger insinue que l'homme peut faire partie de ce fonds :

> « C'est seulement pour autant que, de son côté, l'homme est déjà pro-voqué à libérer les énergies naturelles que ce dévoilement qui commet peut avoir lieu. Lorsque l'homme y est pro-voqué, y est commis, alors l'homme

182. *Cf.* QT / EC, p. 9-48.
183. *Cf.* LT / QIV, p. 146-147. Dans la conférence : « Le tournant » (*die Kehre*), Heidegger développe aussi le thème du *Gestell*, en montrant ainsi sa nature tournante et circulaire.

> ne fait-il pas aussi partie du fonds, et d'une manière encore plus originelle que la nature ? La façon dont on parle couramment de matériel humain, de l'effectif des malades d'une clinique, le laisserait penser. »[184].

Le *Gestell* pro-voque l'homme, en le rassemblant, à manifester, dans le mode du commettre, le réel en tant que fonds[185]. Mais le destin du *Gestell*, comme mode de dévoilement, est « *le* danger ». Il est l'« oubli total du Quadriparti »[186]. Le plus périlleux est l'oubli du péril[187]. D'une part, il menace l'homme dans son rapport à lui-même et à tout ce qui est : l'homme comme seulement commettant du fonds, donc fonds. D'autre part, il occulte le dévoilement comme tel. Mais du sein du *Gestell* peut advenir l'*Ereignis* qui le métamorphose[188], et cela quand l'homme joue son rôle propre de gardien de l'être[189]. Heidegger en vient à cette conclusion de teneur pascale, en citant un verset de Hölderlin : « *Mais, là où il y a danger, là aussi croît ce qui sauve.* »[190].

Qu'en est-il du *Gestell* sanitaire dans un monde contemporain de la santé, industrialisé, technicisé, globalisé, économicisé et ayant tendance à l'objectivité et à l'efficacité immédiate ? Comment transfigurer la consommation de soin ? Comment ce *Gestell* est-il à la fois un danger et un salut pour les agents de soin, pour le malade et pour son environnement ? La dignité de la personne humaine ne court-elle pas le péril de l'oubli de l'essence de l'homme ? Les soignants et les soignés sont-ils des gardiens ou des techniciens et des fonds de la constellation de la santé ?

Le jet comme « espace-de-jeu-du-temps »

Heidegger affirme : « La vérité, et avec elle la pleine essence du fondement, se déploie jointivement en temps-et-espace. Mais là, temps et espace sont conçus originalement à partir de la vérité, et référés essentiellement à la fondamentation [...] où *espace et temps* parviennent à leur plein et entier

184. *QT / EC*, p. 24.
185. Le *Gestell* (dispositif) est le *Gebirge* (rassemblement) de la *Stellen* (position). La *Stellen* du *Gestell* désigne : pro-voquer / interpeler (*Stellen*) ; placer debout devant / fabriquer (*Her-stellen*) ; mettre sous les yeux / exposer (*Dar-stellen*) : faire apparaître dans la non-occultation (*cf. QT / EC*, p. 27-28).
186. *Cf. LT / QIV*, p. 147.
187. *Cf. LT / QIV*, p. 142.148. Il « traque d'oubli la garde de l'être en sa vérité ».
188. *Cf. LT / QIV*, p. 143 ; *PI / QI*, p. 272.
189. *Cf. LT / QIV*, p. 149.
190. *QT / EC*, p. 38. *Cf. PA / CMN*, p. 303.

concept. »[191]. Pour cela, il prend comme point de départ la présence de l'étant pour pouvoir arriver à l'unité originelle du temps et de l'espace. Dans l'horizon de la question directrice de la métaphysique, l'étant (*Seiende*) est déterminé quant à son étantité (*Seiendheit*) à titre d'*idea* (le visage qu'il fait) comme « entrée en présence constante » (*beständige Anwesenheit*)[192]. Les deux modes d'être de l'étant : 1. τί έστίν, *essentia*, *quid* : « constitution » comme détermination du ce que c'est (le quoi). 2. οτί έστίν, *existentia*, *quod* : « guise » comme détermination du fait que ce soit et de la manière dont c'est (le comment). Heidegger essaie de refonder cette différenciation en la ramenant à la question fondamentale et au déploiement de l'essence de l'être. Il s'agit d'une détermination temporo-spatiale de l'*idea*, et ainsi de l'« entrée en présence constante ». Il décrit un jeu circulaire entre l'espacement de temporation (*Zeitigendes Räumen*) et la temporation qui espace (*räumende Zeitigung*)[193], « comme zone la plus proche du jointoiement »[194], c'est-à-dire de l'articulation de l'ensemble des touts structurels de l'être. La temporation est le déploiement de l'essence du temps et l'espacement est le déploiement de l'essence de l'espace (*cf.* tableau 5).

L'unité (*Einheit*) entre l'espace et le temps fonde une unité plus originaire du *quid* et du *quod*[195]. Il y a une entr'appartenance entre les deux dans l'*Ereignis*[196]. Le temps, comme temporation, est une échappée (*Entrückung*), qui est ekstatique, en tant qu'ouverture ouvrante (*Eröffnung*). Il est emplaçant (*Einräumend*) et crée de l'espace sous forme d'espacement ou de faire espace. L'espace ne cesse de combler et de donner espace au temps. La contemporanéité (*Gleichzeitigkeit*) des deux, temps et espace, se réalise dans le *Dasein* comme entre-deux[197]. Le *Dasein*, fondé comme site instantané de la décision et comme lieu en éclair du litige, fonde, par le saut, le temps-espace comme hors-fond[198].

191. *BP* § 188, p. 352-353.
192. *Cf.* *EL* § 7-10, p. 58-113 : l'*ousia*, sous toutes ses formes à travers la philosophie occidentale, est une présence constante.
193. *Cf.* *BP* § 98, p. 222-224 ; 149, p. 309-311 ; 150, p. 311-312.
194. *BP* § 139, p. 299.
195. *Cf.* *BP* § 167, p. 331.
196. *Cf.* *BP* § 5, p. 28 ; 95, p. 219 ; 98, p. 223 ; 240, p. 428 ; 241, p. 429-431.
197. *Cf.* *BP* § 112, p. 255.
198. *Cf.* *BP* § 5, p. 27.33 ; 9, p. 47 ; 45, p. 124 ; 72, p. 168 ; 120, p. 271 ; 191, p. 356 ; 200, p. 370.

	Temporation / Temps (*Zeit*)	Espacement / Espace (*Räum*)
Entrée en présence (*Anwesenheit*)	Moment présent (*Gegenwart*) Rassemblement (*Sammlung*) de ce qui vient se mettre en lumière de l'étant, c'est-à-dire de l'endurance des ekstases défigurées et oubliées, face à l'absence de temps (*Zeit-losigkeit*) qui vient frapper l'étant. Le quoi (*quid*)	Espacement (*Räumung*) Ouvrir l'espace Espacer (*Raum geben*) : donner espace à l'étant qui y est relégué pour y être constamment. Le comment (*quod*)
Constance (*Beständigkeit*)	Endurance (*Ausdauer*) de l'échappée qui emporte en avoir-été et en avenir. Continuation (*Andauer*) [La durée (*Dauer*) : comme simple persistance est suite de l'endurance] Le comment (*quod*)	Espacement (*Räumung*) Combler l'espace Ce qui ne cesse de remplir (*Ausfüllende*) Ce qui établit une consistance (*Bestandausmachende*) Le quoi (*quid*)

Tableau 5 : Temporation et espacement

La circularité temporation / espacement est structurée par une autre circularité : échappée [déportation, transport] (*Entrückung*) / captivation (*Berückung*)[199]. Les deux modalités marquent la dynamique unique du jet de l'être et indiquent des mouvements opposés. L'échappée, en rapport avec la temporation, cible une dispersion et opère un rassemblement (*Sammlung*) sur l'« entretien qui tient de partout autour » (halte ambiante) (*Umhalt*). La captivation, en rapport avec l'espacement, cible une aliénation et opère l'entretien du rassemblement. Le rassemblement met le temps en hors-fond (*Ab-grund*) par l'échappée et l'entretien met l'espace en hors-fond par la captivation. Cette réciprocité adverse, où temps et espace sont tournés l'un vers l'autre, tout en étant séparés, est circulaire.

Cette circularité du temps-espace (*Zeit-Raum*) est le hors-fond du jet qui est déploiement de l'être (ou de la vérité de l'être) comme fond

199. *Cf.* BP § 120, p. 271 ; 139, p. 298 ; 146, p. 307 ; 242, p. 431-442.

(*Grund*). Elle se fonde donc sur une autre circularité fond / hors-fond qui ne cesse de se déployer au sein de l'*Ereignis*. Le hors-fond, en tant que déploiement du fond, est une « unité originale et unissante » (*ursprüngliche einigende Einheit*) de l'espace et du temps.

Au sein de cette unité, la primauté reste au temps, bien que Heidegger essaye de dépasser la position transcendantale d'un espace du temps[200]. Il ne cesse de mentionner deux expressions : « Espace-de-jeu-du-temps » (*Zeit-Spiel-Raumes*)[201] et « temps-espace » (*Zeit-Raum*)[202]. Il fait allusion même au « temps, comme espace-et-temps »[203]. L'échappée semble posséder une primauté de rassemblement et la captivation une primauté d'entretien de ce rassemblement : comme si l'espace entretient le temps. Heidegger précise en ce sens :

> « Tous les commencements sont en soi ce qui est indépassablement achevé. Ils se soustraient à l'enquête historisante [...] parce qu'ils sont, plus grandes que l'éternité, les secousses du temps (*die Stöße der Zeit*), qui donnent à l'être l'espace d'ouverture où il se met à couvert. Se fonder cet espace-et-temps, voilà ce que demande *être* le là. »[204].

La temporalité ekstatico-horizontale du *Dasein* trouve ici son fondement dans l'*Ereignis*, dans la temporation-espacement de l'être lui-même qui se déploie. Heidegger montre que le temps, dans *Être et temps*, indique le déploiement de l'être et il est l'écho de l'*Ereignis*[205]. Il est le nom de la vérité de l'être[206] et son « espace de jeu “ekstatique” »[207].

Dans *Temps et être*[208], Heidegger montre comment l'être est lui-même temporal. À partir du « Il y a » ou « cela donne » (*Es gibt*), tiré de la phrase de Parménide : « Il est à vrai dire être », il analyse à la fois le sujet (il, cela, *Es*) et le verbe (y a, donne, *gibt*), en reliant le « Il » au « temps » et le verbe à « être ». L'unité des deux se résume par le « laisser-se-déployer-dans-la-présence » (*Anwesenlassen*), comme libération du retrait. La présence

200. *Cf.* F. Dastur, « Heidegger : espace, lieu, habitation », *in Les Temps Modernes*, n° 650, 2008, tome 4, p. 150-151.
201. *BP* § 123, p. 275 ; 125, p. 279 ; 126, p. 280 ; 127, p. 281 ; 205, p. 376.
202. *BP* § 139, p. 298 ; 187, p. 351 ; 188, p. 352 ; 190, p. 356 ; 191, p. 356 ; 200, p. 370 ; 206, p. 376 ; 221, p. 395 ; § 238-242.
203. *BP* § 12, p. 51.
204. *BP* § 5, p. 32.
205. *Cf. BP* § 34, p. 97.
206. *Cf. BP* § 91, p. 212.
207. *BP* § 125, p. 278.
208. *Cf. TE / QIV*, p. 9-51.

(*Anwesenheit*) comme παρουσία (*parousia*) signifie déploiement, avancée, approche, venue. L'être (*Anwesen*) est ainsi dynamique. L'avancée du déploiement de l'être vers l'homme en tant que présence (*Gegenwart*) est un venir séjourner à sa rencontre[209]. La donation de la présence est à la fois donation du temps et de l'être. Le « il / cela » (comme donner, donation) fonde le don. Il se montre en tant qu'un destiner et un porriger. Le temps est une porrection (*Reichen*) d'être — mode de la donation — qui est éclaircissante, approchante, hébergeante, entre-prenante et pro-spatiale. L'*Ereignis* est le « et » de *Temps et être*, en tant qu'il est le « il / cela » du « y a / donne ». Cette co-appartenance fonde leur circularité. Par ailleurs, Heidegger affirme qu'il faudrait rapporter l'espace à l'*Ereignis* et que « la tentative de ramener la spatialité du *Dasein* à la temporalité », dans *Être et temps* (*SZ* § 70), n'est pas tenable[210] puisque le point de départ n'est plus le *Dasein* mais leur origine commune : l'*Ereignis*.

Dans la conférence : « Bâtir, habiter, penser », Heidegger précise : « La façon dont tu es et dont je suis, la manière dont nous autres hommes *sommes* sur terre est le *buan*, l'habitation. Être homme veut dire : être sur terre comme mortel, c'est-à-dire : habiter. »[211]. Il relie, étymologiquement, « je suis » (*ich bin*) à « j'habite » (de *buan, bauen*) avec ses deux modes d'habitation : cultiver (enclore et soigner) et édifier. L'habiter fonde le bâtir[212]. L'habitation est ménagement comme mise à l'abri dans les choses et séjour parmi elles[213]. L'espace est rassemblement, tout comme le temps. La chose (comme le pont) est rassemblement en tant que lieu (site) (*Ort*) qui accorde un emplacement, un espace ménagé pour le *Geviert* (admission et installation) à partir duquel sont déterminées les places[214]. Le rapport de l'homme à un lieu et, à travers lui, à l'espace réside dans l'habitation, et

209. *Cf.* *TE* / *QIV*, p. 29.
210. *Cf.* *SZ* § 70, p. 278-280 : « Il faut que la spatialité spécifique du *Dasein*, elle aussi, se fonde dans la temporalité. [...] *C'est seulement sur la base de la temporalité ekstatico-horizontale qu'est possible l'irruption du* Dasein *dans l'espace.* »
211. *BHP* / *EC*, p. 173.
212. *Cf.* *BHP* / *EC*, p. 175.191-192. *Cf.* aussi *SZ* § 12, p. 63 : Le au (*in*) de « être-au-monde » (*In-der-Welt-sein*) ne signifie pas « dans » mais vient de *innan* où *in* : habiter, avoir séjour, et *an* : familier. Le *ich bin* (je suis) signifie : j'habite auprès du monde tel qu'il m'est familier. *Sein* (être) serait : habiter auprès de, être familier de.
213. *Cf.* *BHP* / *EC*, p. 178-179.
214. *Cf.* *BHP* / *EC*, p. 181-183.188. Heidegger précise : « Le lieu ouvre à chaque fois une contrée, en ce qu'il rassemble les choses sur leur co-appartenance au sein de la contrée. », *in AE* / *QIV*, p. 102-103.

donc dans l'être[215]. La spatialité du *Dasein*, comme être spatial éloignant-orientant qui, par l'aménagement, laisse-faire-encontre de l'étant intra-mondain dans sa contrée et par une préoccupation circon-specte[216], est fondée originairement en tant qu'habitation de l'être lui-même. Comme être-au-monde, le *Dasein* a déjà et toujours ouvert de l'espace.

Ce déploiement spatio-temporel de l'être ouvre des pistes de réflexion sur celui de la santé et du soin. Comment s'articulent le temps et l'espace du soin ? Comment sont-ils en rapport avec la vérité de la santé ? Que peut-il apporter le concept d'habitation à une philosophie de la santé ? Comment le malade habite-t-il son espace-et-temps de la souffrance ? Comment le temps du soin fait-il espace à la santé et comment l'espace du soin lui ouvre-t-il un avenir ? L'espace et le temps sont-ils simplement des coordonnées du soin ou l'essence même de son déploiement ?

Le jet de la vérité

Heidegger remet en cause la question de la vérité comme accord ou adéquation. Il la retravaille à partir du concept grec d'*aletheia*. Elle est donc dynamique, avec simultanéité entre dévoilement et retrait. Elle se déploie dans la clairière de l'Ouvert. Elle est inclusive, d'une manière originaire, de la non-vérité. La question du rien ou du non-être est alors abordée dans cette perspective.

Le dévoilement de l'être

La vérité de l'être est un fondement clair-obscur ouvert et ouvrant, dévoilé et dévoilant au sein même du retrait. La clairière de l'Ouvert marque le chemin de son déploiement. Une telle conception phénoménologique de la vérité ne peut qu'inspirer le rapport entre santé et vérité : Être-sain est-ce être-dans-la-vérité ? La venue de la santé, la venue à soi et le faire-vérité signifient-ils la même chose ?

La *Lichtung* et l'Ouvert

Le jet de la vérité est un jet lumineux et ouvrant dans l'Ouvert (*das Offene*). On ne voit pas un rai de lumière mais ce qu'il illumine. Au sein de ce qui est illuminé et ouvert, s'ouvrent des possibilités de cheminement. Et c'est parce qu'il y a la lumière qu'on peut voir. Aussi pourrait-on imaginer une

215. *Cf.* BHP / EC, p. 188.
216. *Cf.* SZ § 22-24, p. 97-105.

clairière en forêt (*Waldlichtung*) où, dans le clair-obscur, la forêt s'ouvre à celui qui chemine. Cela n'aurait pas eu lieu sans l'octroi d'un champ libre qui libère le passage, sans que l'espace ne soit défriché, dégagé de ses branches ou de ses arbres, et ainsi libéré. Voilà deux allégories — ou plutôt la même — pour dire la *Lichtung* heideggérienne : l'une optique et l'autre écologique (forestière). Elles sont, toutes les deux, en rapport avec l'ouverture (*Offenheit*) et le cheminement par, dans et vers la vérité. Heidegger, habitué des clairières de la Forêt Noire, déclare que ἀλήθεια, *Offenheit*, *Lichtung*, « en gros : ce sont pour le même des noms divers »[217]. Il manque le mot : « Liberté », pour compléter cette série en pleine circularité herméneutique et ontologique[218]. La *Lichtung*, qui intègre la lumière, l'ouvert, la vérité et la liberté, est difficilement traduite. Elle dénote une clairière comme état lumineux et ouvert, ou une éclaircie comme acte d'illuminer et d'ouvrir, ou une allégie comme état et acte de libérer en dégageant[219]. Elle est plutôt un événement-avènement. Il existe ici deux types de primauté : d'une part, la primauté de fondation par l'Ouvert qui permet à la lumière de venir et d'illuminer[220], et d'autre part, la primauté de compréhension et de dévoilement par la lumière qui retire l'Ouvert, en part, de son occultation et nous permet de le dégager de plus en plus et d'y cheminer. Le cercle entre l'Ouvert et la lumière est ainsi marqué et entretenu par l'ombre et l'obscur qui en font partie. « La clarté joue dans l'ouvert et c'est là qu'elle lutte avec l'ombre », dit Heidegger[221]. L'allégorie de la caverne de Platon (*République* VI, 514a — 521b), qu'il a bien analysée à sa façon, en témoigne avec la notion de chemin lumineux[222]. Dans les *Contributions à la philosophie*, le philosophe de Fribourg ne cesse d'adjoindre au mot *Lichtung*, qui est dévoilement (*Entbergung*), la notion de mise à l'abri ou à couvert (*Bergung* et *Verbergung*) qui en est pourtant intrinsèque, d'une manière

217. *BP* § 209, p. 379.
218. Nous l'abordons dans le deuxième chapitre.
219. En allemand, *Lichtung* est à la fois en rapport avec les adjectifs *licht* (lumineux, clair) et *leicht* (léger). Ce dernier vient du verbe *lichten* où éclairer signifie alléger, libérer en dégageant. *Cf.* *BP* § 6, p. 37, note 1 ; 214, p. 388, note 1 ; *AL / EC*, p. 333-334.338 ; *FPhTP / QIV*, p. 126-132 ; *SeZu*, p. 43-44 ; *Cf.* M. CARON, *Heidegger. Pensée de l'être et origine de la subjectivité*, *op. cit.*, p. 1155-1166.
220. « Mais si le monde peut luire d'une certaine manière, alors il faut qu'il soit en général ouvert. » (*SZ* § 16, p. 79).
221. *FPhTP / QIV*, p. 126.
222. *Cf.* M. INWOOD, *A Heidegger Dictionary*, coll. « The Blackwell Philosopher Dictionaries », Blackwell Publishers, Massachusetts (USA), 1999, p. 238.

circulaire : *die Lichtung der Verbergung et die Lichtung des Sichverbergens*[223]. La *Lichtung* est donc l'histoire de l'être. Elle constitue un espace de jeu pour l'être et le temps où toute présence se présente : « Présence (être) appartient à la clairière du se retirer (temps). Clairière du se retirer (temps) apporte avec elle la présence (être). »[224]. « Il y a » la *Lichtung*[225].

La notion de la mise en lumière appartient déjà à la conception de la phénoménologie chez Heidegger. Il utilise un vaste champ sémantique et lexical qui en rend compte[226]. Un des passages que la méthode phénoménologique opère, en allant « aux choses mêmes », est celui, non seulement épistémologique, mais aussi herméneutique et ontologique, de la réflexion du sujet, comme retour sur soi, à la réflection du monde dans et par le *Dasein*[227]. Heidegger déclare : « Toute la pensée de la philosophie, celle qui expressément ou non répond à l'appel : *zur Sache selbst* [sur l'affaire en question ou la chose même], est dans la marche, avec sa méthode, déjà confiée à la liberté de l'Ouvert. De l'Ouvert et de sa clairière, la philosophie cependant ne sait rien. »[228]. La *Lichtung* entre ainsi dans la définition de la philosophie et de sa méthode.

Dans *Être et temps*, la lumière ne provient ni d'un au-delà (comme d'un soleil), ni du sujet lui-même (dans une visée intentionnelle projective à la manière d'une torche), ni du *Dasein* comme tel, mais de son *Da* (Là), donc des choses mêmes qui se montrent et s'illuminent. Si Heidegger affirme que le *Dasein* est lui-même la *Lichtung* et son ouverture, c'est en tant « qu'il est son Là »[229]. Et il n'est son Là que comme souci, comme être-éclairci (*Gelichtetheit*)[230] constitué par la temporalité ekstatico-ho-

223. *Cf.* BP § 226, p. 400-402 ; 36, p. 102 ; 120, p. 271-272 ; 130, p. 284 ; 131, p. 286 ; 146, p. 307 ; 205, p. 376 ; 206, p. 377 ; 250, p. 455. *Cf.* aussi ailleurs, comme par exemple : LR / QIV, p. 187.
224. LR / QIV, p. 187.
225. *Cf.* FPhTP / QIV, p. 139.
226. Phénomène (de φῶς), vue (*Sicht*), compréhension (*Umsicht*), pré-vision (*Vorsicht*), translucidité (*Durchsichtigkeit*), opacité [On] (*Undurchsichtigkeit*), égard (*Rücksicht*), indulgence (*Nachsicht*), être-éclairci (*Gelichteheit*), faire voir (ἀπόφανσις), clarification (*klärung*), mettre en lumière (*Aufweisen*), mettre au jour (*aufhellen*), mise à découvert (*Aufdekung*), éclaircissement (*aufklären*), mise en évidence (*aufzeigung*), etc. On remarque que le préfixe *auf* signifie mise à jour.
227. *Cf.* SZ § 5, p. 33.
228. FPhTP / QIV, p. 129.
229. *Cf.* SZ § 28, p. 119 ; 36, p. 145.
230. *Cf.* SZ § 69, p. 267-268.

rizontale[231]. Et il ajoute, à la fin d'*Être et temps*, en laissant la question ouverte : « Il faut qu'une guise de temporalisation originaire de la temporalité ekstatique possibilise elle-même le projet ekstatique de l'être en général. »[232]. Ainsi la *Lichtung* provient-elle d'une source plus originaire que les écrits ultérieurs explicitent.

Heidegger affirme : « Le Voir ne se détermine pas à partir de l'œil mais à partir de la *Lichtung* de l'être. »[233]. L'homme ne fait que se tenir dans la *Lichtung* de l'être[234], qui ne cesse de venir — en clair-obscur — dans le langage[235] et qui est le monde[236] (donc le Là). La *Lichtung* provient encore de plus loin : de l'Un — telle la Φάσις de Parménide et le Λόγος d'Héraclite[237]. L'être est lumière[238]. Ainsi la *Lichtung* du *Dasein*, du monde, du Là est-elle fondée originairement dans celle de l'être. Et celle-ci n'est déployée qu'au sein de l'entente de l'être par le *Dasein* comme être-au-monde. Au sein même de la *Lichtung*, il y a ainsi une circularité. Deux circularités interdépendantes ont émergé jusqu'à maintenant : d'une part : Ouvert / *Lichtung*, et d'autre part : *Lichtung* de l'être / *Lichtung* du *Dasein*, avec une primauté de fondation pour le premier terme des couples et primauté de dévoilement et de compréhension pour le second terme. Il reste à voir les circularités au sein de l'Ouvert.

Dans *Être et temps*, il s'agit d'une ouverture originaire du Là et du *Dasein* comme souci et comme être-au-monde avec ses modes d'être multiples de l'ouverture (les existentiaux)[239]. Heidegger différencie entre ouverture originaire et quotidienne, authentique et inauthentique. Ce qui fonde cette ouverture, comme ouverture ekstatique et historique, est la temporalité ekstatico-horizontale[240]. « Le monde est à chaque fois et déjà préalablement

231. *Cf.* SZ § 79, p. 305.
232. SZ § 83, p. 325.
233. *PA /CMN*, p. 284.
234. *Cf.* *LH*, p. 57.
235. *Cf.* *LH*, p. 65.165.
236. *Cf.* *LH*, p. 65.
237. *Cf.* *Mo* / *EC*, p. 299.
238. *Cf.* A. Dondeyne, « La différence ontologique chez M. Heidegger », *op. cit.*, p. 286.
239. *Cf.* SZ § 4, p. 31 ; 12, p. 66 ; 29, p. 121 ; 34, p. 138.143 ; 38, p. 148.151 ; 44, p. 176 ; etc. L'être-à (l'affection, le comprendre, le parler, la déchéance), l'être soi-même, l'être-avec et le souci dans ses moments structurels (existence, facticité, déchéance) sont des modes d'ouverture.
240. *Cf.* SZ § 68, p. 258s ; 74, p. 291 ; 76, p. 295.298 ; 79, p. 305.307 ; 80, p. 308.

ouvert »[241] et « découvert »[242]. Ces deux derniers mots qui parcourent le livre : ouverture (*Erschlossenheit*) et découverte (*Entdecktheit*), s'interprètent mutuellement. Mais la découverte de l'étant intramondain qui n'est pas à la mesure du *Dasein* est fondée dans l'ouverture du monde[243] et du *Dasein*[244]. En somme, qu'est-ce qui est ouvert ? Le Là, le monde, l'être-le-là (le *Dasein*), l'étant (en tant que découvert). Qui ouvre ? Le *Dasein* en tant qu'il découvre l'étant par sa compréhension et sa résolution à travers l'appel de la conscience[245]. On passe de l'ouvert (le Là) à l'ouvrant (le *Dasein* en son Là) comme être-découvrant l'étant, qui est déjà ouvert (comme être-découvert)[246]. Mais qu'est-ce qui fonde l'ouverture du Là ? Heidegger ne s'abstient pas d'y faire déjà allusion : « Dans l'être-projeté de son être [du *Dasein*] vers le en-vue-de-quoi et, indissociablement, vers la significativité (monde), est incluse une ouverture de l'être en général. »[247].

Dans les *Contributions à la philosophie*, Heidegger va plus loin. L'ouverture (*Offenheit*)[248] est : 1. Une unité unissante (*Einige*). 2. Une tonalité (*Stimmung*) (en plus du percevoir et du connaître). 3. Un événement (*Geschehnis*) et non un état (*Zustand*). 4. L'Ouvert comme ayant été ouvert et s'ouvrant : « *ce qui entoure, embrasse, contient*, autrement dit : le *dés-enfermement.* »[249]. 4. Un espace libre (*Freie*) — contre l'étant — de « la hardiesse de créer ». 5. Une exposition sans couverture (*Ungeschützte*) — par l'étant — de « l'endurance d'être-jeté ». 6. « Le là (*Da*) en tant que venu à soi en l'avenance (*er-eignet im Ereignis*) ». 7. L'« espace de jeu du temps de la complète confusion (*Wirrnis*) et des signes envoyés (*Winke*) ». 8. « Tout ce qui appartient à l'estre »[250]. 9. Le projet qu'endure, éprouve et projette le *Dasein*, dans lequel, avec risque, il entre en sautant, en se jetant et en se libérant, et cela par son entente de

241. *SZ* § 16, p. 79.
242. *SZ* § 13, p. 68.69.
243. *Cf.* *SZ* § 44, p. 176.
244. *Cf.* *SZ* § 44, p. 181 ; 52, p. 204.
245. *Cf.* *SZ* § 18, p. 85-86 ; 54, p. 213 ; 60, p. 233.
246. *Cf.* *SZ* § 44.
247. *SZ* § 31, p. 129-130.
248. On remarque que le terme « *Erschlossenheit* » qui, relié au *Dasein*, disait l'ouverture dans *Être et temps*, n'est plus utilisé dans les *Contributions à la philosophie* : quelquefois fermeture (*verschlossenheit*) ou fermer (*verschlossen*), et une seule fois : *erschlossen* (dans le contexte de la préparation comme ouvrir un chemin : *cf.* *BP* § 42, p. 111).
249. *BP* § 205, p. 376.
250. *BP* § 209, p. 380-381.

l'être et par sa résolution[251]. 10. Le lieu de la transition[252]. 11. L'Ouvert où l'être « se met soi-même à tressaillir »[253]. 12. Le temps éprouvé comme temporation (*Zeitigung*), donc échappée (*Entrückung*), et ainsi comme ouverture ouvrante (*Eröffnung*)[254]. 13. Le milieu en creux qui, comme *Ereignis*, a le pouvoir d'enclore en entourant de bords et de parois[255].

L'Ouvert peut être approché par des métaphores de déploiement et de dévoilement telles une fleur qui s'ouvre (déclosion / éclosion) ou un fleuve qui ouvre son lit (frayer un chemin en cheminant). La fermeture est une possibilité de l'ouverture : « C'est à la *facticité* du *Dasein* qu'appartiennent la fermeture et le recouvrement. [...] c'est seulement dans la mesure où le *Dasein* est ouvert qu'il est également fermé. »[256]. La fermeture est « la *privation* d'une ouverture »[257], un non accueil de l'avancée du déploiement[258] — de l'*Ereignis*, un non laisser-être. Tout est ouvert : l'être, le monde, le Là, le *Dasein*, l'étant. Mais tout n'est pas ouvrant : seul l'être, originairement, et le *Dasein* en son être le Là. Le cercle d'ouverture entre être et *Dasein* se meut encore entre deux primautés : de fondation et de compréhension (dévoilement). Pour le *Dasein*, M. Caron affirme : « La *Kehre* effectue le passage du soi comme *ouverture à l'être* [dévoilement] au soi comme *ouverture de l'être* [fondation]. »[259]. Aussi la circularité herméneutique, fondée dans l'ouverture du comprendre, est-elle ouverte dans l'Ouvert.

Le jet, comme projet-jeté, de l'être et du *Dasein* est ainsi un jet d'ouverture, ouvrant en tant qu'ouvert dans l'Ouvert, un jet de lumière, éclaircissant en tant qu'éclairci dans la *Lichtung*. Entre l'être et l'être-le-là (*Dasein*), demeure le Là (le monde) qui lie et sépare, où il y a la con-frontation dans la clairière. Cheminer dans la clairière : cheminer est la clairière.

Dans cette perspective, quels seraient les indices d'une *Lichtung* sanitaire ? Comment la santé ouvre-t-elle et est-elle ouverte ? Qui est celui qui ouvre une clairière — déjà ouverte — dans le domaine de la santé : le soignant, le soigné ou la santé elle-même ? Qu'en est-il de l'ouverture

251. *Cf.* BP § 6, p. 39 ; 55, p. 143 ; 118, p. 265 ; 122, p. 274 ; 171, p. 337 ; 177, p. 345 ; 180, p. 347 ; 183, p. 348 ; 190, p. 355 ; 214, p. 515 ; *cf.* aussi *TE / QIV*, p. 19.
252. *Cf.* BP § 1, p. 17.
253. BP § 123, p. 275.
254. *Cf.* BP § 98, p. 222.
255. *Cf.* BP § 214, p. 387.
256. SZ § 44, p. 179.
257. *Cf.* SZ § 40, p. 154.
258. *Cf.* TE / QIV, p. 29.
259. M. Caron, *Heidegger. Pensée de l'être et origine de la subjectivité*, *op. cit.*, p. 1689.

du malade au sein de sa souffrance ? Comment est-elle éclaircissante et éclaircie ? Le soignant est-il toujours ouvert à l'Ouvert et au possible qui est là, au sein des situations de fermeture ? « Cheminer dans la clairière de l'Ouvert » : cette expression ne peut-elle pas résumer tout le déploiement du soin authentique ? Les étapes de deuil ne sont-elles pas en effet les déterminations existentielles d'un chemin d'ouverture à la vérité ?

La vérité comme dévoilement

Dans le cadre de sa critique de la métaphysique, Heidegger analyse les différentes acceptions du concept de vérité[260] (*cf.* tableau 6). Il refonde ainsi l'*aletheia* grecque qui est, selon lui, interprétée d'une manière réductrice, le long de l'histoire de la philosophie. Pour lui, « la tâche demeure de *restituer l'étant à partir de la vérité de l'être.* »[261]. Il la rapporte à l'*Ereignis* en tant que dévoilement, en y intégrant la non-vérité, c'est-à-dire la mise à l'abri, le retrait et l'errance. Pour cela, l'*a-letheia* (ἀ-λήθεια) appartient à la *Lichtung*, la clairière de l'Ouvert[262]. Le « α (*a*) » privatif est dynamique : il ne cesse de s'effectuer et de rebondir par rapport à λήθη (*letheia* : retrait, occultation)[263]. Dans la clairière, se répand déjà et toujours le clair-obscur. L'être demeure un mystère.

<table>
<tr><td>Concept
métaphysique
logique</td><td>Concept phénoménolo-
gique ontologique</td><td>Concept phénoménolo-
gique
sigétique</td></tr>
<tr><td>Étant
(être de l'étant)</td><td>Dasein
(être de l'étant)</td><td>Ereignis
(être lui-même)</td></tr>
<tr><td rowspan="2">Vérité-adéquation
Vérité propositionnelle</td><td colspan="2">Vérité-phénomène</td></tr>
<tr><td>Vérité-découverte</td><td>Vérité-dévoilement
Aletheia</td></tr>
<tr><td>Vrai / Faux</td><td>Découvert / Recouvert</td><td>Dévoilement / Abritement</td></tr>
</table>

260. *Cf.* surtout : *SZ* § 44, p. 173-185 ; *EV / QI*, p. 159-194 ; *BP* § 204-237, p. 374-421 ; *OŒA / CMN*, p. 38-44. *Cf.* M.A. Wrathall, « Unconcealment », *in* H.L. Dreyfus — M.A. Wrathall (ed.), *A Companion to Heidegger*, *op. cit.*, p. 337-357.

261. *BP* § 4, p. 25.

262. *Cf.* *FPhTP / QIV*, p. 132.

263. *Cf.* *FPhTP / QIV*, p. 136.

ομοίωσις (*homoiosis*)	Essence de la vérité Mise en lumière Ouverture du *Dasein* (Là)	Vérité de l'essence *Lichtung* L'Ouvert de l'être
Hors-retrait (*Unverborgenheit*) Accord (*Übereinstimmung*) Justesse (*Richtigkeit*) Représentation (*Vorstellen*) Certitude (*Gewißheit*) Objectivité	Découverte (*Entdecktheit*) Ouverture (*Erschlossenheit*)	Dévoilement (*Entbergung*) Mise à l'abri (*Verbergung*) Retrait (*Ent-zug / Verborgenheit*) Ouverture (*Offenheit*)
	Être et temps	*Contributions à la philosophie*

Tableau 6 : La question de la vérité

Dans ce tableau, il ne s'agit pas de rendre compte d'une évolution strictement chronologique de la conception heideggérienne de la vérité, mais de nuancer une emphase, de plus en plus avancée, qui concerne le dévoilement comme avènement, donc le rapport de la vérité avec le temps, et surtout avec l'avenir : ce qui vient.

L'évolution du concept traditionnel de la vérité est, à maintes reprises, analysée par Heidegger. Le lieu de la vérité est l'énoncé : une proposition (ou un jugement) est vraie ou fausse. La vérité est conçue comme accord et justesse selon la formule d'Aristote : « *Veritas est adæquatio intellectus et rei* ». Le jugement — et donc la raison — s'accorde avec son objet (l'étant, la chose), c'est-à-dire la réalité de la chose énoncée : l'étant. « Le vrai est donc le réel »[264]. Cette adéquation de la chose à l'*idea* se fonde, au Moyen Âge, dans celle de l'*intellectus humanus* comme *ens creatum* (être créé), à l'*intellectus divinus*. Elle est en rapport avec l'ordre de la création. La non-vérité est un non-accord. Dans ce premier commencement, l'*aletheia* est ainsi conçue dans un non-retrait, comme une clarté (*Helle*) au sein de laquelle se tient l'étant et apparaît son visage (*Gesichtetheit des Seienden*), c'est-à-dire son étantité. Les étapes d'un tel chemin sont[265] : de

264. *EV / QI*, p. 163.
265. *Cf.* *BP* § 210-211, p. 381-383. *Cf.* aussi *FPhTP / QIV*, p. 135-136.

l'*aletheia* (comme φῶς) au ζυγόν (*zygon*) chez Platon[266], à l'ομοίωσις (*homoiosis*)[267], à la *rectitudo* (justesse de l'énoncé), à la *certitudo*, à la validité comme objectivité, au valoir axiologique. En s'éloignant ainsi de l'essence de l'*aletheia* et en entrant dans la visibilité, la manifesteté (*Offenbarkeit*) et l'accessibilité (*Zugänglichkeit*), la vérité perd son fondement. Heidegger indique : « La *justesse*, en tant qu'interprétation de l'Ouvert, devient ce sur quoi se fonde la relation sujet-objet. »[268]. De plus, la science, issue d'une telle conception, la neutralise[269].

Le concept phénoménologique ontologico-existential, développé surtout dans *Être et temps*, opère deux déplacements fondamentaux qui visent à fonder plus originairement la vérité-adéquation : 1. La vérité, comme phénomène[270], est l'ouverture du *Dasein* qui fonde la découverte de l'étant intramondain. 2. « Le *Dasein* est co-originairement dans la vérité et la non-vérité. »[271]. De cette façon, « toute mise à jour de l'être comme *transcendens* est connaissance transcendantale. *La vérité phénoménologique (ouverture de l'être) est* veritas transcendantalis. »[272]. C'est donc à la base de la différence ontologique que cette vérité existentiale est fondée. Mais Heidegger la dépasse[273] puisqu'il fonde la différence ontologique dans une unité plus originaire : la vérité de l'être.

Aussi, dans sa conférence : « De l'essence de la vérité », Heidegger, encore à mi-chemin (1930), cherche-t-il à fonder phénoménologiquement et ontologiquement la vérité-adéquation. Il effectue cela à travers la notion de comportement [attitude de retenue] (*Verhalten*) de l'homme ouvert à l'étant et le concept de liberté. L'énoncé de la représentation « doit emprunter sa conformité à l'ouverture du comportement »[274]. Cette ouverture se fonde, à son tour, dans la liberté, qui est alors comprise comme laisser-être (*Seinlassen*) l'étant en tant qu'être-dévoilé, comme ex-position et « abandon ek-sistant » à l'étant qui se donne préalablement. Ce laisser-être, qui rend présent, est la condition de possibilité de l'accord. Heidegger

266. Joug (*Joch*) : ce qui relie ensemble, *connexio*.
267. Mot traduit par : correspondance, concordance, convenance, convergence.
268. *BP* § 193, p. 362.
269. *Cf.* *BP* § 73, p. 169. *Cf.* pour plus de détails les 24 thèses sur la science : *BP* § 76, p. 172-185.
270. « Avec *Aletheia* s'éclaire le sens et la portée du principe de la phénoménologie : “Droit à la question” », *in LR / QIV*, p. 182.
271. *SZ* § 44, p. 179-180.183 ; 52, p. 204 ; 62, p. 240.
272. *SZ* § 7, p. 49.
273. *Cf.* *BP* § 110, p. 248-249.
274. *EV / QI*, p. 171.

affirme un tournant[275] entre liberté et vérité : « *L'essence de la vérité est la liberté.* »[276], et l'essence de la liberté est la vérité comme dévoilement[277]. Une telle circularité herméneutique se joue donc au sein du *Dasein*.

Dans les *Contributions à la philosophie*, Heidegger précise que la conférence précédente : « De l'essence de la vérité », est un « chemin qui n'est pas directement convaincant »[278] parce qu'il ne va pas, plus originairement, vers la vérité de l'être lui-même. Il synthétise sa pensée dans une formule circulaire : « *La vérité de l'estre est l'estre de la vérité.* »[279]. Il ajoute : « La vérité n'›est› jamais : elle déploie sa pleine essence. »[280]. La vérité se déploie (*Wesung*) et advient. L'*Ereignis* est la vérité de l'être[281]. L'identification entre être, vérité et *Ereignis* montre que la vérité de l'être n'est ni une vérité sur l'être, ni l'être vrai mais l'essence de l'être[282]. Elle ne se dévoile que dans la clairière de l'Ouvert. Donc tout comme l'*Ereignis*, elle est en circularité avec le *Dasein* comme projet-jeté qui saute. Le dévoilement de vérité de l'être et ainsi le déploiement de l'être lui-même dépendent du *Dasein*[283]. Celui-ci est le gardien de la vérité de l'être[284].

Le dévoilement de l'être dans « la présence des choses présentes » retrouve le fondement de la différence ontologique et son identité originaire. Pour l'exprimer, Heidegger utilise l'allégorie du pli (*Zwiefalt*) qui symbolise la différence entre l'être et l'étant[285]. Il affirme : « Dans le dépliement (*Entfaltende*) du Pli règne ainsi le dévoilement. Les Grecs le nomment *Aletheia.* »[286]. Le dépliement mène à la vérité de l'être. Celle-ci est l'œuvre d'une dispensation ou d'un octroi (*Schickung*) de la présence, comme envoi destinal de l'être (*Geschick*). La circularité entre pli et dépliement est corollaire à celle entre différence et identité et, par suite, à celle entre retrait et dévoilement.

275. *Cf.* EV / QI, p. 174.
276. EV / QI, p. 173.
277. *Cf.* aussi EL § 30, p. 276-278.
278. BP § 214, p. 389.
279. BP § 44, p. 121.
280. BP § 217, p. 391.
281. *Cf.* BP § 8, p. 45 ; 137, p. 296.
282. *Cf.* BP § 44, p. 118-119.
283. *Cf.* BP § 140, p. 299 ; 119, p. 268 ; 122, p. 274 ; 168, p. 355.
284. BP § 5, p. 31 ; 125, p. 278 ; 171, p. 337. Heidegger approche le mot *Wahrheit* de *Wahr* (garde). La vérité est conçue alors comme sauvegarde (*Wahrnis*) de l'être, ce qui correspond à l'office du berger de l'être. *Cf.* PA / CMN, p. 284.
285. *Cf. Mo* / EC, p. 279-310.
286. *Mo* / EC, p. 299. À partir du *fragment* III et *VIII, 34-41*, de Parménide.

Une telle conception de la vérité est une sigétique parce que « la vérité de l'estre ne se laisse pas dire. »[287]. Il faudrait faire silence et marcher, avec « endurance créatrice »[288], le long de la clairière, la marche pesante et lente du questionnement[289], une « marche à l'abîme (*Unter-gang*) »[290] comme des « étranges étrangers »[291], « en tant que transitoires de cette transition »[292]. Dans ce silence, le fondement (*Grund*) de la vérité de l'être (le pourquoi : *Warum*) est la vérité comme fondement[293]. Une telle circularité est énigmatique. On n'a pas un terrain solide où mettre le pied. On ne peut définir la vérité que par sa part de retrait. On dit ce qu'elle n'est pas : dans ce sens, la sigétique tend à l'apophatique[294]. L'écoute prend ainsi le dessus sur la parole, la question sur l'énoncé — dans un commencement toujours renouvelé –, la retenue et le silence tranquille (*Stille*) sur l'affairement, le dépaysement (*Befremdlichkeit*) sur la familiarité. La sigétique est un laisser-être, une délaisséité (*Gelassenheit*)[295], un abandon à la

287. BP § 36, p. 102.
288. BP § 206, p. 377.
289. *Cf.* BP § 5, p. 34-35.
290. BP § 250, p. 453.
291. BP § 248, p. 451.
292. BP § 89, p. 207.
293. *Cf.* BP § 137, p. 296 ; 188, p. 352 ; 220, p. 394 ; 222, p. 395 ; 236, p. 418.
294. *Cf.* pour plus de détails sur le silence dans les *Contributions à la philosophie* : M. Roesner, « Logos, logique et "sigétique". Le dépassement du langage métaphysique entre les écritures et la gnose », *in Revue des sciences philosophiques et théologiques*, n° 91, 2007, tome 4, p. 633-649 : « La "sigétique" comme forme non-métaphysique du langage ne s'identifie pas au degré zéro du parler, elle le dépasse infiniment par le haut en montrant de façon immédiate et performative que l'être lui-même ne peut jamais devenir immédiatement accessible et palpable dans le langage. » (p. 646).
295. *Cf.* BP § 245, p. 445 ; *Se* / *QIII*, p. 161-181. Vieux mot allemand traduit par : sérénité, patience parfaitement calme, acquiescement, acquiescence, abandon, délaisséité, égalité d'âme, lâcher prise. Il est utilisé dans le cadre d'une mise en jeu de deux types de pensées : méditante et calculante, comme soubassement au jeu de la technique et de la puissance, de l'enracinement et du déracinement. Il implique une pensée méditative, une attitude du « oui » et du non dits ensemble par rapport aux choses dans leur dévoilement-retrait, surtout par rapport à la technique. Cela permet un séjour renouvelé parmi les choses. Nous choisissons de traduire *Gelassenheit* par délaisséité pour deux motifs : 1. Présence du verbe laisser dans le mot allemand *lassen*. 2. Le *heit* allemand est traduit par « éité » qui rappelle le verbe être (*essere* en latin). 3. Le préfixe *Ge* marque un rassemblement, et donc un tout : le délaisser indique un laisser-être porté au bout, visant la totalité.

sur-abondance (*Überfluß*)[296] et à la sur-mesure (*Übermaß*)[297] qui ne cessent de déborder dans la mise en abri et le retrait. Mais désormais, domine le refus qui oppose (*Verweigerung*).

La question de la vérité est un thème existentiel important en médecine : Faut-il dire la vérité ou non au malade ? Quelle vérité et comment ? La vérité de la santé est-elle seulement scientifique en rapport avec un diagnostic étiologique et un pronostic ? Est-elle un état, un événement ou un avènement ? Si c'est le dernier cas, comment son retrait constitutif peut-il conditionner la relation médecin-malade ? La vérité dite ou énoncée, qui juge d'un accord des faits avec la science expérimentale et sa statistique, n'est-elle pas réductrice ? La nouvelle conception heideggérienne de la vérité ne nous met-elle pas en attitude d'écoute plus fondamentale et ne change-t-elle pas l'identité du soignant au sens d'un passeur, d'un accompagnateur ?

Le rejet de la vérité : le rien ou la non-vérité

La question de la métaphysique, signalée par Leibniz dans ses *Principes de la nature et de la grâce* : « Pourquoi y a-t-il avant tout de l'étant et non pas bien plutôt rien ? », a développé, d'une manière statique, le rien comme absence d'étantité. La refondation de cette question par Heidegger, en tant que « question de la transition »[298], s'effectue dans la perspective du déploiement de la vérité de l'être comme dévoilement[299] qui inclut en lui, d'une façon dynamique, le rien et la non-vérité.

La non-vérité ou l'in-vérité (*Un-Wahrheit*), selon Heidegger, se déploie selon plusieurs modes interdépendants et qui s'interprètent mutuellement. Le champ lexical et sémantique heideggérien de ces modes de la négativité, c'est-à-dire du « ne pas être », est très vaste[300]. Originairement,

296. *Cf.* BP § 70, p. 165.
297. *Cf.* BP § 131, p. 286.
298. *Cf.* BP § 280, p. 577.
299. *Cf.* RFM / QI, p. 43-45. *Cf.* aussi pour le développement de cette question : QM / QI, p. 54-70 (surtout p. 67-68).
300. Modes de la négativité heideggérienne : rien (*Nichts*), ne... pas (*Nicht*), nullition (*Nichtung*), nullité (*Nichtigkeit*), dire non (*Die Verneinung*), abandonnement de l'être (*Seinsverlassenheit*), mise à l'abri (*Bergung*), recouvrement (*Verdeckung, Unentdecktheit*), obstruction (*Verschüttung*), dissimulation [défiguration] (*Verstellung*), retrait (*Entzug, Verborgenheit*), litige (*Streit*), gigantesque (*Das Riesenhafte*), libération (*Befreiung*), hors-fond (*Abgrund*), infond (*Ungrund*), inessence (*Unwesen*), être-hors-là (*Weg-sein*), opposition du refus (*Verweigerung*), dette (*Schuld*), errance

le « ne pas être » fait partie de l'être, non pas d'une manière dialectique hégélienne qui se résout et se referme par une synthèse[301], mais plutôt selon une circularité herméneutique qui reste ouverte. Heidegger affirme : « Le rien (*das Nichts*) appartient à l'être ». Le « ne pas être » est une manière d'être. La négation trouve sa source dans le ne... pas (*Nicht*)[302]. Il ajoute : « Que la déesse de la vérité qui guide *Parménide* le place à la croisée de deux chemins, celui du découvrir et celui du retirer, ne signifie rien d'autre que ceci : le *Dasein* est à chaque fois déjà dans la vérité et la non-vérité. »[303]. Le déploiement de l'être est accompagné par le déploiement du non-être : le rien nullifie [le néant néantise] (*das Nichts nichtet*)[304]. La nullition [néantisation] (*Nichtung*) est intrinsèque au déploiement-dévoilement.

Le « ne pas être » est l'autre de soi-même de l'être[305] ; il appartient à son intensité intime (*Die Innigkeit*)[306]. Le rien n'est ni un négatif, un non-étant, ni un néant, ni un but. Il y a une « entr'appartenance d'estre et rien »[307]. La circularité entre être et ne pas être (rien) fonde à son tour d'autres circularités : *Ereignis / Enteignis*[308], *Lichtung / Nichtung*, vérité / non-vérité (dévoilement / retrait), *Da-sein / Weg-sein*, décision / opposition du refus (*Verweigerung*)[309], possibilité / nécessité[310]. Il s'agit là de modes d'être de l'être et/ou du *Dasein*. Deux principes régissent ces circularités : 1. Leur naissance n'est pas due au manque mais à la sur-abondance (*Überfluß*) et à la sur-mesure (*Übermaß*) du déploiement de l'essence (*Wesung*) de l'être comme *Ereignis*, qui font naître et maintenir ouvert le litige, et ainsi l'espace de jeu où l'être ne cesse de se retirer. 2. Le non (*das Nein*) est plus originaire que le oui (*das Ja*)[311], dans un cadre de déploie-

(*Irre*), apparence (*Anschein*), être-pour-la-mort (*Sein zum Tode*), désappropriation (*Enteignis*), etc.

301. La synthèse hégélienne est abolition (*Aufhebung*) et rassemblement (*Sammlung*), alors que la circularité heideggérienne est libération (*Befreiung*) et hors-fond (*Abgrund*). *Cf.* BP § 144, p. 302-303.

302. BP § 47, p. 128 ; *cf.* BP § 56, p. 144-145 ; QM / QI, p. 54.69.

303. SZ § 44, p. 180.

304. *Cf.* QM / QI, p. 61.

305. *Cf.* BP § 146, p. 306.

306. *Cf.* BP § 142, p. 302-303.

307. BP § 129, p. 282 ; *cf.* BP § 129, p. 284 ; 145, p. 305.

308. *Cf.* TE / QIV, p. 44-46. Heidegger utilise le concept de rappropriement ou réappropriation (*Vereignung*) pour relier les deux pôles de la circularité.

309. *Cf.* BP § 228, p. 406 ; 2, p. 22 ; 123, p. 277.

310. *Cf.* BP § 160, p. 323.

311. *Cf.* BP § 90, p. 207-208 ; QM / QI, p. 62-64.

ment et de dévoilement. Concernant ce dernier point, Heidegger précise : « Le rien regorge de cette ‹puissance› d'assignation (*zuweisenden Macht*) à laquelle doit faire et que doit soutenir toute "création" (*Schaffen*) »[312] ; créer signifie faire devenir l'étant encore davantage étant et non pas le faire venir du non-être à l'être. Le rien est aussi à l'origine du pressentiment de l'être[313] et de l'angoisse du *Dasein* face à l'étrang(èr)eté, qui le révèle[314]. Le philosophe de Fribourg indique que le rien, « essentiel ébranlement (*die wesentliche Erzitterung*) » de l'être, est « *plus étant* que n'importe quel étant. »[315].

Le jet de la vérité est ainsi empreint d'un rejet comme non-vérité, comme rien[316]. Celui-ci fait partie du jet d'une manière intrinsèque et à double sens, sous la forme du retrait (la vérité ne vient pas) : 1. Rejet comme refus et résistance au jet : dans ce cas, la non-vérité ou le rien prend la figure de l'errance, du refus qui oppose (plus en rapport avec le *Dasein*). 2. Rejet comme mise à l'abri et défiguration d'où la nécessité d'un jet qui se répète sans cesse, un re-jet, un jeter de nouveau et sans cesse (plus en rapport avec la vérité elle-même)[317]. Les deux dimensions sont nuancées mais étroitement interdépendantes. Cette double dynamique est bien illustrée par Heidegger, dans son analyse du déploiement de l'espace et du temps, à travers l'échappée et la captivation. Au sein du refus hésitant (*zögernden Versagung*) de la vérité, où la vérité vient et ne vient pas, l'échappée structurante de la temporation est en rapport avec le refus et l'occultation, alors que la captivation est en rapport avec l'hésitation[318].

312. BP § 129, p. 283.
313. *Cf.* BP § 128, p. 282.
314. *Cf.* QM / QI, p. 59-62.70 ; SZ § 57, p. 218.
315. BP § 145, p. 305.
316. *Cf.* BP § 221, p. 394-395. Le litige au sein de l'*Ereignis* est structuré originairement par un balancement-contre-balancement ou contre-élan (*Gegenschwung*), être ou ne-pas être.
317. *Cf.* EV / QI, p. 182-189. La non-vérité est abordée selon deux modalités : la défiguration (p. 182-185) et l'errance (p. 186-189). En SZ § 7, p. 48, dans le cadre de la définition de la méthode phénoménologique, Heidegger montre comment, par rapport à l'étant, le recouvrement est triple : défiguration, obstruction et retrait. Il l'aborde dans le *Dasein* en tant qu'inclus dans le concept de dette. En ŒA / CMN, p. 41-42, il distingue, au sein de la *Lichtung*, retrait (dérobement) et défiguration (dissimulation). La dernière consiste dans le fait qu'un étant cache un autre étant et qu'il tombe dans l'apparence. Toutes ces nuances, nous les incluons dans le concept de la mise à l'abri.
318. *Cf.* BP § 139, p. 298 ; 242, p. 431-442.

La question de la négativité se pose par excellence dans le milieu de la maladie et de la souffrance. L'intégration du rien à l'être même ne permet-elle pas de faire sortir l'homme d'une lutte acharnée pour la vie ? Ne déplace-t-elle pas la conception de la guérison d'une victoire sur la mort à une assomption de la vie factice, avec toute son étrangeté et le rien qu'elle abrite ? Le concept de maladie pourrait trouver ainsi une nouvelle formulation. La maladie est-elle un manque de santé ou est-elle une santé qui vient en ne venant pas (retrait) ? La guérison est-elle le fait de retrouver la santé ou la santé qui vient en venant (dévoilement) ? Comment le couple maladie-guérison est-il constitutif originairement de la dynamique de la santé qui vient ?

Le retrait dans la mise à l'abri

Comme l'inessence de la vérité (la non-vérité) est originairement le mystère, il existe un domaine inexploré et inépuisable de la vérité de l'être[319]. L'homme ne cesse de se détourner de ce mystère vers ce qui est plus courant[320] : l'errance est ainsi une forme de retrait. Heidegger précise : « L'être n'*est* pas. De l'être Il y a, en tant que libération (hors du retrait) d'un déploiement en présence. »[321]. Il ajoute que l'absence est un mode de présence[322]. Ainsi la mise à l'abri (*Bergung*) — ou à couvert — de la vérité dans son retrait (*Ent-zug*) arrive-t-elle « en tant qu'étant dans l'ouvert et dans le défiguré »[323]. Cette mise à l'abri de la vérité dans l'étant est une installation (*Einrichtung*), une institution ou une thématisation. Elle s'accomplit dans et par le *Dasein* comme chose (*Ding*), outil (*Zeug*), fabrication (*Machenschaft*), œuvre (*Werk*), action (*Tat*), sacrifice (*Opfer*). Les guises d'abritement sont nombreuses, comme par exemple : penser, poétiser, bâtir, diriger, sacrifier, subir, exulter, et cela à travers la préoccupation[324]. Même la mort est la guise de mise à l'abri suprême qui rassemble (*das Hochste Ge-birg*)[325], ainsi que l'être-pour-la-mort (*Sein zum Tode*) par rapport au *Dasein*[326]. L'être est ainsi voilé et dévoilé dans l'étant. Une

319. *Cf.* BP § 39, p. 105 ; 174, p. 341-342.
320. *Cf.* EV / QI, p. 183-186.
321. TE / QIV, p. 19-20.
322. *Cf.* TE / QIV, p. 22.30-31.
323. BP § 9, p. 47 ; 10, p. 48 ; *cf.* BP § 37, p. 103 ; 168, p. 335 ; PA / CMN, p. 274-275.
324. *Cf.* BP § 31, p. 92 ; 32, p. 94 ; 177, p. 345 ; 246, p. 447 ; 247, p. 447 ; OŒA / CMN, p. 28-31.48-49.
325. *Cf.* Mo / EC, p. 310.
326. *Cf.* BP § 160, p. 323.

circularité au sein de l'étant émerge alors diversement en tant que projet (*Entwurf*)-réalisation (*Ausführung*)[327]. C'est dans ce jeu du clair-obscur que l'être vient et ne cesse de venir au langage[328].

Le retrait de l'être est aussi fondement de la dette existentiale du *Dasein*. Le *Dasein* est dans la non-vérité parce qu'il est ontologiquement en-dette (*Schuldig*). Il ne s'est pas encore réalisé en tant que *Dasein*, c'est-à-dire fondé par et dans le saut. La dette (*Schuld*) heideggérienne, comme existential, n'est originairement ni un endettement, ni une responsabilité, ni une entorse à une exigence éthique ou en rapport avec la culpabilité, ni un défaut par rapport à un idéal[329]. Elle n'a ni une connotation économique, ni juridique, ni morale, ni technique. Elle est leur condition de possibilité. Être-en-dette signifie « être-fondement pour un être déterminé par un ne-pas — autrement dit *être fondement d'une nullité* »[330]. Dans son laisser-être comme être-jeté, le *Dasein* est pouvoir-être comme projet, mais déjà et toujours, il ne s'est pas remis en propre avec lui-même et en tant que lui-même. Dans le cadre de l'analyse de l'appel de la conscience, Heidegger précise que la nullité appartient au *Dasein* libre pour ses possibilités existentielles. Cette liberté s'effectue dans le choix de l'une de ses possibilités et donc dans l'assomption « du n'avoir-pas-choisi et du ne-pas-non-plus-pouvoir-avoir-choisi l'autre. »[331].

La santé elle-aussi ne se met-elle pas à l'abri, par exemple dans le geste du soin : un sourire, un regard, un bonjour, une prescription, le montage d'un sérum, une main sur l'épaule, une injection, un examen paraclinique, une écoute, etc. ? Entre et dans ces gestes, la santé et le soin ne se dévoilent-ils pas tout en restant en retrait ? Qu'en est-il de l'être-en-dette du malade et quelle conception du soin lui permet-il de venir à un choix de santé ?

Wegsein et l'errance

L'errance du *Dasein* fonde l'erreur. Elle ne présente point de connotation morale, elle est ontologique. Elle appartient ainsi à la constitution du *Dasein*, qui est « la *sentinelle* du Néant »[332]. Espace de jeu de son agitation inquiète, elle implique une fuite du mystère dans la vie courante

327. *Cf.* BP § 245, p. 445-446.
328. *Cf.* LH, p. 165.
329. *Cf.* SZ § 58, p. 221-222.
330. SZ § 58, p. 223.
331. SZ § 58, p. 224.
332. QM / QI, p. 66.

et un égarement (*die Beirrung*)[333]. La déchéance (*Verfallen*) factice dans le On (*das Man*), comme un « ne pas être » et comme inauthenticité (*Uneigentlichkeit*), en résulte et en fait partie d'une manière constitutive[334]. La résolution (*Entschlossenheit*) du *Dasein* et l'acceptation du mystère ne peut s'accomplir donc qu'au sein de l'errance[335]. L'inessence est l'errance chargée d'apparence (*Anschein*) et parfois d'exhibition spectaculaire (*Schaustellung*)[336]. De l'errance et de l'inessence émerge la domination de l'infond (*die Herrschaft des Ungrundes*) comme défiguration (*die Ver-stellung*)[337]. La vérité comme fond (*Grund*) est, à la fois, comme non-vérité, hors-fond (*Abgrund*) pour le déploiement de l'être et infond (*Ungrund*) pour l'abandonnement de l'étant par l'être qui défigure le hors-fond[338]. Le rien est ainsi hors-fond et infond : soit les deux modes du rejet qui sont en circularité ontologique et herméneutique[339]. Cette défiguration qui se rassemble dans l'abandonnement de l'être (*Seinsverlassenheit*) signifie que l'être délaisse l'étant : il se retire de l'étant et le livre à lui-même sous la figure de la représentation, de la fabrication et du vécu. Cela implique un écho en négatif de l'essence de l'être, l'envers d'un endroit où il y a exclusion, blocage, altération et bouleversement de l'*Ereignis* et de la vérité de l'être. Le retrait du retrait, comme l'oubli de l'oubli, est l'absence d'urgence (*Not*) au sein de l'urgence, c'est-à-dire le comble du déploiement de la non-vérité et même la « catastrophe de la vérité »[340]. Heidegger énumère les divers et nombreux symptômes de cet abandonnement de l'être[341] dont surtout trois dissimulations (*Verhüllungen*) : la célérité (*Schnelligkeit*), le

333. *Cf.* EV / QI, p. 187.
334. *Cf.* SZ § 38, p. 148-151. En analysant la ruinance (*Ruinanz*) surtout en GA 61, Ch. Sommer affirme : « Le trait caractéristique du mouvement déchu comme chute (ruinance), c'est ce que Heidegger nomme "anéantissement" (*Vernichtung*). L'anéantissement est le déploiement opératoire *(Vollzug)* du néant de la vie facticielle [...] C'est le "négatif" (le "néantissant"), l'un des traits caractéristiques de la mobilité facticielle, qui produit la ruinance », *in* Ch. Sommer, « "L'inquiétude de la vie facticielle". Le tournant aristotélicien de Heidegger (1921-1922) », *in Les Études philosophiques*, n°76, 2006, tome 1, p. 24.
335. *Cf.* EV / QI, p. 189.
336. *Cf.* BP § 223, p. 396-397.
337. *Cf.* BP § 226, p. 401.
338. *Cf.* BP § 11, p. 49 ; 352, p. 188 ; 242, p. 432.
339. *Cf.* BP § 188, p. 352.
340. *Cf.* BP § 51-55, p. 135-143 ; PA / CMN, p. 274. Heidegger offre une analyse détaillée de ce phénomène de l'abandonnement de l'être dans toute la première fugue des *Contributions la philosophie* : « L'écho » (*Der Anklang*) : BP § 50-80, p. 131-194.
341. *Cf.* BP § 56, p. 144-146.

calcul (*Berechnung*) et la massivité (*Massenhaften*)[342]. Il va jusqu'à définir le nihilisme comme abandonnement de l'être[343].

Le *Weg-sein*[344], à l'opposé du *Dasein*, est l'errant, la « manière habituelle d'être homme ». Il se livre à la fermeture et à l'oubli de l'être, dans l'inauthenticité, tout abrité dans le hors-là, « l'autre par excellence du là ». Il est plutôt absence (ἀπουσία : *apousia*) que présence (παρουσία : *parousia*). Il joue le rôle d'index (*Anzeige*) pour le *Da-sein*. La mort est, dans l'excentrication de l'homme, un hors-là ultime et extrême. La circularité entre hors-là et là se trouve au cœur de la vérité de l'être.

L'abandonnement de la santé résonne, pour nous, à travers cette pensée heideggérienne. Comment la santé délaisse-t-elle le Sain et tombe dans la non-vérité ? Comment la célérité, le calcul et la massivité envahissent-ils le domaine du soin ? L'infond sanitaire n'est-il pas conditionné par une métaphysique de la puissance de la volonté ? Quels sont les symptômes de la défiguration de la santé ? L'inscription de l'errance dans l'être même de l'homme ne le déresponsabilise-t-elle pas et ne relativise-t-elle pas les erreurs médicales ? Qu'est-ce que l'erreur médicale ? Est-elle seulement liée au soin scientifique et technique et à son efficacité, donc aux résultats ? Qu'en est-il du pragmatisme médical démesuré ? Est-il actuellement une forme d'abandonnement de la santé ?

342. *Cf.* BP § 58, p. 147-151.

343. *Cf.* BP § 72, p. 167-168.

344. *Cf.* BP § 177 ; p. 345 ; 183, p. 348 ; 201, p. 370 ; 202, p. 372. *Weg-sein* : être-ailleurs, être hors-là, être-parti, être-parti-au-loin, n'être-pas-là. Le préfixe *weg-* signifie le mouvement d'aller ailleurs comme *fort-* (*Fort-sein*).

Chapitre 2

Le *Dasein* et l'appartenance au jet

Le *Dasein* a la primauté sur tous les étants intramondains. Celle-ci est triple : ontique, du fait qu'il « est déterminé en son être par l'existence », ontologique du fait qu'il « véhicule "une compréhension d'être" », et ontico-ontologique « en tant que condition ontico-ontologique de la possibilité de toutes les ontologies »[1]. Le *Dasein* possède deux caractéristiques fondamentales qui sont des existentiaux : l'existence (*Existenz*) et la mienneté (*Jemeinigkeit*). « *L'"essence" du* Dasein *réside dans son existence.* ». Cette formule plutôt existentiale montre la primauté de l'*existentia* sur l'*essentia* et signifie que les caractères du *Dasein* sont des possibilités d'être. La mienneté du *Dasein* fait qu'il « se rapporte à son être comme à sa possibilité la plus propre. ». Ouvert à des possibilités et pouvant choisir sa propre possibilité, le *Dasein* suit un double mode d'être alternatif : l'authenticité (*Eigentlichkeit*) dans laquelle il se choisit lui-même, ou l'inauthenticité (*Uneigentlichkeit*) dans laquelle il ne se choisit pas lui-même[2].

Le pivot de l'analytique existentiale du *Dasein* est le verbe « exister ». Par existence, Heidegger n'utilise pas la différenciation métaphysique *existentia / essentia* au sens d'*actualitas-realitas / possibilitas*. Existence (*Existenz*) signifie ek-sistence (*Ek-sistenz*). Ek-sister (du grec εκ-ΐστημι : *ek-histemi*) est formé du préfixe *ek* : direction vers le dehors, vers l'extérieur, et *histemi* : se dresser, être debout. Le verbe indique une extériorité dynamique constitutive du *Dasein*. La séquence ontologique — non pas

1. *Cf.* SZ § 4, p. 32.
2. SZ § 9, p. 54.

chronologique — suivante peut en découler : ek-sister (≠ sub-sister) → hors-de-soi → ek-stase (échappée) → ouverture → possibilité → pouvoir-être → à-être → chercher un chez-soi → in-sister → habiter → laisser-être → être-à → être-au-monde → être-le-là (*Dasein*)[3]. Cela veut dire que l'ek-sister, qui est différent du sub-sister, est structuré dans un hors-de-soi ou une ek-stase ; celle-ci constitue une ouverture à des possibilités ; ce pouvoir-être possible est un à-être qui fait chercher un chez-soi, et donc un in-sister ; l'in-sister est un habiter qui est un laisser-être ou un être-à comme être-au-monde et être-le-là (*Dasein*) ; ce tout structurel forme le souci.

Le *Dasein* est en rapport à l'être par sa compréhension de l'être. Le verbe « com-prendre » (*Ver-stehen*) fait aussi allusion à cette dynamique avec *ver* : sortie hors de soi, et *stehen* : se dresser, être debout[4]. Ainsi le verbe « ek-sister » implique-t-il deux circularités majeures dans lesquelles le *Dasein* se meut : 1. Ek-sister / In-sister : elle peut se décliner aussi comme existence / mienneté, à-être (*Zu-sein*) / être-à (*In-sein*), pouvoir-être (*Seinkönnen*) / laisser-être (*Seinlassen*). 2. Authenticité / Inauthenticité. La deuxième circularité est fondée dans la première. Ces deux circularités pourraient synthétiser tout l'ouvrage *Être et temps* : la temporalité ekstatico-horizontale fonde la constitution originaire du *Dasein* comme souci et être-au-monde[5]. Sur leur fond, Heidegger étudie l'être-au-monde et le souci, chacun avec ses moments structurels constitutifs. Le *SZ* § 9 pose ainsi le rythme de base du jet du *Dasein*, dans son analytique temporale et existentiale.

3. Les étapes de cette séquence ne sont pas l'une-après-l'autre mais, en même temps, dans un unique mouvement ekstatique. Leur représentation sert pourtant à décliner l'ek-sister.
4. Heidegger remplace l'écriture d'« existence », utilisée en *Être et temps*, par « ek-sistence » dans d'autres écrits ultérieurs, et ceci pour marquer la différence avec l'*existentia* de la métaphysique et avec l'existentialisme. La *Lettre sur l'humanisme* développe bien cette dynamique d'ek-sister (*cf.* surtout *LH*, p. 60-67) : « Dans son contenu, ek-sistence signifie ek-stase en vue de la vérité de l'Être. » (p. 64-65). Heidegger ajoute : « L' “ek-sistence” est l'habitation ek-statique dans la proximité de l'Être. Elle est la vigilance, c'est-à-dire le souci de l'Être. » (p. 111). *Cf.* aussi *BP* § 178-179, p. 346 (sur le sens du mot « existence ») ; *PA / CMN*, p. 275 ; *OŒA / CMN*, p. 41 ; *EV / QI*, p. 177-178.185-186 (sur la dynamique eksister / insister dans le cadre de la non-vérité comme errance) : « *Eksistant, le Dasein est insistant.* » (p. 185). *Cf.* aussi pour la dynamique exister / insister : H. Pasqua, *Introduction à la lecture de Etre et temps de Martin Heidegger*, coll. « Mobiles », L'Âge d'Homme, Lausanne (Suisse), 1993, p. 79.88.100.105-106.116-117 ; A. Schnell, *De l'existence ouverte au monde fini. Heidegger 1925-1930*, *op. cit.*, p. 58-59.
5. *Cf. SZ* § 65, p. 250-255.

En effet, le cercle originarité (*Ursprünglichkeit*) / quotidienneté (*Alltäglichkeit*), qui est fondé sur celui de l'ontologique / ontique, est différent de celui de l'inauthenticité / authenticité. L'originaire de l'ek-sister est le déploiement de l'être dans son histoire, l'*Ereignis*, la vérité de l'être comme dévoilement-retrait. Il fonde à la fois l'authentique et l'inauthentique, qui sont, tous les deux, des modes originaires. Le *Dasein*, de prime abord et le plus souvent (*Zunächst und zumeist*) et à chaque fois toujours déjà (*Immer je schon*) est dans la quotidienneté médiocre ou moyenne (*Durchschnittliche Alltäglichkeit*), donc inauthentique. Heidegger affirme : « Ce qui est ontiquement le plus proche et le mieux connu est ontologiquement le plus lointain, l'inconnu, ce dont la signification ontologique échappe constamment. »[6]. Dans *Être et temps*, il semble glisser entre l'originaire et l'authentique, et la différence entre les deux n'est pas souvent aussi claire[7].

Ce rythme de base nous pose aussi devant les circularités sanitaires : Qu'est-ce que l'ek-sister et l'in-sister du Sain, tant du soigné que du soignant ? Comment se joue l'articulation entre son laisser-être malade et son pouvoir-être-sain ? Son laisser-être et son pouvoir-être soignant ? Comment l'être au monde de la santé est-il sur le mode authentique ou inauthentique ? Quelle relation de soin pourrait-elle émerger là où chacun ek-siste et in-siste en même temps ?

Nous allons approcher en premier temps le *Dasein* comme être-au-monde, et dans un deuxième temps, comme souci. Leurs moments structurels respectifs sont alors présentés d'une manière synthétique. Dans un troisième temps, nous récapitulons ces deux temps dans l'exposition de la temporalité ekstatico-horizontale du *Dasein*, nous abordons la question du dieu et de la finitude, et enfin l'entr'appartenance entre être et *Dasein*.

Le *Dasein* comme être-au-monde

« Le point de départ correct » (*der rechte Ansatz*) que Heidegger adopte, comme méthode ou approche pour analyser le *Dasein*, est l'explicitation de sa constitution comme être-au-monde[8]. L'analyse des moments structurels constitutifs de l'être-au-monde, comme tout structurel, occupe les cinq premiers chapitres de la première section d'*Être et temps*. Il s'agit

6. *Cf.* *SZ* § 9, p. 55.
7. *Cf.* J. GREISCH, *Ontologie et temporalité. Esquisse d'une interprétation intégrale de* Sein und Zeit, *op. cit.*, p. 328.
8. *SZ* § 12, p. 62.

d'une structure à rythme ternaire, circulante et répétée à partir de la triade du monde prochain (*Nächste Welt*) du *Dasein* dans sa quotidienneté : monde ambiant (*Umwelt*), monde propre (*Selbstwelt*) et monde commun (*Mitwelt*) (*cf.* annexe I). Le monde ambiant est en rapport avec le jet des choses et la préoccupation du *Dasein*. Le monde commun est son être-avec les autres. Son monde propre est en lien avec sa mienneté dans ses modes authentique / inauthentique. L'ensemble est constitutif du *Dasein* comme existence factice et déchue.

Le jet des choses et la préoccupation

Le monde ambiant du *Dasein* est un monde d'ouvrage (*Werkwelt*). Heidegger témoigne d'un pragmatisme existential — qui n'est pas instrumentaliste mais décliné au sens grec — dans son approche du monde des choses[9]. L'usage (commerce) (*Umgang*) est le pour-quoi (*Wozu*) de l'étant intramondain. Alors que son en-vue-de-quoi (*Worum-willen*) ou son pour-quoi final est le *Dasein*. Ici, tout est centré sur le *Dasein*. Ce pragmatisme existential est intrinsèque à la préoccupation (*Besorgen*) comme sa structure constitutive. Dans ce cadre, Heidegger distingue le monde d'ouvrage du monde extérieur (*AußenWelt*) qui n'est pas en rapport avec l'usage. Cette première circularité au niveau du monde : monde d'ouvrage / monde extérieur, fonde une autre circularité au niveau des choses : à-portée-de-la-main (*Zuhanden*) / sous-la-main (*Vorhanden*).

La chose, comme étant intramondain, est un outil (*Zeug*, πράγματα) qui est en rapport avec la praxis (πράξις), donc avec la préoccupation (*Besorgen*). Dans ce cas, la chose est à-portée-de-la-main : elle se révèle à partir d'elle-même comme « chose pour... ». C'est son mode d'être originaire. Elle fait encontre avec le *Dasein* en tant que phénomène. L'étant disparaît dans son usage : parce qu'on se sert, on ne le voit plus. Mais une fois la chose est le plus souvent regardée, observée, avisée théoriquement, thématisée, elle devient sous-la-main. Elle est coupée de l'être-au-monde, de son origine et de sa finalité, et ainsi de la préoccupation. Le passage du mode de l'à-portée-de-la-main au mode du sous-la-main s'effectue par perturbation du système de renvois de la chose. Cette perturbation, qui concerne l'outil et non pas l'expérience de l'outil par l'homme, pourrait avoir lieu

9. *Cf.* *SZ* § 14-18, p. 70-88 ; 22, p. 97-99 ; 43, p. 167-168. L'ensemble de cette partie essaie de synthétiser ces pages d'*Être et temps*, à part le dernier thème de la fabrication / création. L'exemple du marteau est une illustration heideggérienne de l'ustensilité et son rapport au monde ambiant et au *Dasein*.

selon trois modalités du sous-la-main : 1. Imposition (*Auffälligkeit*) : ne-pas-être-à-portée-de-la-main, inutilisabilité, inemployabilité. 2. Insistance (*Aufdringlichkeit*) : non-à-portée-de-la-main, sans-plus-sous-la-main, c'est-à-dire comme mode déficient de la préoccupation et manque. 3. Saturation (*Aufsässigkeit*) : obstacle à la préoccupation. La chose comme phénomène du monde s'annonce, de prime abord et le plus souvent et à chaque fois toujours déjà, selon ce mode quotidien du sous-la-main. Il existe donc deux modes d'être de la chose qui sont en circularité (*cf.* tableau 7).

	être-à-portée-de-la-main (*Zuhandenheit*)	être-sous-la-main (*Vorhandenheit*)
Primauté	originaire	quotidienne
La chose comme phénomène	+	–
Rapport avec la préoccupation	+	–
Statut de la chose	Outil	Objet
Rôle de l'homme	Utiliser	Regarder
Rapport au monde	Rapport au *Dasein*	Rapport au sujet
Retrait de la chose	+	–
Rapport aux autres choses	Totalité d'outils (*Zeugganzheit*)	être-ensemble-sous-la-main (*Zusammen-vorhandensein*)
Significativité (*Bedeutsamkeit*)	Circon-spection (*Umsicht*)	Représentation (*Vorstellen*)
Caractères de la chose	Appropriations (*Geeignetheiten*)	Propriétés (*Eigenschaften*)

Tableau 7 : À-portée-de-la-main et sous-la-main

Le renvoi (*Verweisung*) de l'outil est un mode de relation qui le fonde comme signe (*Zeichen*). À la fois, il se rapporte à l'utilité (*Dienlichkeit*) et au montrer (*Zeigen*) de l'outil. La relation entre renvoi et signe, comme monstration, est triple : 1. Utilité. 2. Totalité d'outils et complexe de renvois. 3. Rapport au monde ambiant. L'institution des signes est double : prendre pour signe ou faire s'imposer un signe. Le signe est une orientation de l'outil, à l'intérieur du monde ambiant et au sein d'une totalité d'outils, par l'intermédiaire d'un complexe de renvois. Le complexe de renvois (*Verweisungszusammenhang*) d'un outil est structuré par un complexe de tournure (*Bewandtniszusammenhang*), c'est-à-dire de référence. Il rend manifeste à la circon-spection l'outil au sein de la totalité. La circon-spection est la vue (*sicht*) propre à la multiplicité de renvois et donc de tournures de l'outil. Le laisser-retourner (*Bewendenlassen*) l'étant par le *Dasein* permet la libération (*Freigabe*) de la chose comme à-portée-de-la-main. Le *Dasein* préoccupé comprend l'étant dans son monde ambiant par la circon-spection. Il le découvre. La découverte d'un complexe de tournure dépend de la significativité opérée dans la circon-spection. Le renvoi est la condition de possibilité des appropriations de la chose.

À partir de ce complexe de renvois de l'outil, est déterminée sa spatialité. L'espace est constitutif de la chose elle-même comme à-portée-de-la-main. Le monde ambiant qui la constitue implique une ambiance (*Umhafte*) comme l'être-alentour (*Um-uns-herum*) de la chose. Cette ambiance est une orientation des places multiples de l'étant à-portée-de-la-main en contrée. La place (*Platz*) dérive de la destination (*Hingehören*) de l'outil (son pourquoi et son en-vue-de-quoi) : avoir sa place, être à sa place. La contrée (*Gegend*) décrit une multiplicité de places prises dans un complexe de tournure. Cette description est fondée sur l'analyse du rapport lieu et espace et le ménagement comme trait fondamental de l'habitation dans la conférence : « Bâtir, habiter, penser ». Cette conférence approfondit ici la description, non seulement dans un cadre de déploiement du *Geviert* mais dans une lecture sémiotique centrée sur le *Dasein*. La destination de la chose passe de l'être lui-même au *Dasein*. C'est le monde qui vient dans la chose ; mais le *Geviert* vient dans le monde d'une manière plus originaire.

Sur la base de cette circularité entre à-portée-de-la-main et sous-la-main, émerge la circularité du projet du *Dasein* entre fabrication (*Machenschaft*) et création (*Schaffen*) qui, par ailleurs, l'approfondit. La fabrication devra être fondée sur la création. Dans sa conférence : « L'origine de l'œuvre d'art », Heidegger critique trois manières de définir la choséité de la chose, tout en leur reprochant d'être une « insulte à la chose »[10] : 1. La chose comme support de qualités marquantes (substance-accidents) en rapport avec la médiateté. 2. La chose comme unité d'une multiplicité

10. *Cf.* *OŒA* / *CMN*, p. 14-22.55.

de sensations (Un-multiple) en rapport avec la perception et l'immédiateté. 3. La chose comme matière informée (conception hylémorphique : matière-forme). Cette dernière est la plus prédominante et elle est utilisée plus tard en rapport avec le concept théologique de création. Il y a aussi la possibilité de combinaison de ces trois interprétations entre elles. Elles sont à la base de ce que Heidegger nomme fabrication. Son produit est l'être-fini de la fabrication.

En fait, les deux modes de production sont la fabrication et la création[11]. Si la production, comme τέχνη (*techne*), est à la fois un métier et un art, et le τεχνίτης, un artisan et un artiste, elle ne signifie pas pourtant, chez les Grecs, une fabrication. La τέχνη veut dire faire-venir l'étant hors du retrait en sa présence, donc ἀλήθεια (*aletheia*). Ainsi l'œuvre est-elle l'avènement de la vérité comme combat de dévoilement et de retrait[12]. Dans l'œuvre, c'est la vérité qui est à l'œuvre. Cette production comme faire-venir et ouverture est création. L'œuvre est son être-créé.

Selon Heidegger, dans les *Contributions à la philosophie*, l'abandonnement de l'être se manifeste sous la figure de trois lois : la fabrication, le vécu (*Erlebnis*) et la justesse / représentation[13]. Les deux dernières dérivent de la fabrication comme un mode de déploiement de l'essence de l'être (mise à l'abri en négatif, non-vérité)[14] et comme condition de possibilité de l'affairement (*Betrieb*)[15], de la causalité et de l'objectivité[16]. La fabrication structurée en *Gestell*, marque l'histoire occidentale de l'être et implique une illusion de la culture[17] et une vision du monde[18]. Elle est fondée sur la mésinterprétation de l'οὐσία (*ousia*) et de la φύσις (*physis*)[19] grecques. Elle empêche tout questionnement[20] et fait devenir la chose comme objet[21]. Le vécu qui en dérive est une forme de pensée anthropologique cachée dans

11. *Cf.* *OŒA / CMN*, p. 45-51.
12. *Cf.* *OŒA / CMN*, p. 28.31.45-47.55-57.61.
13. *Cf.* *BP* § 51, p. 135 ; 61, 154-155.
14. *Cf.* *BP* § 41, p. 108.
15. *Cf.* aussi *BP* § 14, p. 60 ; 23, p. 79.
16. *Cf.* *BP* § 61-67, p. 153-162. L'ensemble de ce paragraphe se réfère à ces pages sauf indication.
17. *Cf.* *BP* § 54, p. 140.
18. *Cf.* *BP* § 14, p. 57-58.
19. L'étant est éprouvé comme *physis* sans rapport au dévoilement / retrait, donc comme inétant. *Cf.* aussi *BP* § 97, p. 220-221 ; 100, p. 226.
20. *Cf.* *BP* § 51, p. 136.
21. *Cf.* *BP* § 52, p. 137-138.

la certitude du Je cartésien. Alors que la création est aussi déploiement, venue de la vérité de l'être[22] et philosophie[23].

Heidegger reprend cette distinction dans d'autres écrits, mais sous d'autres formes : production / provocation[24] ou accomplir (*Vollbringen*) et produire un effet dans le cadre de l'agir (*Handeln*). L'essence de l'agir est l'accomplir. Il dit : « Accomplir signifie : déployer une chose dans la plénitude de son essence, atteindre à cette plénitude, producere. »[25].

Ces circularités : fabrication / création, production / provocation, et effectuer / accomplir, rejoignent le couple : sous-la-main / à-portée-de-la-main. Le dévoilement de la vérité est le phénomène par excellence, et seul l'à-portée-de-la-main permet d'aller « aux choses mêmes ». On ne peut mettre la main sur la chose, elle ne cesse de se retirer et d'échapper. « L'homme n'est pas le maître de l'étant. », affirme Heidegger[26] : il en est le gardien.

Les questions qui jaillissent de cette approche de la chose dans le monde de la santé sont déterminantes : Comment les outils utilisés par les soignants sont-ils à-portée-de-la-main ou sous-la-main ? Les choses du traitement, du diagnostic clinique et paraclinique, les choses administratives, les choses paramédicales (en physiothérapie, en kinésithérapie, etc.), les choses des lieux de soin, etc. : sont-elles utilisées pour une fabrication de la santé ou pour sa création ? Le corps[27] est-il chosifié dans le sens d'un étant intramondain sous-la-main ou l'approche du corps est-elle référée au *Dasein* comme être-au-monde ?

Soi-même dans le jet avec les autres : la mienneté, la sollicitude et le On

La question de l'autre est très succintement abordée par Heidegger[28]. Le *Dasein* (être-le-là) est originairement aussi être-avec (*Mitsein*) les autres et être-le-là-avec (*Mitdasein*), comme être-l'un-avec-l'autre ou être-en-com-

22. *Cf.* BP § 7, p. 40 ; 129, p. 283 ; 174, p. 341 ; 205, p. 376.
23. *Cf.* BP § 14, p. 59-60.
24. *Cf.* QT / EC, p. 16-17.20-21.
25. LH, p. 27.
26. LH, p. 109.
27. La question du corps chez Heidegger n'est abordée que d'une manière fugace et en quelques lignes en SZ. Mais il donne une base ontologique pour approcher le corps qu'il analyse plus amplement dans les séminaires de Zurich. Nous développons ce thème dans la deuxième partie.
28. *Cf.* surtout SZ § 26, p. 108-114.

pagnie (*Miteinandersein*). Le monde commun du *Dasein*, à partir de ces modes d'être ou exitentiaux, est en circularité avec son monde ambiant (*cf.* tableau 8), son monde propre en circularité avec son monde commun et avec son monde ambiant.

Le Là unit le *Dasein* à autrui. La sollicitude (*Fürsorge*) est le mode d'être du *Dasein* avec les autres. Elle est en circularité avec la préoccupation en rapport avec les choses. C'est en tant que préoccupé et circon-spect que le *Dasein* est en sollicitude avec les autres. La sollicitude est déjà et toujours une sollicitude préoccupée (*Besorgenden Fürsorge*). Le *Dasein* est le pivot de ces circularités qui ont lieu en lui comme être-au-monde. La primauté de fondation reste au monde propre et à la mienneté. Heidegger précise : « C'est seulement cette présence *auprès de soi* (*Bei-sich*) qui forme le fondement suffisant pour vraiment prendre en charge le *pour autrui* (*Für Andere*). »[29]. Et il ajoute : « Aucun "nous" et "vous", aucun "je" et "tu", aucune *communauté* ne parvient jamais, en s'instituant elle-même, à atteindre le soi — elle ne fait au contraire que le manquer [...] à moins qu'elle ne se fondamente d'abord en être le là. »[30].

Monde commun (*Mitwelt*)	Monde ambiant (*Umwelt*)
Rapport avec autrui	Rapport avec la chose
être-avec	être-auprès
Sollicitude (*Fürsorge*)	Préoccupation (*Besorgen*)
Égard (*Rücksicht*) / Indulgence (*Nachsicht*)	Circon-spection (*Umsicht*)

Tableau 8 : Monde commun et monde ambiant

La solitude est un mode de l'être-avec. L'égard (*Rücksicht*) et l'indulgence (*Nachsicht*) appartiennent à la sollicitude comme modalités de découverte d'autrui. Le *Dasein*, dans sa quotidienneté moyenne, s'avère être dans des modes déficients de la sollicitude : pour la première, une déficience (*Defizienz*) allant jusqu'à l'indiscrétion (*Rücksichtslosigkeit*), et pour la seconde, une indifférence (*Indifferenz*) allant jusqu'à la tolérance (*Nachsehen*).

La sollicitude positive oscille circulairement aussi entre deux extrêmes : la sollicitude substitutive-dominatrice et la sollicitude devan-

29. *BP* § 197, p. 366.
30. *BP* § 198, p. 368.

çante-libérante. La première consiste en la substitution à autrui et en la prise en charge de son souci. La seconde, comme solidarité authentique (*eigentliche Verbundenheit*), est la libération d'autrui pour son propre souci. La vraie sollicitude n'est pas substitution[31]. Heidegger va fonder l'empathie (*Einfühlung*) sur l'être-avec et la sollicitude, sinon elle devient désormais une projection et l'autre un *alter-ego* ou un semblable. Or le moi comme *Dasein* partage l'être avec un autre *Dasein*. Chacun a sa propre ipséité et mienneté. Ce qui les unit se réalise à travers leur rapport à l'être, en tant qu'être-au-monde : la compréhension de l'être et le Là (le monde). De plus, le *Dasein* comme être-pour-la-mort pourrait éclairer cet être-avec. Dans la mort, l'être-avec est un être-séparé. Heidegger affirme : « Nous n'expérimentons pas véritablement le mourir des autres, tout au plus les y "assistons"-nous toujours et seulement. »[32]. Pour utiliser une image géométrique, nous représentons la relation entre deux *Dasein* comme relation triangulaire : le Là (et par suite l'être lui-même) occupe le sommet d'un triangle isocèle.

Heidegger élabore une esquisse sur l'« intersubjectivité » (terme que Heidegger refuserait bien sûr) construite sur l'« avec » (*Mit*). Cet être-avec structure ontologiquement la communication qui partage (*Mitteilung*), le combat (*Kampf*) dans un co-provenir (*Mitgeschehen*) qui est un co-destin (envoi, destinée, destin commun) (*Geschick*), en tant que peuple (*Volk*) et communauté (*Gemeinschaft*)[33]. Le destin commun — le peuple — est un mode authentique d'être-avec dans lequel le *Dasein* est emmené. Alors que le On (*das Man*) — la foule — est un mode inauthentique d'être-avec qui a une emprise sur lui. Tous les deux sont co-originaires à l'être-soi-même du *Dasein*. Ils montrent la circularité entre être-avec et être-soi-même.

Le *Dasein* n'est ni substance, ni sujet, ni esprit, mais existence et être-au-monde. La question du « qui ? » (*Wer ?*) du *Dasein* se pose donc, d'une manière plus aiguë, au sein de la circularité de l'être-soi-même et de l'être-avec. Celle-ci entre, de prime abord et le plus souvent, dans un mode

31. Cette question occupe un des points du différend entre Lévinas et Heidegger. *Cf.* J-L. Marion, « "La substitution et la sollicitude". Comment Levinas reprit Heidegger », *in Pardès*, n° 42, 2007, tome 1, p. 123-141. A. Van Sevenant traduit les deux sollicitudes en « souci précipitant » (*Einspringen*) et « souci anticipant » (*Vorausspringen*), *in* A. Van Sevenant, *Philosophie de la sollicitude*, coll. « Pour demain », Vrin, Paris, 2001, p 59.62. Les deux verbes sont construits sur *springen* (sauter) et indiquent des modalités de la dynamique du jet avec autrui.

32. *SZ* § 47, p. 193. *Cf.* S. Lindberg, « Être avec un autre ou Heidegger et le problème de la reconnaissance », *in Philosophie*, n° 93, 2007, tome 1, p. 79.

33. *Cf. SZ* § 33, p. 134-135 ; 34, p. 139-140 ; 35, p. 143-144 ; 74, p. 290.

inauthentique, dans le On[34]. Heidegger détermine le On, ontologiquement et positivement, comme l'indéterminé : « Le *qui* n'est alors ni celui-ci, ni celui-là, ni soi-même, ni quelques-uns, ni la somme de tous. Le "qui" est le neutre, *le On.* »[35]. Dans l'On-même (*das Man-selbst*), il y a la domination et l'emprise (*Botmässigkeit*) d'autrui. Le *Dasein* est alors dans le mode d'être des autres, dans une dépendance (*Unselbständigkeit*) et dans une perte de soi (*Selbstverlorenheit*). Heidegger parle d'une dictature du On. Les modes d'être du On sont multiples : distancement (*Abständigkeit*), publicité (*Öffentlichkeit*), nivellement (*Einebnung*), médiocrité (*Durchschnittlichkeit*), décharge d'être (*Seinsentlastung*), complaisance (*Entgegenkommen*). Ils impliquent un oubli, une distraction (*Zerstreuung*)[36], un divertissement, une familiarité, une fuite (devant soi) (*Flucht*)[37], un détournement (de soi) (*Abkehr*)[38], une dérobade, un évitement et une fermeture. Le On-même se rapporte à la chose comme sous-la-main. Ainsi le rapport du soi-même avec le On le met-il, comme On-même, dans le mode de la quotidienneté moyenne, de l'inauthenticité (*Uneigentlichkeit*) ou de l'impropre (*Uneigen*). Il est appelé à se choisir et se réaliser comme soi-même authentique (*Eigentlich*) ou propre (*Eigen*).

La chute, la fuite de soi dans le On, constitue la déchéance (*Verfallenheit*). Bavardage, curiosité et équivoque la constituent[39]. La déchéance est déterminée ontologiquement et elle ne relève ni d'un *status corruptionis*, ni de la moralité, ni d'une vision nocturne, ni d'un irrationalisme. Elle est « un concept ontologique du mouvement (*Bewegung*) »[40] qui induit l'état d'inauthenticité. Ici, Heidegger multiplie, en la décrivant, le champ sémantique du mouvement et du jet : tourbillon (*Wirbel*), mobilité (*Bewegtheit*), précipitation (*Absturz*), flottement dépourvu de sol (*Bodenloses Schweben*), jet (*Wurf*). Elle est structurée en quatre modes : tentation (*Versuchung*), rassurement (*Beruhigung*), aliénation (*Entfremdung*) et méprise (*Verfängnis*). Heidegger affirme : « Tentateur et rassurant, l'être-au-monde échéant est en même temps *aliénant.* [...] L'extranéation tentatrice et rassurante de l'échéance conduit, en sa mobilité propre, le *Dasein* à

34. *Cf.* surtout *SZ* § 27, p. 114-117 ; 38, p. 148-151 ; 54, p. 212.
35. *SZ* § 27, p. 115.
36. *Cf. SZ* § 36, p. 146.
37. *Cf. SZ* § 40, p. 154.
38. *Cf. SZ* § 40, p. 155.
39. Ces trois modes de déchéance seront abordés par la suite.
40. *SZ* § 38, p. 151.

se prendre à lui-même. »[41]. Ces quatre modes rappellent les traits de la ruinance (*Ruinanz*), concept utilisé précédemment par le philosophe : tentatif, quiétif, aliénatif et négatif[42].

À partir de l'approche heideggérienne de la sollicitude et de la déchéance, des questions se posent dans le cadre d'une philosophie de la santé : Qu'en est-il de l'oscillation entre les deux sollicitudes extrêmes et la chute dans la substitution soignant-soigné ? Comment l'être-avec peut-il fonder originairement une relation de soin bilatérale et équilibrée, sans qu'elle ne soit centrée ni sur le soignant ni sur le soigné ? Le On sanitaire : sa nature, sa manifestation, sa structuration, ses effets ?

La question « qui ? » est donc intimement liée aux questions « quoi ? » et « avec qui ? » au sein de l'être-au-monde. Les trois mondes du *Dasein* s'articulent ensemble au sein de ses modes d'être au monde (son être-à) tant comme soi-même authentique que comme être-déchu (*Verfallensein*).

L'existence factice et déchue

Le rapport entre le *Dasein* et son *Da* (Là), comme être son Là, se décline selon trois existentiaux : l'affection (*Befindlichkeit*), le comprendre (*Verstehen*) et le parler (*Rede*). La déchéance touche chacun d'eux respectivement : l'équivoque (*Zweideutigkeit*), la curiosité (*Neugier*) et le bavardage (*Gerede*)[43]. L'ensemble pourrait être synthétisé dans une formule brève : le *Dasein* est « projet-jeté » (*Geworfener Entwurf*)[44] (*cf.* annexe I).

Ontologiquement, le *Dasein* est affection ; ontiquement, c'est la tonalité ou l'humeur (*Stimmung*), le fait d'être disposé. Il n'est jamais dans une position neutre, mais toujours tendu et instable dans son Là. Il est toujours déjà accordé (*gestimmt*) à une tonalité donnée. L'être se montre, pour lui et en lui, comme un fardeau (*Last*). Il est déjà, avec un retard sur lui-même par rapport au monde, être-jeté (*Geworfenheit*) dans le monde. Il est ouvert à lui-même avant toute connaissance, toute volonté et tout état d'âme psychologique. Ces derniers se fondent sur son être-jeté. Il est affecté en tant qu'il ouvre le monde. L'affection est ouverture en un triple

41. *SZ* § 38, p. 150.

42. *Cf. GA* 61, p. 140 : mentionné dans J. Greisch, *Ontologie et temporalité. Esquisse d'une interprétation intégrale de* Sein und Zeit, *op. cit.*, p. 226.

43. *Cf. SZ* § 28, p. 118-120 ; 29, p. 120-124 (L'affection) ; 31, p. 126-130 (Le comprendre) ; 34, p. 138-142 (Le parler) ; 35, p. 143-145 (Le bavardage) ; 36, p. 145-147 (La curiosité) ; 37, p 147-148 (L'équivoque). L'ensemble de cette partie se réfère à ces pages sauf indication.

44. *SZ* § 42, p. 164.

sens : 1. Ouverture de l'être-jeté (volet subjectif). 2. Ouverture de l'être-au-monde total (volet objectif). 3. Ouverture préalable du monde comme laisser-faire-encontre circon-spect et préoccupé comme concernement (*Betroffenheit*) (rapport à la chose). Elle détermine la facticité du *Dasein* et son mode du laisser-être (*Seinlassen*). Mais le *Dasein*, de prime abord et le plus souvent, fuit lui-même dans le On et ne porte pas son fardeau. Il tombe dans l'équivoque. Il est, comme être-sur-la-trace (*Auf-der-Spur-sein*), à la merci des choses et des autres. Heidegger affirme : « Sous le masque de l'être-l'un-envers-l'autre joue un être-l'un-contre-l'autre. »[45]. Il se méprend quant à ses possibilités à travers ce qui est pressenti et ce qui est flairé.

L'ouverture du *Dasein*, comme comprendre, concerne son en-vue-de-quoi et sa significativité comme être-au-monde en sa plénitude. La significativité est ce vers quoi le monde est comme tel ouvert. Seul le *Dasein* possède une entente de l'être. Dans un langage ontique, « comprendre » signifie « pouvoir faire face ». Ce qui est ainsi pu dans le comprendre en tant qu'existential, c'est l'être comme ek-sister. Le comprendre est le mode d'être du *Dasein* comme pouvoir-être (*Seinkönnen*) pour lui-même, vers lui-même, en-vue-de lui-même, avec autrui et au monde. Comme être-possible (*Möglichsein*), il est une possibilité jetée (*Geworfene Möglichkeit*). Dans son pouvoir-être, il est possibilité de se re-trouver dans ses possibilités. Il est ouvert comme significativité possible et comme libération vers celles-ci. La chose, comme à-portée-de-la-main, est découverte, comme telle dans ses possibilités, par lui : utilité, employabilité et importunité. Le *Dasein* est donc *projet* dans sa facticité même. Le comprendre est le mode d'être du projeter (*Entwerfen*) du *Dasein*. Il le projette vers l'en-vue-de-quoi et la significativité de son être-au-monde, dans l'ouverture de son Là, « comme Là d'un pouvoir-être »[46]. Le *Dasein* est possibilité de devenir ce qu'il est. Le comprendre comme projet constitue la *vue* (*Sicht*) du *Dasein*, vue sur l'être même en-vue-de-quoi le *Dasein* est chaque fois comme il est. Caractéristique de l'être-éclairci, elle est une *translucidité* (*Durchsichtigkeit*). C'est la « connaissance de soi » comme autocompréhension « de l'ouverture pleine de l'être-au-monde *à travers* ses moments constitutifs essentiels. »[47]. Le *Dasein* est accordé, à chaque fois, dans l'ouvrir projetant ses possibilités. Le projet de son pouvoir-être le plus

45. *SZ* § 37, p. 148.
46. *SZ* § 31, p. 128.
47. *SZ* § 31, p. 129.

propre est remis au fait de son être-jeté dans le Là. Mais le *Dasein,* de prime abord et le plus souvent, se méconnaît et ne comprend pas l'être. Il tombe dans la curiosité : agitation (*Aufenthaltslosigkeit*), incapacité de séjourner (*Unverweilen*) dans le monde de la préoccupation et distraction (*Zerstreuung*) vers des possibilités toujours nouvelles et sous des aspects différents. Il ne s'étonne plus devant les choses et les autres. Assoiffé du voir, du nouveau, du lointain, il se comporte en tant qu'être-partout-et-nulle-part (*Überall-und-nirgends-sein*).

L'affection et le comprendre sont ainsi pris dans une circularité au sein du *Dasein* comme être-au-monde et projet-jeté. Par corrélation, le couple laisser-être / pouvoir-être est aussi circulaire (*cf.* annexe II). C'est en s'abandonnant que le *Dasein* peut se réaliser ; il ne se réalise qu'au sein de son abandon, qui n'est ni nonchalance, ni quiétude, ni résignation. Sa passibilité est possibilité, son *pathos* est action et vice- versa. Cela entre dans la même dynamique de l'in-sister / ek-sister. La passivité, comme délaisséité (*Gelassenheit*), est ainsi l'activité suprême et authentique du *Dasein*. Mais dans sa quotidienneté moyenne, celui-ci oscille entre être-à et à-être, sans que le pouvoir-être puisse laisser-être l'être et le laisser-venir en lui comme *Ereignis*. Cette dynamique circulaire structure la fondation du *Dasein* dans l'autre commencement.

L'arrière-fond de ces circularités est formé par un troisième existential : le parler (ou le langage). Heidegger affirme : « La compréhensivité affectée de l'être-au-monde *s'ex-prime comme parler*. Le tout de signification de la compréhensivité *vient à la parole*. »[48]. Le parler est une condition de possibilité de la parole et de l'écoute (*Horschen*). Il est structuré, à son tour, par une autre circularité fondée sur le comprendre : entendre (*Hören*) et faire silence (*Schweigen*). Le *Dasein* a ainsi la parole comme un être-dehors (*Draußensein*) qui s'exprime et articule le sens. Heidegger ajoute :

> « L'entendre (*Hören*) constitue même l'être-ouvert (*Offenheit*) primaire et authentique du *Dasein* pour son pouvoir-être le plus propre, en tant qu'entente de la voix de l'ami que tout *Dasein* porte avec soi. Le *Dasein* entend parce qu'il comprend. En tant qu'être-au-monde compréhensif avec autrui, il est "obédient" (*Hörig*) à l'être-Là-avec et à lui-même, et c'est en cette obédience (*Hörigkeit*) que se fonde pour lui toute appartenance (*Zugehörig*). Cette entente mutuelle (*Aufeinander Hören*) où se configure l'être-avec présente les guises possibles de l'obéissance ("écouter"), de l'accompagnement, ou les modes privatifs du "refus d'entendre", de la résistance, du défi, de l'aversion. C'est sur la base de ce pouvoir-entendre existentialement primaire

48. *SZ* § 34, p. 139.

> qu'est possible quelque chose comme l'*écouter* (*Horschen*) [...] L'écouter a lui aussi le mode d'être de l'entendre compréhensif. "De prime abord", nous n'entendons jamais des bruits et des complexes sonores, mais toujours la voiture qui grince ou la motocyclette. Ce qu'on entend, c'est la colonne en marche, le vent du nord, le pivert qui frappe, le feu qui crépite. »[49].

À travers ce long texte expressif, à fin presque musicale, où Heidegger parle sur l'écoute, nous entendons le jeu circulaire entre le laisser-être et le pouvoir-être, entre l'affection et le comprendre, mentionné précédemment. L'entendre, comme mode d'être du *Dasein* — donc qui le constitue ontologiquement — en tant qu'être-soi-même et être-avec, le possibilise à écouter ou ne pas écouter. Nous remarquons, dans ce texte, le jeu de mots avec la racine *hör*. Trois mots sont en rapport étymologique étroit : entendre, obédience, appartenance. Le mot obédience traduit le latin *oboeditio* qui est en rapport avec l'audition. C'est une capacité d'écoute. Il ne s'agit pas d'*obsequium* en tant que soumission. Ainsi, pour Heidegger, l'obéissance à soi et aux autres est-elle une entente, un laisser-être. Ce n'est que dans son laisser-être qu'elle a son pouvoir-être. L'entendre est une condition de l'authenticité. L'appartenance du *Dasein* au Là, au monde et à l'être se fonde ainsi sur l'obédience qui, à son tour, se fonde sur l'entendre. Cette séquence ontologique constitutive du *Dasein* prépare l'identification du langage comme « la maison de l'Être (*das Haus des Seins*) » où « dans son abri, habite l'homme. »[50]. Il est « la venue à la fois éclaircissante et celante de l'Être lui-même. »[51], « le langage de l'Être »[52]. Mais le langage se transforme, dans la quotidienneté moyenne, en bavardage et tombe dans le On, sur le mode de la relation (*Weiter*) et de la re-dite (*Nachredens*). La littérature (le « c'est écrit ») et l'ouï-dire (la publicité, le « c'est dit ») y exercent leur autorité et leur dictature sans appropriation originaire du dit[53].

Nous nous demandons dans ce cadre du projet-jeté : Comment les modes d'être de l'affection, du comprendre et du parler se déploient-ils dans le monde de la santé ? La maladie est une affection (existentielle) principale que nous n'arrivons pas à comprendre et dont nous ne savons quoi dire. La

49. *SZ* § 34, p. 140. *Cf.* pour un développement similaire sur le rapport entre l'entendre, l'écouter et l'appartenir : *Lo / EC*, p. 257-262. Heidegger affirme : « Un entendre *(Gehör)* qui ne signifie rien de moins qu'appartenir *(gehören)* au Λόγος. » (p. 262).
50. *LH*, p. 27 ; *cf.* aussi p. 43.45.57.85.155.157.163.167.
51. *LH*, p. 65 ; *cf.* aussi p. 165.
52. *LH*, p. 173.
53. *Cf. LH*, p. 39.

guérison reste un projet que soignant et soigné essayent de déployer. Comment le médecin et le malade sont-ils chacun un projet-jeté ? Comment la séquence : appartenance, obédience, entente, conditionne-t-elle une écoute authentique du malade ? Qu'en est-il de l'équivoque, de la curiosité et du bavardage sanitaires ? Le comprendre de la santé n'est-il pas trop centré sur une approche scientifique et technique qui appartient au *Gestell* sanitaire ?

Le *Dasein* comme souci

La préparation de la structure du souci a lieu dans l'exposition de l'être-au-monde. Nous l'abordons, d'une manière synthétique, en trois temps qui sont, par ailleurs, des temps fondamentaux de la pratique du soin. Dans un premier temps, nous présentons les tonalités fondamentales du jet dont parle Heidegger : l'angoisse (et sa version inauthentique de la peur) et la retenue, en montrant leur intersection et leur rapport à l'appel à la vérité. Cela nous permet de poser certaines questions concernant les attitudes principales face à l'étrang(èr)eté de la maladie et de la souffrance dans le monde de la santé. Dans un deuxième temps, le souci est exposé en tant qu'effort anxieux en rapport avec le concept de *cura*. Ici, nous touchons à un point d'application très concret par rapport au soin et au fondement de sa *praxis*. Dans un troisième temps, la question de la mort et son rapport à la résolution devançante est étudiée. Cette question n'en est pas moins le point d'orgue qui ne cesse de hanter la pratique médicale.

La tonalité fondamentale du jet et l'appel

La tonalité fondamentale (*Grundstimmung*) du *Dasein* est l'angoisse (*Angst*) dans *Être et temps*, alors qu'elle est la retenue (*Verhaltenheit*) dans les *Contributions à la philosophie*. Y a-t-il un changement de ton chez Heidegger avec le tournant ? Et quel est le rapport entre les deux tonalités ?

L'angoisse vise la totalité structurelle simplifiée et élémentaire du *Dasein* comme souci[54]. Elle est prise comme « base de l'analyse » existentiale du souci et « *accès ontico-ontologique à lui-même* ». Elle répond comme « sol phénoménal » à des « requêtes méthodiques »[55]. L'angoisse est abordée sous ses trois facettes interdépendantes[56] (*cf.* tableau 9).

54. *Cf.* SZ § 50, p. 200.
55. *Cf.* SZ § 39, p. 153.
56. *Cf.* SZ § 40, p. 154-158 ; 41, p. 159.

Pour-quoi de l'angoisse (*Worum die Angst*)	Devant-quoi de l'angoisse (*Wovor die Angst*)	S'angoisser lui-même (*Sichängsten selbst*)
Pouvoir-être-au-monde	Être-au-monde jeté	Ne-pas-être-chez-soi (*Nicht-zuhause-sein*)
Pouvoir-être	Laisser-être	Être-seul
Ouverture du *Dasein* comme être-possible (Projet)	Ouverture du *Dasein* comme être-jeté (Jeté)	Ouverture du *Dasein* comme *solus ipse* (Solipsisme existential)
Liberté du se-choisir-et-se-saisir-soi-même	Indétermination (*Unbestimmtheit*) Non-significativité (*Unbedeutsamkeit*) Rien et nulle part (*Nichts ist es und nirgends*)	Étrang(èr)eté (*Unheimlichkeit*) Hors-de-chez-soi (*Un-zuhause*) Brisure de la familiarité quotidienne
Existence	Facticité	Déchéance

Tableau 9 : L'angoisse

Dans l'angoisse, le *Dasein* est un être-au-monde sur le mode authentique. Il est pouvoir-être au sein de ses possibilités, ouvert à se prendre en charge lui-même, à se choisir et à se laisser-être jeté dans le monde de l'indétermination. Le pouvoir-être et le laisser-être sont déterminés par la solitude du *Dasein* au sein du monde de la déchéance : calme de l'auto-sécurité, évidence du chez-soi, familiarité quotidienne, être rassuré (*Beruhigt*), familier (*Vertraut*), fuite devant soi et détournement dans le On. Mais Heidegger affirme : « L'être-au-monde rassuré-familier est un mode de l'étrang(èr)eté du *Dasein* et non pas l'inverse. *Le hors-de-chez-soi doit être conçu ontologico-existentialement comme le phénomène plus originaire.* »[57]. Le mot *Unheimlichkeit* (étrang(èr)eté) possède le radical *Heim* qui a le sens du foyer, du chez-soi[58].

Cela coïncide bien, chez Heidegger, avec l'identification entre le « je suis » et le « j'habite ». Le mode d'habitation de l'être peut être authentique ou inauthentique. L'angoisse est une affection centrée sur le *Dasein* comme tel, comme être-au-monde. Elle est, en elle-même, en rapport avec son existence factice et déchue. Elle est en circulation avec la peur, qui

57. *SZ* § 40, p. 158.
58. *Cf.* F. DASTUR, « Heidegger : espace, lieu, habitation », *op. cit.*, p. 143.

est une affection inauthentique[59]. La peur aussi est triplement structurée (*cf.* tableau 10).

Pour-quoi de la peur (*Worum der Fucht*)	Devant-quoi de la peur (*Wovor der Fucht*)	Avoir-peur lui-même (*Fürchten selbst*)
	Le redoutable (*Furchtbare*) Importunité (*Abträglichkeit*)	
Dévoilement par la menace du *Dasein* en l'être de son Là.	Faire approche (*Herannahen*) de la menace (*Bedrohlichkeit*) d'un étant intramondain dans la proximité (*Nähe*). Trois degrés d'intimidation (*Furchtsamkeit*) : 1) Faire-approche PROCHAIN et SOUDAIN du menaçant bien connu et FAMILIER : Effroi (*Erschrecken*). 2) Faire-approche PROCHAIN et SOUDAIN du menaçant absolument NON-FAMILIER : Horreur (*Gräun*). 3) Faire-approche PROCHAIN et SOUDAIN du menaçant FAMILIER ou NON-FAMILIER : Épouvante (*Entsetzen*). Autres modifications de la peur : timidité (*Schüchternheit*), réserve (*Scheu*), anxiété (*Bangigkeit*), surprise (*Stutzigwerden*).	Libération de la menace qui se laisse aborder par la peur.

Tableau 10 : La peur

Le devant-quoi de la peur est un étant intramondain, alors que celui de l'angoisse est le *Dasein* lui-même. Heidegger nuance une forme de peur pour les autres. Il affirme que celle-ci n'est en fait que peur pour soi-même :

> « Mais l'avoir-peur-pour (*für*) peut aussi concerner les autres, et nous parlons alors en effet d'une peur de sollicitude, disant : j'ai peur pour lui. [...] Et pourtant, à y regarder de plus près, l'avoir-peur-pour... [en-vue-de...] est

59. *Cf.* SZ § 30, p. 124-126.

un prendre-peur-pour-*soi*. Ce qui est alors “redouté”, c'est l'être-avec avec autrui, en tant qu'il pourrait nous être arraché. »[60].

La tonalité fondamentale, dans l'autre commencement[61], accordée par l'être au *Dasein*, est la retenue (*Verhaltenheit*) (*cf.* tableau 11). Il existe une circularité entre l'angoisse et la retenue, corrélée à celle entre *Dasein* et *Ereignis*. L'angoisse est centrée sur le *Dasein*, alors que la retenue, sur l'être lui-même en tant qu'il se déploie. La retenue est la tonalité du saut, de la fondation du Là et du *Dasein*. Elle est un style (*Stil*), une recherche, un être-prêt à l'*Ereignis*, à tenir face au dernier Dieu. Elle est « le fondement du souci »[62], tout comme l'angoisse. Elle est, aussi comme l'angoisse, à l'origine de l'appel. Mais si l'appel de la retenue vient de l'*Ereignis*, celui de l'angoisse trouve son origine dans le *Dasein* lui-même en retenue. Le mécanisme principal de l'appel est identique : au sein du choc et de la surprise de l'étrang(èr)eté et du dépaysement, le *Dasein* est appelé, dans son silence, comme site instantané de la décision et de la fondation du Là[63]. Si l'angoisse règle le mode dans lequel est pris le *Dasein* en authenticité et inauthenticité, la retenue le fait selon le mode de l'appropriation et de la désappropriation. Ces deux couples se ressemblent mais leur objet diffère : le Là dans le premier, l'être dans le second. L'être fonde le Là ; il se déploie en Là. Aussi l'appropriation est-elle un événement, l'authenticité un état de l'être approprié. La retenue fonde ainsi l'angoisse. Le devant-quoi de la retenue est l'être lui-même qui délaisse l'étant par opposition d'un refus. Mais cela ne se déploie que dans et à travers l'être-au-monde qu'est le *Dasein* : l'être (*sein*) dans être-le-là abandonne le Là (*Da*).

Mais comment la retenue, dont le fruit est le tranquille silence et le recueillement, fonde-t-elle, dans la solitude d'être avec soi-même du *Dasein*, une angoisse ? Cette apparente contradiction ne peut être résolue que par la compréhension de l'ad-vocation (*Anrufsverstehen*). En fait, l'ad-vocation du *Dasein*, appelé dans l'angoisse, vers le soi-même du On-même est con-vocation du soi-même à son être-en-dette, c'est-à-dire à son pouvoir-être le plus propre, comme pro-vocation : vocation vers l'avant du *Dasein* à ses possibilités jetées les plus propres. Le *Dasein*, comme être-

60. *SZ* § 30, p. 125-126.

61. *Cf. BP* § 2, p. 22 ; 5, p. 26.29-32 ; 6, p. 36-39 ; 11, p. 49 ; 13, p. 51-55 ; 17, p. 66 ; 31, p. 91-92 ; 34, p. 97 ; 128, p. 282 ; 133, p. 289 ; 197, p. 367 ; 249, p. 452-453 ; 267, p. 533-534 ; 269, p. 549. L'ensemble de ces paragraphes se réfère à ces pages sauf indication.

62. *BP* § 13, p. 53.

63. Dans *Être et temps*, Heidegger développe, en plus, l'advocation et la convocation de l'être-en-dette, au sein de l'angoisse de la conscience.

ad-voqué (*Angerufensein*), déterminé par son affection (l'angoisse), son comprendre et son parler (faire-silence), est ainsi recueilli en soi pour le vouloir-avoir-conscience (*Gewissen-haben-wollen*) qui fonde le choix du choix (*Wählen der Wahl*) existentiel dans l'instant de la situation[64]. Toute cette démarche existentiale est un processus d'être authentique. Le silence et le recueillement sont donc aussi les fruits de l'angoisse. Tous ces termes sont en effet à connotation ontologique et non pas psychologique.

<table>
<tr><th></th><th>Angoisse
(Angst)</th><th>Retenue
(Verhaltenheit)</th></tr>
<tr><td>Pour-quoi</td><td>Dasein comme projet</td><td>Ereignis comme projet</td></tr>
<tr><td>Devant-quoi</td><td>Dasein
Être-au-monde</td><td>Être lui-même
Opposition du refus
Abandonnement de l'être</td></tr>
<tr><td>En elle-même</td><td>Solus ipse
Condition du choix</td><td>Recul
Condition du saut</td></tr>
<tr><td>Fruits</td><td>Ad-vocation (Anruf)
Con-vocation (Aufruf)
Pro-vocation (Vor-Rufen)</td><td>Tranquille silence (Stille)
Loi du recueillement
(Gesetz der Sammlung)</td></tr>
<tr><td>Mode</td><td>Authenticité
(Appropriation du Là)</td><td>Appartenance
(Appropriation de l'être)</td></tr>
<tr><td>Fondement du souci</td><td>+</td><td>+</td></tr>
<tr><td rowspan="2">Rapport à l'appel et fondation</td><td>Appel du monde
(Là)
dans le Dasein
(être-le-là)</td><td>Appel de l'Ereignis (être)
dans le Dasein
(être-le-là)</td></tr>
<tr><td colspan="2">Site instantané de la décision / Fondation du Là
Notion de choc (Stoße) / Étrang(èr)eté / Dépaysement (Befremdlichkeit) / Inhabituel (Ungewöhnlichste) / Faire-silence (Schweigen) / Entendre (Hören)</td></tr>
<tr><td>Simplicité</td><td>+</td><td>Simplicité mais pluralité de noms : effroi (Erschrecken), réserve (Scheu), dé-position (Ent-setzung)</td></tr>
</table>

Tableau 11 : Angoisse et retenue

64. En ce qui concerne l'appel de la conscience : *cf.* *SZ* § 54-60, p. 212-235.

Un autre point lexical est à mentionner. En analysant la temporalité de l'angoisse, Heidegger affirme que son présent comme instant est tenu (*gehalten*) parce que l'angoisse le reporte à l'être-jeté le plus propre du *Dasein*, alors que la peur est sans retenue (*Ungehaltenen*) : elle égare[65]. La racine commune *halten* (tenir) relie les deux tonalités temporellement dans le sens du tenir le présent.

Heidegger définit aussi la retenue par une pluralité de mots : effroi, réserve et dé-position (rapporté étymologiquement à l'épouvante) qui sont, par ailleurs, liés aux degrés de la peur comme affection inauthentique dans *Être et temps*. Elle est un rassemblement de tonalités qui aboutit et se résume en « vouloir l'*Ereignis* ». En effet, « chaque fugue a sa tonalité directrice propre »[66], mais toutes vibrent à l'unisson et sont simultanées : l'effroi face à l'abandonnement de l'être et la réserve devant l'*Ereignis*. La réserve (*Scheu*), dans les *Contributions à la philosophie* n'est pas un mode de l'intimidation, mais plus un faire-silence et un rester proche du lointain pour permettre l'*Ereignis*. Elle semble être ici authentique. L'angoisse appartient aussi à la déposition, comme le rien à l'être. Heidegger donne ainsi à la déposition, qui est le mode d'être dans l'inhabituel par rapport à l'étant, une connotation d'authenticité à la différence de l'épouvante d'*Être et temps*. En fait, nous ne sommes plus dans le cadre de la différenciation authentique / inauthentique ; nous nous situons à un niveau de fondation où l'inauthentique est compris comme retrait de l'être dans le *Dasein*, comme désappropriation de l'*Ereignis*. Le registre de l'Un prend le dessus sur le multiple. En tout cas, tout ce jeu de tonalités montre bien la difficulté et l'embarras que trouve Heidegger pour préciser la tonalité fondamentale du jet. La délaisséité (*Gelassenheit*), tonalité dont il parle dans les années ultérieures, en témoigne et montre son acheminement vers l'adoption de tonalités d'inspiration plus spirituelle et mystique que psychologique. Toutes ces tonalités sont en rapport avec un hors-de-soi comme ouverture du *Dasein*.

Une autre circularité de tonalités est évoquée par Heidegger, celle entre l'étonnement (*Er-staunen*) au premier commencement et le pressentiment (*Er-ahnen*) à l'autre commencement. Pressentir l'*Ereignis*, l'être qui vient à partir du rien, à partir de son retrait, est en rapport avec l'avenir. L'étonnement (θαυμάζειν : *thaumazein*) est plutôt la tonalité en rapport avec l'étant comme objet présent là-devant. Les deux tonalités indiquent une surprise, un émerveillement, mais leur objet est différent : être ou

65. *Cf.* *SZ* § 68, p. 263.266.
66. *BP* § 249, p. 452.

étant. À plusieurs reprises, le pressentiment englobe les autres tonalités et prime sur la retenue, tout en l'intégrant. Ici, l'analyse heideggérienne est conditionnée par la comparaison entre les deux commencements. Elle glisse vers une tonalité de la méthode philosophique et de la nature de la philosophie comme telle. Les indications du pressentir qui accompagne les autres tonalités sont : l'unicité, l'irreprésentabilité (*Unvorstellbarkeit*), le dépaysement et la tendance à se mettre à couvert (*Sichverbergen*).

Devant cette multiplicité de tonalités, nous nous posons la question de la possibilité, à partir de Heidegger, de parler d'un deuil ontologique qui possibilise le deuil psychologique. L'étrang(èr)eté de l'être-malade et l'angoisse qu'elle suscite, la retenue devant la venue de la santé et son déploiement, la chute dans la peur de la maladie, de l'inconnu et de la souffrance ne sont-elles pas des thèmes sanitaires par excellence ? La question du silence et la loi recueillement ne peuvent-elles pas nous ouvrir des pistes de thérapie et de guérison ?

Souci et *cura*

L'analyse de l'angoisse, comme rassemblement de l'existence, de la facticité et de la déchéance, permet à Heidegger d'aborder le *Dasein* comme un tout structurel ontologico-existential : le souci. Il le définit de la manière suivante : « Être-déjà-en-avant-de-soi-dans (le-monde) comme-être-auprès-de-l'étant faisant encontre (à l'intérieur du monde) » (*Sich-vorweg-schon-sein-in (einer Welt) als-Sein-bei (innerweltliche) begegnendem Seienden*). L'existence est déterminée par l'en-avant-de-soi ou le devancement de soi comme projet, la facticité, par le déjà-dans comme être-jeté, et la déchéance, par l'être-auprès comme préoccupation et sollicitude au quotidien[67]. Il est *Dasein* en tant que projet-jeté, existant-insistant. Le souci est « l'être originaire du *Dasein* lui-même »[68] et « l'être du *Dasein* est le souci. »[69]. Il est la condition de possibilité tant de la théorie que de la pratique, de la conduite, du vouloir (*Wollen*), du souhait (*Wünschen*), et, dans le cadre d'une philosophie de la vie, de l'impulsion (*Drang*) ou du penchant (*Hang*). La circularité entre ces deux derniers est corrélée respectivement à celle plus originaire du pouvoir-être et du laisser-être.

67. *Cf.* *SZ* § 41-42, p. 159-165 ; 44, p. 178 ; 50, p. 200.202 ; 64, p. 245. L'ensemble de cette partie se réfère à ces pages sauf indication.

68. *SZ* § 28, p. 118.

69. *SZ* § 45, p. 189 ; 57, p. 223 ; 58, p. 224.

Heidegger, pour développer le concept de souci, utilise d'abord le témoignage pré-ontologique de la fable ancienne n° 220 d'Hygin sur la *Cura*. Dans cette fable, à la mort, l'esprit de l'homme est donné à Jupiter et son corps, à la terre. Durant la vie, son être tout entier est possédé par *cura* (mot latin qui signifie : souci). La décision concernant cette distribution revient à Saturne qui symbolise le temps. Cela montre le rôle fondamental du temps dans la constitution du souci. Ensuite, l'analyse de l'histoire du champ sémantique du concept ontique de *cura* nuance pré-ontologiquement son double sens qui prête à équivoque : effort anxieux d'un côté, et soin ou dévouement de l'autre côté. La circularité entre les deux, au sein même de *cura* comme souci, le manifeste comme projet-jeté, comme pouvoir-être (soin) et laisser-être (anxiété). Le projet est en rapport avec le soin et l'être-jeté avec l'effort anxieux. Heidegger affirme : « La *perfectio* de l'homme, autrement dit le fait qu'il devienne ce qu'il peut être en son être-libre pour ses possibilités les plus propres (dans le projet), est un "achèvement" du "souci" »[70].

Le concept de souci heideggérien est inspiré, transposé et retravaillé tant à partir de la culture greco-romaine dont surtout Aristote, que celle judéo-chrétienne[71] dont surtout Augustin et Kierkegaard. Le souci kierkegaardien entre dans cette optique chrétienne[72]. Mais chez Heidegger, originairement, le souci n'est pas souci de quelque chose (souci de soi, du salut, de l'être, de la vérité, souci politique, etc.) — s'il l'est, c'est plutôt secondairement dans une explicitation ontique — mais il est souci tout court comme constitution originaire du *Dasein*. Ontologiquement, le *Dasein*, en tant que souci, est ainsi la condition de possibilité des soucis de la vie et de tout prendre soin, en tant que procuré à soi-même ou aux autres. Il est toujours orienté vers la question du sens de l'être. C'est pour cela que Heidegger le réinterprète, par la suite, en tant que veilleur, chercheur et gardien de l'être et de sa vérité.

70. *SZ* § 42, p. 164.
71. *Cf.* pour plus de détails sur la genèse du souci et de la facticité dans *Être et temps* et sur l'influence d'Augustin, de Paul et d'Aristote sur les cours de Heidegger : S. CAMILLERI, « Souci de soi, souci du salut ? Prééminence des racines religieuses du souci et Tradition hellénistique-romaine comme caution philosophique dans la pensée du jeune Heidegger (1918-1924) », *in Revue du Cercle Niçois de Phénoménologie*, n° 3-4, 2005, p. 2-53 ; Ch. SOMMER, « "L'inquiétude de la vie facticielle". Le tournant aristotélicien de Heidegger (1921-1922) », *op. cit.*, p. 1-28.
72. *Cf.* S. KIERKEGAARD, *Les soucis des païens. Discours chrétiens (Tome I)*, coll. « Foi vivante » n° 63, Delachaux et Niestlé, Paris, 1967, p. 97-108. Le chrétien, tourné vers l'éternel, sans souci du lendemain comme le païen, en ne se souciant pas de lui-même, vit dans le jour présent, contemporain de soi-même, comme le rameur qui tourne le dos au but qu'il s'efforce de rejoindre, sans regard qui retarde.

L'expression « souci de soi » est une tautologie[73] parce que le souci fonde et inclut l'ipséité (*Selbstheit*) du *Dasein*[74]. Celle-ci est le pouvoir-être-soi-même authentique en se laissant-être, c'est-à-dire venir à soi-même. C'est ainsi qu'est-elle autonomie (*Selbständigkeit*) et maintien de soi-même (*Ständigkeit des Selbst*) en tant que solidité (*Beständigen*) et constance (*Standfestigkeit*), au sein de son absence dans la déchéance. Le *Dasein* heideggérien est différent du sujet kantien qui implique une permanence du Je avec les représentations, une substantialité et une ontologie du sous-la-main, une personnalité et une simplicité. L'ipséité heideggérienne est dynamique. Elle est un verbe et non pas un substantif[75]. L'*idem* (l'identité comme permanence et ce qui est pareil) ne peut être compris que sur la base de l'*ipse* (l'ipséité comme projet-jeté)[76]. Il s'agit du verbe « être » qui est décliné en un jeu circulaire du souci entre pouvoir-être et laisser-être, comme être-ouvert dans et par l'ouverture de et à l'être. Il y a ainsi, au sein même de l'identité du souci, une circularité entre l'*idem* et l'*ipse*, où la primauté de fondation appartient au dernier. La déchéance fait que l'*ipse* fuit dans l'*idem*. La mêmeté (*Selbigkeit*) du souci, au sein du rapport entre l'un et le multiple, relève d'une même origine de l'*idem* et de l'*ipse* : l'*Ereignis*[77]. Elle est le souci en tant que déploiement de l'essence de l'être, venue à soi et appropriation.

Le prendre soin (*care* en anglais) est donc inscrit dans l'être même de l'homme. Une éthique du *care* serait-elle possible sans ce fondement ontologique du souci qui relie angoisse et *praxis*, *pathos* et action, laisser-être et pouvoir-être ? L'ipséité du soignant et du soigné ne dépend-elle pas de ce fondement ? Comment la définir alors ?

La mort et la résolution devançante

La mort, pour Heidegger[78], est la possibilité la plus propre, absolue, indépassable, certaine et indéterminée (*Eigenste, unbezügliche, unüberholbare, gewisse, unbestimmte* Möglichkeit). Ces cinq caractéristiques la déterminent comme la possibilité extrême (*Äußerste Möglichkeit*) et la possibilité de la

73. *Cf.* SZ § 41, p. 160 ; 64, p. 246.
74. *Cf.* SZ § 64, p. 245-250.
75. *Cf.* E. Housset, « La dramatique de la personne ou l'ipséité comme paradoxe », *in Les Études philosophiques*, n° 82, 2007, tome 2, p. 215.
76. *Cf.* M. Caron, *Heidegger. Pensée de l'être et origine de la subjectivité*, *op. cit.*, p. 73-74.80.86-87.
77. *Ibid.*, p. 1445-1449.
78. *Cf.* SZ § 46-53, p. 191-211. L'ensemble des paragraphes concernant la mort se réfère à ces pages sauf indication.

pure et simple impossibilité du *Dasein* (*Daseinsunmöglichkeit*). Ainsi constitue-t-elle, comme possibilisation devançante (*Vorlaufenden Ermöglichung*) ou devancement dans la possibilité (*Vorlaufen in die Möglichkeit*), l'accès privilégié et authentique au pouvoir-être-tout qu'est le *Dasein* en tant que souci.

L'en-avant-de-soi du souci est, porté à l'extrême, être-à-la-fin (*Zu-Ende-sein*) comme ne-plus-être-Là (*Nicht-mehr-da-sein*) et ne-plus-être-au-monde (*Nicht-mehr-in-der-Welt-sein*). Mais, entre le commencement et la fin, il est là comme être-pour-la-fin (*Sein zum Ende*), dans une non-totalité (*Unganzheit*) et un constant inachèvement (*Ständige Unabgeschlossenheit*). Ce pouvoir-être dans le *Dasein*, qui n'est pas encore effectif, est un excédent : un ne-pas-être-encore (*Noch-nicht-sein*), un être-en-dette « qu'il est, à chaque fois, à être »[79], et qui n'est ni la part d'une somme ni un défaut. La mort est la levée de cet excédent. L'excédent (*Ausstand*) est ainsi déterminé, à partir de la mort, comme précédent (*Bevorstand*)[80] : la fin qui précède dans le *Dasein* qui se précède dans sa possibilité devançante. C'est en elle que le *Dasein* atteint sa totalité. La circularité entre excédent et précédent reste manifeste dans la dynamique de la marche vers la fin. Entre-temps, le *Dasein* est un être-pour(vers)-la-mort (*Sein zum Tode*). Dans une perspective existentiale, cela signifie qu'il est l'être-jeté pour le pouvoir-être le plus propre, absolu, indépassable, certain et indéterminé. Il faudrait distinguer cette conception de ce qui se rapporte à la mort comme provocation, pensée et attente. Même l'expérimentabilité de la mort d'autrui n'est pas un moyen fiable pour l'accès à la compréhension ontique ou ontologique de la mort : soit elle fait tomber dans la représentation d'un sous-la-main (contre la cinquième caractéristique), soit elle relève du thème de la substitution impossible (contre la première caractéristique).

Heidegger nuance aussi les termes utilisés pour le mourir. Dans un sens biologico-médical, le finir (*Enden*) d'un vivant qui n'est pas à la mesure du *Dasein* est un périr (*Verenden*), alors que le finir du *Dasein* est un décéder (*Ableben*) en tant que mourir (*Sterben*). L'homme ne périt pas : il décède. Il peut finir sans mourir. Finir n'est ni cesser, ni s'accomplir, ni s'achever, ni disparaître, mais être-pour-la-fin. L'homme meurt ainsi quand il décède en tant qu'être-pour-la-fin. Il assume donc sa mort. Le finir est alors, dans ce sens, un mode d'être authentique ou mourir. L'angoisse de la mort n'est pas la peur de décéder du On et la fuite recouvrante devant elle.

79. *SZ* § 48, p. 196.
80. Heidegger récuse, comme inadéquate, l'utilisation du terme « excédent » : il inclut « une perversion ontologique du *Dasein* en étant sous-la-main » (*SZ* § 50, p. 200). Mais il le réinterprète. L'utilisation de ce terme, comme moyen explicatif, est donc dans l'optique de la réinterprétation heideggérienne.

Elle est l'angoisse du pouvoir-être soi-même authentique. Structurante du souci, elle permet d'assumer la finitude. Heidegger laisse ouverte la question de la transcendance de la finitude, sans l'aborder ; il affirme que « l'interprétation ontologique immanente de la mort précède toute spéculation ontico-transcendante sur celle-ci. »[81]. Assumer la finitude signifie décider :

> « En tant qu'être-au-monde jeté, le *Dasein* est à chaque fois déjà remis à sa mort. Étant pour sa mort, il meurt facticement et même constamment aussi longtemps qu'il n'est pas venu à son décès. Le *Dasein* meurt facticement, cela veut dire en même temps qu'il s'est toujours déjà, en son être pour la mort, décidé de telle ou telle manière. »[82].

Toute décision est donc réglée ontologiquement par rapport au devancement de la mort. Elle est authentiquement une résolution devançante (*Vorlaufenden Entschlossenheit*) : « *Le se-projeter réticent et prêt à l'angoisse vers l'être-en-dette le plus propre* »[83]. Cette formule résume en elle les trois modes de l'être-à : l'affection, le comprendre et le parler. Elle caractérise l'appel de la conscience qui aboutit à travers le vouloir-avoir-conscience au choix existential et authentique qu'est la résolution. Celle-ci atteste le pouvoir-être-tout (*Ganzseinkönnen*) authentique du *Dasein* comme être-pour-la-mort[84]. Elle l'ouvre comme être-au-monde en préoccupation et en sollicitude. Elle ouvre ainsi la situation instantanée comme Là, c'est-à-dire le fait entrer dans la circularité du pouvoir-être / laisser-être authentique (*cf.* annexe II) et le fait sortir de l'irrésolution du On toujours dominante[85]. Elle abrite, en son sein, une circularité entre devancement et résolution : le devancement possibilise la résolution et elle le déploie. Le devancement implique extériorité de soi (ek-sister), la résolution signifie repli sur soi (in-sister)[86]. Cette circularité est portée par une autre par laquelle Heidegger résume son analytique existentiale du *Dasein* :

> « Voilà qui peut suffire pour clarifier le sens existential de la situation herméneutique d'une analytique originaire du *Dasein*. Grâce au dégagement de la résolution devançante, le *Dasein* a été porté à la pré-acquisition du

81. *SZ* § 49, p. 199.
82. *SZ* § 52, p. 206.
83. *SZ* § 60, p. 232.234 ; 62, p. 238 ; 74, p. 289.290. En ce qui concerne la résolution devançante : *cf. SZ* § 60-62, p. 231-241.
84. L'approche de la mort par Heidegger est un moyen méthodologique et intermédiaire pour arriver à conceptualiser le pouvoir-être-tout du *Dasein* comme souci.
85. *Cf. SZ* § 60, p. 231-235.
86. *Cf.* A. Schnell, *De l'existence ouverte au monde fini. Heidegger 1925-1930*, *op. cit.*, p. 135.

> point de vue de sa totalité authentique. L'authenticité du pouvoir-être-Soi-même procure la pré-vision sur l'existentialité originaire, et celle-ci assure la formation de la conceptualité existentiale adéquate. »[87].

Dans la résolution devançante, seront aussi expérimentées, existentiellement, l'ipséité et la temporalité ekstatico-horizontale du *Dasein*. Elle constitue ainsi le centre de gravité d'*Être et temps*. Elle l'est aussi dans les *Contributions à la philosophie*. Elle est un faire-face à l'opposition du refus, une fondation, une endurance et une épreuve de l'Ouvert de la transition. « Elle ne fait qu'arriver à pressentir. »[88]. Elle est accordée au *Dasein* comme site instantané de la décision (*Entscheidung*) qui fonde le Là. Selon cette perspective, Heidegger décrit quatre comportements de la résolution[89] : 1. La vigueur (*Stärke*) : dispenser l'espace de jeu à la création et non pas accumuler les forces. 2. La fermeté (*Entschiedenheit*) : risquer l'appropriation de soi et non pas un volontarisme. 3. La douceur (*Milde*) : éveiller ce qui est en retrait et non pas une complaisance. 4. La simplicité (*Einfachheit*) : mettre à l'abri dans une seule et unique chose, sans se fatiguer du dépaysement, et non pas la légèreté du facile et du primitif.

Dans les écrits ultérieurs de Heidegger, la mort est une attestation de l'être : suprême, extrême, unique, inhabituelle et dépaysante[90]. La détermination de la totalité du *Dasein* par un « ne...pas » entre dans la même dynamique du dévoilement-retrait de la vérité de l'être : le rien appartient au *Dasein* comme il appartient à l'être lui-même. La mort est ainsi le rassemblement suprême (*das Hochste Gebirg*)[91] et, « en tant qu'Arche du Rien, la mort est l'abri de l'être (*das Gebirg das Seins*) »[92]. La mort appartient à la vie comme le rien à l'être.

« Assumer la mort et trouver ainsi son ipséité dans la résolution devançante » : ceci n'est-il pas une formule qui devrait hanter originairement le malade et le médecin dans leur quotidien, face à une autre formule qui conditionne insidieusement la pratique du soin : « Vaincre la mort par son ipséité dans une décision substitutive » ? Ce n'est pas, face à la mort, que le malade et le médecin trouvent-ils respectivement leur ipséité sanitaire ? Quels concepts de soin et de santé, un accès philosophique à la santé par

87. *SZ* § 63, p. 245.
88. *BP* § 6, p. 39.
89. *Cf.* *BP* § 174, p. 341-342.
90. *Cf.* *BP* § 117, p. 264 ; 161-163, p. 324-327 ; 202, p. 372.
91. *Cf.* *Mo / EC*, p. 310.
92. *LCH / EC*, p. 213.

le moyen de la mort peut-il faire émerger ? Comment, dans le monde de la santé, articuler la circularité du *quid* et du *quod* du mourir comme décéder ?

Jet du *Dasein* et jet de l'être

Le *Dasein*, être-au-monde et souci, est fondé dans la temporalité ekstatico-horizontale qui l'ouvre dans l'Ouvert de l'être. L'histoire du *Dasein* et l'histoire de l'être sont imbriquées l'une dans l'autre au sein d'un même jet destinal. Dans cette histoire, il y a aussi l'histoire du dieu qui semble faire une brèche dans la finitude de l'être en l'ouvrant à l'infini et à l'inconnu. Le jet, tant du *Dasein* que de l'être, comme projet-jeté, est un appel à une appropriation, à une appartenance et à une habitation.

La temporalité ekstatico-horizontale

L'analyse de la temporalité (*Zeitlichkeit*), annoncée dès le début d'*Être et temps* au § 5, n'a été abordée qu'au § 65 du même ouvrage[93]. J. Greisch évoque deux stratégies dans la conception globale de ce livre inachevé : 1. Une stratégie de délai : la temporalité n'est développée que tardivement. 2. Une stratégie de répétition : Heidegger répète le développement de toute l'analyse existentiale du *Dasein*, mais de point de vue temporal. La totalité du *Dasein* comme souci, déterminée à partir de la résolution devançante, avec l'ensemble de ses différents moments structurels, est fondée dans la temporalité ekstatico-horizontale. La question du sens de l'être ou l'ontologie fondamentale ne trouvera une réponse que dans les écrits ultérieurs de Heidegger, ceux du tournant, surtout avec la conférence : « Temps et être », probable substitut à la troisième section non écrite de la première partie d'*Être et temps*. On dépasse, dans les *Contributions à la philosophie*, l'ontologie vers une sigétique. La temporalité ekstatico-horizontale trouve alors son fondement dans l'histoire de l'être qui est déploiement de son essence ou *Ereignis* (*cf.* annexe III). Du *Dasein* à l'être et de l'être au *Dasein*, le mot clé de la circularité dont le centre est le « Il y a », est l'avenir comme à-venir ou ce qui vient et advient. La primauté de cette ek-stase, chez le *Dasein* dans son authenticité, s'extrapole en ek-stase de l'être dans la dynamique de son déploiement et de son dévoilement-retrait. L'ek-sister / in-sister du *Dasein* trouve sa source dans celui de l'être lui-même — en tant que verbe — comme sa constitution originaire. Et comme l'être est fini, sa

93. *Cf.* J. Greisch, *Ontologie et temporalité. Esquisse d'une interprétation intégrale de* Sein und Zeit, *op. cit.*, p. 305.326.418-419.

temporalité ne peut qu'être horizontale. L'accès à la temporalité dans *Être et temps* est le *Dasein* alors que, dans « Temps et Être » et les *Contributions à la philosophie*, c'est l'être en tant que *Ereignis* : ainsi l'accès débouche-t-il dans l'excès de l'être — sa surabondance — et celui-ci devient accès privilégié à un comportement excessif du *Dasein* dans son saut risqué au site instantané de décision. La circularité accès-excès, en corrélation avec celle du *Dasein-Ereignis*, est prise dans la temporalité ekstatico-horizontale originaire.

La temporalité de l'ouverture du *Dasein* et l'intratemporalité

Le point de départ de l'analyse de la temporalité du *Dasein* est la résolution devançante[94] où celle-là est expérimentée d'une manière originaire. La résolution devançante résume, en elle, trois modes d'être du temps interdépendants et interconnectés : 1. L'avenir (*Zukunft*) est la venue à soi du *Dasein* en son pouvoir-être le plus propre, c'est-à-dire dans sa possibilité devançante. 2. Le présent (*Gegenwart*) est la présentification (*Gegenwärtigen*) de la résolution dans la situation instantanée du laisser-faire-encontre de la préoccupation. 3. Le passé est un re-venir compréhensif (*Verstehende Zurückkommen*) vers l'être-été (*Gewesenheit*) le plus propre et l'assomption (*Übernahme*) de son être-jeté. Le *Dasein* est ainsi un être temporel comme avenir étant-été-présentifiant (*Gewesend-gegenwärtigende Zukunft*)[95]. La temporalité se temporalise selon ces trois modes qui possibilisent respectivement les moments structurels constituants du souci comme être-déjà-en-avant-de-soi-dans (le-monde) comme-être-auprès-de-l'étant faisant encontre (à l'intérieur du monde) : 1. en-avant-de-soi (l'existence) ; 2. être-auprès (la déchéance) ; 3. être-déjà-devant (la facticité). Heidegger les appelle des ek-stases (*Ekstasen*) qui sont des échappées vers (*Entrückungen zu*). L'ek-stase signifie un hors-de-soi (*Außer-sich*) en rapport avec la constitution originaire du *Dasein* comme ek-sister. Ces ek-stases sont unies ensemble, interdépendantes et co-originaires, dans une ligne de temps circulaire et non pas linéaire : il s'agit alors de l'unité ekstatique qui constitue l'essence du temps comme temporalisation (*Zeitigungsmöglichkeit*). Mais au sein de cette unité, Heidegger donne la primauté à l'avenir : « L'être-été jaillit de l'avenir, de telle manière que l'avenir « été » (mieux encore : « Étant-été ») dé-laisse de soi le présent. »[96]. Il ajoute : « *Le phénomène primaire de la temporalité originaire et authentique est l'avenir.* »[97]. L'avenir est un *a priori* par excel-

94. *Cf.* SZ § 61, p. 237.
95. *Cf.* SZ § 65, p. 250-255.
96. SZ § 65, p. 251.
97. SZ § 65, p. 253.

lence, dans la constitution existentiale du *Dasein*, comme condition de ses possibilités et sa possibilisation. Il est le passé en tant que ayant-été comme possibilisant au présent de la situation instantanée. Il présentifie en ayant-été. Le passé est l'être-été (*Gewesenes*) et non pas l'avoir-été (*Vergangenes*) : il est encore, comme agir du non-étant. La temporalité est ainsi l'en-avant-de-soi (l'avenir) qui possibilise (le passé) le ce qui est (le présent)[98].

La séquence avenir-passé-présent montre, au sein de la contemporanéité et de la co-originarité des trois ek-stases, leur non-simultanéité, c'est-à-dire leur articulation particulière et séquentielle (*cf.* figure 2). Dans « Temps et être », Heidegger parle d'une quatrième dimension qui les tient ensemble : la porrection (*Reichen*) ou la proximité (*Nahheit*) approchante et unifiante. Celle-ci n'est pas une quatrième ek-stase mais un mode de la donation du temps[99]. La mise en jeu des trois ek-stases est un élan et un processus de trois vecteurs d'un même mouvement de génération de la signification en tant que temporalisation[100].

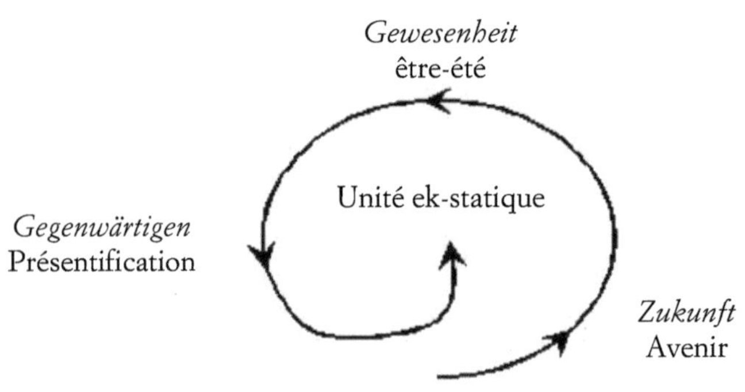

Figure 2 : L'unité ek-statique
J. Backman (2015), p. 89.

La temporalité de la résolution devançante est originaire, authentique, finie et transcendantale. La temporalisation de la temporalité du *Dasein* se manifeste comme : 1. Quotidienneté (*Alltäglichkeit*) en rapport avec son mode d'être moyen. 2. Historialité (*Geschichtlichkeit*), en tant qu'étirement de la vie entre naissance et mort, en rapport avec son ipséité

98. *Cf.* M. Caron, *Heidegger. Pensée de l'être et origine de la subjectivité*, *op. cit.*, p. 944-949.
99. *Cf.* *TE / QIV*, p. 34-35.
100. *Cf.* J. Backman, *Complicated Presence : Heidegger and the Postmetaphysical Unity of Being*, coll. « SUNY series in Contemporary Continental Philosophy », State University of New York, New York, 2015, p. 86-90.

et son être-avec. 3. Intratemporalité (*Innerzeitigkeit*) en tant que détermination temporelle de l'étant intramondain[101].

Heidegger répète l'analyse des moments structurels de l'être-au-monde, mais du point de vue temporel. La temporalisation de l'ouverture privilégie, à chaque fois, une ek-stase donnée selon le mode authentique ou inauthentique dans la quotidienneté (*cf.* annexe IV). Pourtant toutes les ouvertures authentiques sont fondées dans l'avenir. La circularité authentique / inauthentique fonde la circularité temporale au sein de chacune des ek-stases. On ne cesse de circuler entre avenir authentique et avenir inauthentique et ainsi de suite.

Heidegger commence par expliciter la temporalité du comprendre qui a aussi la primauté parmi les ouvertures : il la dégage de la primauté du *Dasein* qui véhicule une compréhension de l'être. Le comprendre se temporalise authentiquement, à partir de l'avenir, en tant que devancement, c'est-à-dire comme a-venant (*Zukünftig*), le *Dasein* se projette vers son pouvoir-être et ses possibilités les plus propres. Le projet de ce pouvoir-être se fait à partir de la situation présente où le *Dasein* est pris dans la préoccupation circon-specte et le laisser-faire-encontre de l'étant intramondain. Le présent authentique est l'instant de la résolution qui se temporalise à partir du devancement. La résolution devançante, temporalisée en tant que devancement instantané ou projet possibilisant, est en même temps un re-venir à soi-même le plus propre, à son être-jeté. Le *Dasein*, dans sa résolution devançante, assume ses possibilités jetées et l'étant qu'il est déjà. Il est, dans ce sens, dans la répétition. Le devancement résolu-répété constitue ainsi la temporalisation authentique du comprendre et son unité ekstatique propre. Mais le comprendre peut se temporaliser, d'une manière inauthentique, en suivant la même séquence à partir de l'avenir inauthentique : il est alors oubli attentif-présentifiant. Dans ce cas, le s'attendre est l'avenir inauthentique. Il signifie que le *Dasein* n'ad-vient pas à soi à partir de son pouvoir-être le plus propre, mais à partir de ce dont il se préoccupe. Le s'attendre fonde ainsi l'attendre — comme mode dérivé — de l'étant intramondain qui le préoccupe. Ce s'attendre se temporalise alors dans le présentifier : l'étant intramondain est ainsi un objet là-devant et sous-la main. Cela n'est possible que parce que le *Dasein* s'est oublié, de prime abord et le plus souvent, en son pouvoir-être

101. *Cf.* *SZ* § 66, p. 255-256 ; § 67-71 (chapitre IV : la quotidienneté), p. 257-281 ; § 78-81 (chapitre VI : l'intratemporalité), p. 303-319. L'ensemble de cette partie se réfère à ces pages sauf indication.

jeté le plus propre et s'est refermé en lui-même. Sur la base de l'ek-stase de l'oubli, il peut conserver l'étant intramondain. La non-conservation et le souvenir sont des modes dérivés respectifs du conserver et de l'oubli.

La temporalité de l'affection se fonde sur celle du comprendre. Elle se temporalise primairement à partir de l'être-été. Heidegger choisit d'analyser seulement deux tonalités : l'angoisse et la peur, mais il indique que d'autres peuvent être étudiées selon la même perspective. Angoisse et peur se temporalisent originairement à partir de l'être-été, mais elles trouvent leur origine existentielle différemment : l'angoisse, dans l'être-été à partir de l'avenir de la résolution, alors que la peur, dans l'avenir à partir du présent perdu. L'angoisse, en tant qu'affection authentique, a le caractère du se re-porter vers ou se ramener à (*Zurückbringen auf*) soi-même comme *Dasein* vers la répétabilité (*Wiederholbarkeit*). Elle est en rapport avec la temporalisation authentique du comprendre comme répétition devançante-résolue. Elle tient et retient le *Dasein* dans le présent, sans inhibition ni égarement. La peur, en tant qu'affection inauthentique, est liée à l'oubli attentif-présentifiant et se rapporte à l'étant intramondain. Elle trouve sa source non plus dans l'être-été, mais dans l'avenir inauthentique du s'attendre : laisser la menace de l'étant re-venir vers le pouvoir-être propre, jeté et préoccupé. Il en résulte un égarement (*Verwirrung*) et un désengagement égaré (*Verwirrte Ausrücken*) du *Dasein* dans ses possibilités.

La temporalité de la déchéance trouve, à son tour, sa possibilisation dans le présent. Heidegger choisit l'analyse temporelle de la curiosité. Son unité ekstatique est l'oubli attentif-présentifiant. Elle trouve son origine dans le présent inauthentique. Le présentifier de la chose, qui résulte du s'attendre à, est un non-séjour (*Unverweilen*) auprès de la chose. Le *Dasein* échappe du présent et sautille derrière lui. Cela le mène à la distraction, l'avidité de toute nouveauté et l'agitation (*Aufenthaltslosigkeit*). Rassuré, il ne revient plus à son être-été.

La temporalité du parler ne possède pas primairement une ek-stase déterminée. Pourtant, comme le parler est l'expression de la déchéance factice de la quotidienneté moyenne, une fonction privilégiée est donnée au présentifier.

La temporalité de la préoccupation circon-specte se temporalise à partir du présent. Le laisser-retourner de l'étant intramondain le présente comme à-portée-de-la-main. Face à ce mode authentique, la préoccupation vire, dans la quotidienneté et l'inauthenticité, en découverte théorique de l'outil comme sous-la-main. Cela implique une schématisation, une thématisation et une objectivation de la chose. On passe du phénomène comme réflection à la réflexion avec son schème du « si... alors... » et à la représentation. La découverte théorique est un oubli attentif-présentifiant. Le laisser-retourner est la structure préalable de l'explicitation : « Quelque chose comme quelque chose » (*Etwas als Etwas*). Le virage se fait essentiellement à travers le passage d'un « comme » existential-herméneutique à un « comme » apophantique de l'énoncé[102]. Ce « comme » se fonde dans la temporalité ekstatico-horizontale.

Heidegger essaie, par ailleurs, de refonder le schématisme kantien à partir de la temporalité ekstatico-horizontale. Le schème horizontal est le vers où (*Wohin*) de l'ek-stase. Il transporte le *Dasein* comme être-au-monde vers un horizon (*Horizont*) mondain. Il existe trois schèmes horizontaux qui correspondent aux trois ek-stases temporelles. L'en-vue de-lui-même (*Umwillen seiner*) est le schème vers lequel il est transporté par l'ek-stase de l'avenir, donc vers son pouvoir-être le plus propre, vers son soi-même comme ek-sistence. Le devant-quoi (*Wovor*) ou l'à-quoi (*Woran*) est le schème de l'être-été où le *Dasein* est emmené vers son être-jeté et ses possibilités factices. Le pour (*Um-zu*) est celui du présent : le *Dasein* est transporté vers son faire-encontre avec les étants intramondains. Ces trois schèmes déterminent la transcendance du monde et l'ouvrent comme horizon, d'une manière ekstatico-horizontale, en dehors de la distinction sujet-objet (*cf.* figure 3)[103]. Ils peuvent être sur le mode authentique ou inauthentique.

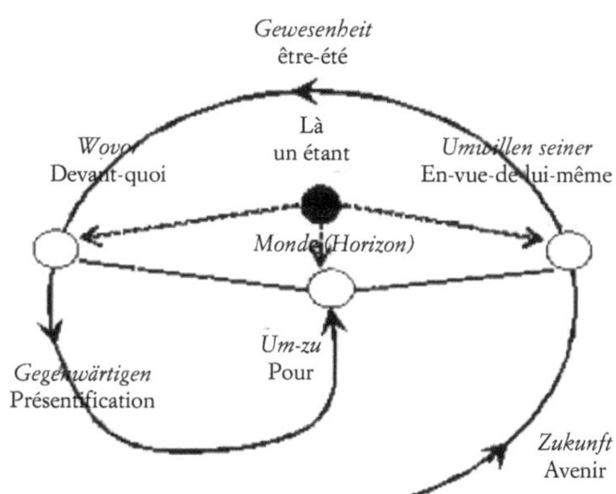

Figure 3 : Le schéma horizontal
J. BACKMAN (2015), p. 99.

102. *Cf.* *SZ* § 33, p. 137.
103. *Cf.* pour une explication détaillée de la figure illustrative des schèmes horizontaux : J. BACKMAN, *Complicated Presence : Heidegger and the Postmetaphysical Unity of Being*, *op. cit.*, p. 96-104.

Cette dynamique ekstatique montre bien la nature même du jet : celui du *Dasein* et celui des choses. Le temps confère au projet-jeté un horizon de jet dans lequel il se déploie. Cet horizon n'est pas indépendant : il fait partie intrinsèque du jet lui-même comme structure originaire et constitutive. C'est en se laissant-être en tant que jet que le *Dasein* peut être comme jet et vice-versa.

L'intratemporalité de ce jet est, quant à elle, un temps préoccupé (*Besorgte Zeit*). Elle dérive de la temporalité originaire. Ce temps de la préoccupation possède quatre caractéristiques : 1. La significativité (*Bedeutsamkeit*) et la mondanéité (*Weltlichkeit*). 2. La databilité (*Datierbarkeit*). 3. L'extension (*Erstrecktheit*). 4. La publicité (*Öffentlichkeit*).

Le nivellement du temps préoccupé aboutit au concept vulgaire du temps (*Vulgären Zeitbegriffes*) avec une circularité entre temps vulgaire et temps originaire. Le décompte des positions d'une aiguille sur un cadran (temps vulgaire) provient du « compter le temps » ou « calculer le temps » qui correspond, dans une approche aristotélicienne, au temps du monde (*Weltzeit*). Ce dernier trouve sa source dans le « compter avec le temps » qui correspond au temps de l'âme dans une approche augustinienne. Et, à son tour, celui-ci provient du *Dasein* qui compte avec lui-même dans son être-soi-même et son ipséité, donc de sa temporalité ekstatico-horizontale originaire. Dans le temps vulgaire, le temps préoccupé perd sa databilité dans le maintenant, et ainsi sa significativité. L'étirement est altéré en tant que continuité-permanence (*Stetigkeit*) sans trous dans le temps. Il s'agit d'une présentification inauthentique dans un flux temporel (*Zeitfluß*) ou flux des maintenants (*Fluß der Jetzt*). La publicité est aussi mécomprise comme temps universel et infini.

La question du temps, étudiée du côté de la santé, ouvre des pistes de questionnement sur la conceptualisation de la santé elle-même. Comment élaborer un concept de santé fondé sur la temporalité ? Est-il nécessaire de le faire ? Peut-on parler d'une ek-stase temporelle sanitaire ? Comment le passé, le présent et l'avenir sont-ils articulés existentiellement chez le malade et chez le médecin ? N'y a-t-il pas, par excellence, une primauté de l'avenir ? La question du sens de l'existence ne vient-elle pas de l'avenir, de ce qui vient ? Ne dépend-elle pas d'une résolution devançante ?

Histoire du *Dasein* et histoire de l'être

L'historialité du *Dasein*[104] est étroitement liée à l'histoire de l'être. Les concepts de destin et de co-destin, dans *Être et temps*, trouvent, dans les écrits ultérieurs de Heidegger, un rôle principal dans la conception de la temporalité et de son déploiement. Ils constituent un lien entre la temporalité du *Dasein* et celle de l'être.

Heidegger critique quatre significations vulgaires de l'histoire : 1. L'histoire comme passé (*Vergangenes*) révolu ou encore agissant. 2. L'histoire en tant que culture (*Kultur*) opposée à la nature, qui cible une région particulière de l'être en devenir. 3. L'histoire comme tradition (*Überlieferte*) qui indique ce qui est transmis. 4. L'histoire comme enchaînement (*Wirkungszusammenhang*) de faits et provenance (*Herkunft*). Il la conçoit plutôt à partir du concept diltheyen de la cohésion de la vie (*Zusammenhang des Lebens*) qu'il réinterprète ontologiquement. La cohésion de la vie comprend en même temps une mobilité (*Bewegtheit*), une extension (*Erstreckung*) qui est un étirement de la vie entre naissance et mort, et une permanence (*Beharrlichkeit*) qui relève du maintien de soi-même et de l'ipséité. Il s'agit d'un maintien étendu (*Erstreckte Ständigkeit*) et d'un s'étendre étendu (*Erstreckten Sicherstreckens*) qui déterminent ce que Heidegger appelle le provenir (*Geschehen*) ou l'événement, l'avoir lieu. Celui-ci implique une structure de provenance (*Geschehensstruktur*) qui permet la compréhension ontologique de l'historialité (*Geschichtlichkeit*). Le *Dasein* est l'historial primaire, alors que l'étant intramondain (tant l'outil que la nature comme telle) est un historial secondaire qui dépend du *Dasein*. L'historial (*Geschichtlich*) est la condition de possibilité de l'historique (*Historisch*) et donc de toute *Historie* (enquête historique, études historiques, historiographie ou science de l'histoire). L'historique est une thématisation de l'historial en rapport avec le vécu. Le concept vulgaire de l'histoire du monde se fonde sur ce qui est mondo-historial (*Weltgeschichtliche*) en rapport avec l'historial secondaire. Heidegger invite ainsi à changer le lieu ontologique (*Ontologischen Ort*) du problème de l'histoire. Il affirme : « *L'analyse de l'historialité du* Dasein *tente de montrer que cet étant n'est pas "temporel" parce qu'il "est dans l'histoire", mais au contraire qu'il n'existe et ne peut exister historialement que parce qu'il est temporel dans le fond de son être.* »[105]. L'historialité est fondée ainsi dans la temporalité ; elle en est un mode.

104. *Cf.* *SZ* § 72-77, p. 282-302. L'ensemble de ce paragraphe se réfère à ces pages sauf indication.
105. *SZ* § 72, p. 285.

Cette historialité se temporalise à partir de l'avenir en rapport avec la résolution devançante. Le provenir originaire authentique est le destin (*Schiksal*). Le *Dasein* est alors constitutivement un être-destinal (*Schicksalhaftigkeit*). La résolution devançante délivre un héritage (*Erbe*). Ce qui est transmis n'est pas un dépôt mais un possible : elle est une résolution auto-délivrante (*Überliefernden Entschlossenheit*). Son mode est la répétition. Celle-ci est à la fois un rappel ou une révocation (*Widerruf*) de la possibilité et sa ren-contre [risposte, réplique, réponse] (*Erwiderung*) dans la décision. En tant que délivrance expresse (*Ausdückliche Überliefern*), elle est une reprise créatrice et innovatrice de l'héritage transmis comme possibilités jetées. En résumé : entre héritage et création, le *Dasein* est ainsi destin par la répétition qui est un mode de la résolution devançante et auto-délivrante.

Mais tout destin est co-destin (destinée, destin commun, envoi) (*Geschick*) car tout provenir est co-provenir (*Mitgeschehen*), provenir de l'être-l'un-avec-l'autre, du peuple ou de la communauté. Il s'agit de la plénitude du provenir originaire authentique comme combat et communication. Le provenir du *Dasein* et celui des *Dasein* sont un jeu circulaire entre la surpuissance (*Übermacht*) de la liberté finie et l'impuissance (*Ohnmacht*) de l'abandon (*Überlassenheit*) à soi, c'est-à-dire entre pouvoir-être et laisser-être. La résolution auto-délivrante est ainsi une fidélité (*Treue*) envers soi-même et une liberté pour le sacrifice, à la différence de l'irrésolution de l'historialité inauthentique, qui tombe dans l'ivresse du vécu et se structure autour des résidus (*Überbleibsel*) : archives, document, trace, en dehors de la continuité étendue (*Erstreckte Ständigkeit*).

Par ailleurs, Heidegger, presque à la fin de son exposition sur l'historialité du *Dasein*, ouvre cette historialité sur une histoire plus ample et plus intégrale. Il évoque une certaine énigme de l'être et du mouvement (*Rätsel des Seins und der Bewegung*). Il dit :

> « L'interprétation existentiale de l'historialité du *Dasein* ne cesse, insensiblement, de s'enfoncer dans l'ombre. De telles obscurités peuvent d'autant moins être éliminées que les dimensions possibles d'un questionner authentique ne sont elles-mêmes déjà pas débrouillées, et que, en elles, c'est l'*énigme de l'être* et (comme il est maintenant devenu clair) *du mouvement* qui est à l'œuvre. »[106].

L'approche ontologique et transcendantale de l'histoire dans *Être et temps*, centrée sur le *Dasein*, laisse la place, plus tard, à une approche plus

106. *SZ* § 75, p. 294.

centrée sur le déploiement temporel de l'essence de l'être comme *Ereignis* ou avènement. L'évènement (*Geschehen*) est ainsi fondé en un avènement (*Ereignis*), une a-venance qui est comparée à un fleuve qui déborde ses bords[107]. Le tournant opéré est double : 1. Passage de la question de l'être de l'étant à celle de l'être lui-même. 2. Fondation de la temporalité ekstatico-horizontale primairement et authentiquement a-venante dans l'*Ereignis*. L'énigme de l'être et du mouvement trouve une réponse dans l'histoire de l'être qui intègre et englobe celle du *Dasein*, histoire évoquée principalement dans les *Contributions à la philosophie*.

La « pensée historiale de l'estre » (*das seynsgeschichtliche Denken*) est analysée, par Heidegger, selon quatre angles interconnectés[108] où il choisit le quatrième : 1. Soit en partant du (des) dieu(x) : besoin d'être et ce qu'il lui (leur) faut. 2. Soit en partant de l'homme. 3. Soit en regardant en arrière vers l'histoire de la métaphysique. 4. Soit en tant que pensée « de » l'être. Celle-ci fonde, par ailleurs, les trois autres. Cette pensée « a le caractère d'une marche qui revient sur ses pas. C'est le pas qui rétrocède. »[109], c'est-à-dire elle va à l'originaire et au fondement. Mais aussi la rétrocession est-elle intrinsèque à la pensée de l'être lui-même comme ekstatique : l'avenir (ce qui vient, ce qui se déploie) assume le présent (l'appropriation) en re-venant vers son être-été (son retrait). Heidegger déclare : « La pensée se rapporte à l'Être comme à *l'avenant* (*Ankommende*). La pensée est, comme pensée, liée à la venue (*Ankunft*) de l'Être, à l'Être en tant qu'il est la venue. »[110]. C'est la thèse heideggérienne de la pensée historiale de l'être qui rend compte de son mouvement temporel, et que nous allons montrer.

Ce qui unit les deux histoires, celle du *Dasein* et celle de l'être, est la résolution devançante en tant que décision instantanée. C'est en elle que le saut et la fondation du Là ont lieu, et ainsi le déploiement de l'essence de l'être[111]. Pas d'*Ereignis* sans décision du *Dasein* et vice- versa ; ainsi

107. *Cf.* BP § 267, p. 540.
108. *Cf.* BP § 259, p. 496.
109. *TE / QIV*, p. 24-29.38-40.
110. *LH*, p. 169.
111. *Cf.* J.-M. SALANSKIS, *Heidegger*, coll. « Figures du savoir » n° 1, Les Belles Lettres, Paris, 1997, p. 90-98. L'auteur dessine deux schémas : le premier est horizontal, indiquant la temporalité transcendantale et ekstatique du *Dasein* comme être-au-monde et projet ; le second est vertical, montrant la dynamique de déclosion-retrait de l'être dans sa sur-mesure. Les deux schémas se rejoignent et se convergent dans le Là comme plan de l'étant. Dans ce Là, c'est l'*Inständigkeit*, à la fois comme insistance et instance, c'est-à-dire comme site instantané de la décision qui constitue l'intersection des deux schémas. Un arc de cercle joint les deux et marque leur unité.

l'homme est-il « fondateur d'histoire »[112]. Ce qui fonde l'histoire est l'entr'appartenance des deux. Il s'agit d'un élan rythmé et « à double mouvement »[113]. Cette dé-cision tranche si histoire ou pas histoire, c'est-à-dire si appartenance à l'être ou abandonnement dans l'inétant[114]. La temporalité ekstatico-horizontale du *Dasein* qui ouvre le monde, le Là, ouvre aussi l'être déjà ouvert dans sa *Lichtung*. La décision donne à l'être le déploiement de sa possibilité. « L'estre est possibilité. »[115], affirme Heidegger. Et il ajoute aussi : « L'Être en tant que désir-qui-s'accomplit-en-pouvoir est le ‹possible›. »[116]. Son eschatologie, qui est histoire, est une anticipation de l'accomplissement, centrée sur l'avenir[117]. L'être est ce qui vient approprier le *Dasein* comme appel et possibilité, et lui donner son pouvoir-être-soi-même. Inversement, dans la circularité, la décision du *Dasein* permet à l'être d'être : de se déployer et d'être approprié[118]. Cette venue appropriante de l'être dans le *Dasein*, comme site instantané, ouvre en lui ses possibilités jetées. L'avenir instantané de l'être est l'*Ereignis*. L'être-été de l'être lui-même est la mise en abri dans l'étant à assumer comme retrait déjà et toujours en œuvre. Heidegger dit : « C'est l'*estre* qui vient prêter son surgissement (*entspringt*) à l''étant'. ». Il ajoute : « L'être humain [...] doit bâtir son histoire à partir d'être le là, ce qui veut dire : doit d'abord à partir de l'*estre* surgissant jusqu'à l'étant, opérer l'œuvre qu'est l'étant. »[119]. L'être (ou la vérité de l'être) est ekstatique. L'unité de ses trois ekstases est donc l'*Ereignis* : la venue appropriante (avenir) et instantanée (présent) dans la mise à l'abri (passé). La venue à soi du *Dasein* s'accomplit dans son laisser-faire-encontre de l'étant intramondain (préoccupation) et dans son être-avec (sollicitude). En synthèse : « L'avenance (*Ereignis*), où tout vient à soi, est l'histoire originale elle-même »[120]. La version inauthentique (ou plutôt désappropriée) de cette unité ekstatique de l'être est l'*Enteignis* : la venue désappropriante (avenir) et présentifiante (présent) dans l'oubli et l'abandonnement de l'être (passé).

112. *BP* § 191, p. 356 ; 202, p. 371.
113. *BP* § 133, p. 288.
114. *Cf.* *BP* § 11, p. 50 ; 46, p. 126.
115. *BP* § 267, p. 539.
116. *LH*, p. 37.
117. *Cf.* Ch. Guignon, « The History of Being », *in* H.L. Dreyfus — M.A. Wrathall (ed.), *A Companion to Heidegger*, *op. cit.*, p. 403.
118. *Cf.* *BP* § 133, p. 288.
119. *BP* § 130, p. 285.
120. *BP* § 12, p. 50.

Dans la conférence : « Temps et être », qui complète l'ouvrage *Être et temps*, Heidegger affirme : « Être, en tant qu'avancée-de-l'être, est déterminé par le temps. »[121]. Il définit l'être comme « mouvement d'approche de l'être, en tant que présent (*Gegenwart*), déterminé par le temps, par ce qui tient au temps. »[122]. Mais aussi le temps est-il déterminé par l'être, et la circularité entre être et temps est une entr'appartenance dans le « Il y a ». Pourtant Heidegger présente avec plus d'emphase les concepts de destin et de co-destin de l'être lui-même. L'historial est déterminé par un destinal. Il dit :

> « Un donner qui ne donne que sa donation, mais qui, se donnant ainsi, pourtant se retient et se soustrait, un tel donner, nous le nommons : destiner. Si nous pensons ainsi le donner, alors l'être qu'Il y a est bien le destiné. [...] L'historique dans l'histoire de l'être se détermine à partir du caractère destinal d'une destination. »[123].

Le destin de l'être est relié au don en tant que son autodonation sans cesse en retrait. Le don de soi est un hors-de-soi, une ek-stase. Le donner du « Il y a » ou du « Cela donne » est un destiner, et le « Il » se trouve dans le temps. Ainsi le temps ekstatique donne-t-il l'être comme destin et histoire. L'homme laisse-avancer-le-déploiement dans la présence. Heidegger affirme que le « Il » trouve son attestation dans l'*Ereignis*[124]. Le concept grec de παρουσία (*parousia*) rend compte de ce procès. Il indique une présence (*prae-s-entia*) dans un double sens : présent (*Anwesenheit*) et être (*Anwesen*). Le préfixe *an-* signifie un mouvement d'approche et le verbe *wesen* : déployer son être. L'être comme *parousia* est un déploiement et une avancée de l'être, un venir en présence[125].

Dans sa conférence : « La Parole d'Anaximandre », Heidegger relie très explicitement l'ek-stase de l'être lui-même et l'ek-stase du *Dasein*. Il dit :

> « Le caractère ekstatique du *Da-sein* est [...] la première appréhension de la correspondance avec le caractère époqual de l'être. L'essence époquale de l'être institue l'essence ekstatique du *Da-sein*. L'ek-sistence de l'homme

121. *TE / QIV*, p. 14.
122. *TE / QIV*, p. 15.
123. *TE / QIV*, p. 23. *Cf.* aussi le *Geschick des seins* (co-destin ou envoi de l'être) en tant que mouvement d'octroi ou de dispensation (*Schickung*) *in Mo / EC*, p. 304-305 ; *LH*, p. 89 : « Cet "*es gibt*" règne comme le destin de l'Être » ; *QT / EC*, p. 33.
124. *Cf. TE / QIV*, p. 24-29.38-40.
125. *Cf. TE / QIV*, p. 14 (p. 48-49, note 1). *Cf. BP* § 164, p. 328.

endure l'ekstatique, sauvegardant ainsi l'époqual de l'être, à l'essence duquel appartient le "là", et par conséquent le *Da-sein.* »[126].

Dans ce paragraphe, la circularité entre *Dasein* et être est manifeste. Le caractère ekstatique de l'être, comme essence époquale, fonde celui du *Dasein*. Celui-ci dans son ek-sistence — par nature ekstatique — est le gardien qui endure l'ek-stase de l'être. Le lien s'effectue, à travers le Là, au sein même de l'être-le-là (*Da-sein*). Ce lien, Heidegger le nomme : correspondance. Ce terme rappelle la définition de la philosophie que Heidegger tente dans « Qu'est-ce que la philosophie ? » : « Une correspondance (*ent-sprechung*) qui porte au langage l'appel de l'être de l'étant. »[127]. Elle trouve son origine et son fondement, dans les *Contributions à la philosophie*, dans la con-frontation (*Ent-gegnung*)[128], c'est-à-dire dans l'entr'appartenance entre être et *Dasein* au sein de la finitude, ce jeu circulaire d'appel et d'appartenance structuré temporellement d'une manière ekstatico-horizontale.

Une telle philosophie de l'histoire de l'être et du *Dasein* nous offre une plate-forme dynamique pour la philosophie de la santé. Comment s'articule l'histoire du Sain et de la santé ? La santé est-elle originairement historiale ? Qu'est-ce que la communauté de soin ? Quel rapport y a-t-il entre héritage sanitaire et création sanitaire ? Comment la résolution devançante du malade ou du médecin est-elle auto-délivrante et dans quel sens ? La question du destin, qui prend parfois un virage tragique dans le bavardage quotidien de l'environnement familial ou médical du malade, ne trouve-t-elle pas ici une piste d'éclaircissement plus profonde ?

Le dieu et la question de la finitude du jet

La question de l'être est-elle vraiment question de finitude ? La mention du dernier Dieu (*der letzte Gott*) [Dieu ultime ou à l'extrême], de son passage et de la fuite (*Flucht*) et de la venue (*Ankunft*) du(des) dieu(x) n'ouvre-t-elle pas la finitude à un infini indéterminé et énigmatique ? Peut-on dire que la temporalité ekstatico-horizontale de l'être et du *Dasein* s'ouvre à une ek-stase verticale qui vient s'articuler avec elle ? C'est difficile de l'affirmer. Mais Heidegger ne cesse d'y faire allusion, d'une manière indirecte, au sein de son hésitation de ne pas dépasser le cadre de la philosophie et

126. *PA / CMN*, p. 275.
127. *QPh / QII*, p. 37-38.
128. *Cf. BP* § 267, p. 533.

de l'horizontalité. La théologie ne cesse de le hanter, même en dehors de l'utilisation philosophique de ses thèmes et de ses concepts.

Dans les *Contributions à la philosophie*, Heidegger consacre la dernière et sixième fugue au dernier dieu qui vient. Il ne cesse de mentionner le dieu tout le long de l'ouvrage. Cette place importante qu'il donne au dieu est intrigante pour une pensée historiale supposée être horizontale et finie. Quelle est donc l'identité de ce dieu ?

1) *Un dieu qui vient et qui fuit*[129] : Heidegger affirme : « C'est dans l'avenance et comme avenance que le Dieu à l'extrême se met à couvert. »[130]. Il ajoute : « L'avenance dédie le Dieu aux hommes cependant qu'elle fait de ceux-ci l'apanage du Dieu. »[131]. Et encore : « L'avenance est l'entre-deux relativement à ce passage du Dieu et à l'histoire de l'être humain. » [132]. Donc, le dieu entre dans la dynamique de l'*Ereignis* et de la vérité de l'être : il vient avec ce qui vient, à la fois dans un dévoilement et dans un retrait. Sa fuite est éprouvée et endurée, et sa venue s'accomplit dans la décision et dans la venue à soi du *Dasein* comme entre-deux de l'homme et de dieu. La fuite de dieu correspond à l'abandonnement de l'être.

2) *Un dieu lointain et proche*[133] : Ce dieu qui vient et qui fuit est ainsi à la fois proche et lointain. Ce lointain est celui de l'indécidabilité et non un au-delà. Aussi est-il *un dieu séparé* par la décision (*Ent-scheidung*) du *Dasein* qui tranche et sépare dans le silence de la retenue. L'homme et le dieu viennent chacun à soi dans leur rencontre au site instantané de la résolution.

3) *Un dieu qui a besoin de l'être et de l'homme*[134] : Le dieu est loin. Pour que son être se déploie et qu'il devienne ainsi proche, il lui faut les hommes comme fondateurs et créateurs. Le déifement [divinisation] (*das Göttern / Götterung*) du dieu nécessite l'être et l'homme. L'être est « ce qu'il faut » au dieu. Cette nécessité est celle du déploiement identitaire, et non d'utilité ou de contrainte. C'est *un dieu qui se déifie* sans cesse. Heidegger dit :

129. *Cf.* BP § 7, p. 40 ; 8, p. 45-46 ; 11, p. 49 ; 56, p. 145 ; 127, p. 281 ; 143, p. 302 ; 191, p. 356-357 ; 254, p. 461.
130. BP § 7, p. 40.
131. BP § 7, p. 43.
132. BP § 7, p. 44.
133. *Cf.* BP § 5, p. 26.31.33.36 ; 7, p. 39.44 ; 43, p. 113 ; 117, p. 264.
134. *Cf.* BP § 1, p. 17 ; 7, p. 39 ; 42, p. 112 ; 123, p. 275 ; 126, p. 280 ; 157, p. 320 ; 255, p. 464 ; 256, p. 466.470-471 ; 267, p. 540 ; 279, p. 576 ; *LT / QIV*, p. 154 ; *LH*, p. 99.135.

> « Car jamais l'estre n'est une détermination du Dieu lui-même ; au contraire : estre est cela qu'il faut au déifiement du Dieu pour néanmoins et pleinement en rester distinct. L'être (comme c'était le cas de l'étantité en métaphysique) n'est ni la plus haute et plus pure détermination du *Theon*, du *deus* et de l''absolu', ni ce qui va avec cette interprétation, à savoir ce qui vient coiffer le plus communément et le plus nûment tout ce qui n''est' pas rien. »[135].

L'être est donc différent de dieu. Le dieu n'est pas. Le dieu heideggérien n'est ni une source de l'être, ni une cause de l'étant, ni un créateur, ni un rédempteur, ni l'être le plus éminent de tout étant, ni ce qu'il y a de plus étant dans l'étant, ni l'étant maximal, ni un transcendant au sens d'un au-delà. Or l'appartenance ou non à l'être du *Dasein* est en corrélation étroite avec l'ouverture ou le renoncement au dieu dans la décision. La venue du dieu n'est pas superflue, mais il transfigure la configuration de l'être. Ce n'est pas un dieu devant lequel l'homme se prosterne, mais un dieu dont l'implantation (*Einsetzung*) dans l'être ne se fait pas sans l'homme : fondation du *Là*. À travers le dieu, l'homme appartient à l'être.

4) *Un dieu souverain et soumis*[136] : Ce dieu est donc « soumis » à l'abyssal du jointoiement (*Abgründigen jener Fügung*) de l'être, à sa constellation articulée. Sa venue en est dépendante. Et c'est de cette manière qu'il est *un dieu souverain*. Il est aussi *un dieu qui dispose*[137]. Le dieu a une disposition sur (*Verfügung über*) l'homme et l'homme une disposition pour (*Verfügung für*) le dieu dans la retenue. Cette circularité se déploie au sein du *Geviert*. Mais c'est *un dieu qui attend* l'homme et non pas l'inverse[138], aussi *un dieu de béatitude*[139].

5) *Un dieu qui passe* (*Vorbeigang*) *et traverse*[140] : Le dieu « ne fait que *traverser de déité* (*durchgottet*) l'estre : en œuvre et sacrifice, en geste et pensée. »[141]. Son passage a lieu dans un choc au site instantané de la décision qu'est le *Dasein*. Il est éphémère, fugace, insaisissable, transitoire, fuyant, dépaysant et évanescent. Le dévoilement rebondit en retrait. Il faudrait donc se préparer pour endurer sa venue sans l'immobiliser dans un présent du sous-la-main. Sa venue est pourtant effective et divinisante : « Le filet (*das Netz*) dans lequel le Dieu à l'extrême se prend lui-même

135. *BP* § 123, p. 276 ; *cf. BP* § 126, p. 280 ; 127, p. 281.
136. *Cf. BP* § 2, p. 20 ; 32, p. 93.
137. *Cf. BP* § 5, p. 33 ; 136, p. 293-294.
138. *Cf. BP* § 256, p. 474.
139. *Cf. BP* § 256, p. 473-474.
140. *Cf. BP* § 5, p. 32 ; 7, p. 43-44 ; 171, p. 337 ; 208, p. 379 ; 254, p. 462 ; 255, p. 464 ; 256, p. 470.474.
141. *BP* § 142, p. 301.

pour le déchirer et faire que ce que l'avenance a de parfaitement unique aille jusqu'à sa fin, de manière divine et étrangement singulière, comme il sied à ce qui est le plus dépaysant parmi tout l'étant. »[142]. Ce dieu ne vient pas, primairement d'une manière existentielle dans le vécu d'une personne ou d'une communauté, mais plus originairement dans le déploiement de l'être.

Le dieu est à la fois *un dieu singulier et pluriel* : du fait que sa venue se fait dans le retrait, il ne cesse de prendre des figures époquales, destinales et différentes dans l'histoire de l'être. Le dernier dieu est en rapport avec l'autre commencement : il ouvre une étape nouvelle, un avant et un après. C'est *un dieu qui a une histoire*[143].

6) *Un dieu nouveau et différent*[144] : Heidegger critique la christianisation du dieu et sa croissante officialisation publique. Ce dieu est mort. Son dieu n'est ni le dieu christique ni un autre dieu actuel.

7) *Un dieu qui envoie des signes*[145] : Le dieu répond à l'appel de l'être. Son signe coïncide avec le signe de l'être comme invitation de l'homme à la décision face à l'abandonnement de l'être.

8) *Un dieu inhabituel dans l'habituel du quotidien*[146] : Le dieu vient par le *Geviert* dans la chose même, et de la chose on remonte au dieu. Heidegger, dans sa « Lettre sur l'humanisme », évoque une anecdote d'Héraclite, bien expressive de ce fait. Des gens viennent voir le philosophe. Ils sont étonnés de le voir au four pour se chauffer. Il leur déclare que les dieux sont présents ici aussi. L'éthique, qui pense le séjour de l'homme, est fondée dans l'ontologie où « être » équivaut à habiter. Ainsi dans un événement banal, familier, courant et proche, le lointain et l'indicible s'approchent-ils. La conférence : « La chose », en témoigne.

9) *Un dieu qui sauve* : Heidegger affirme lors du célèbre entretien du 23 septembre 1966 publié dans le *Spiegel* :

> « La philosophie ne sera pas capable d'effectuer une transformation immédiate de la condition présente du monde. Cela n'est pas seulement vrai pour la philosophie, mais de toute la pensée et les efforts humains. Seulement un Dieu peut encore nous sauver. La seule possibilité qui est laissée pour nous est de faire une sorte de préparation à travers la pensée et la poésie,

142. *BP* § 142, p. 301.
143. *Cf. BP* § 191, p. 356.
144. *Cf. BP* § 7, p. 40-41 ; 56, p. 145 ; 72, p. 167 ; entête de la sixième fugue, p. 459 ; 256, p. 468.
145. *Cf. BP* § 39, p. 107 ; 248, p. 452 ; 253, p. 461 ; 255, p. 465 ; 256, p. 467.
146. *Cf. LH*, p. 145-151.

pour l'apparition du dieu ou pour l'absence du dieu dans le temps de la transition ; car en face du dieu qui est absent, nous fondons. »[147].

Le concept théologique de salut prend, chez Heidegger, un sens philosophique. Il s'agit de laisser-venir le déploiement originaire de l'être comme *Ereignis*. Le verset de Hölderlin qu'il cite dans « La question de la technique » : « *Mais, là où il y a danger, là aussi croît ce qui sauve.* », montre que l'essence de la technique comme *Gestell* abrite en elle la croissance de ce qui sauve. Le *Gestell* se métamorphose destinalement en *Ereignis*[148].

10) *Un dieu inconnu* : L'ajout d'une sixième fugue ouvre une brèche ou une fissure dans une structure ou une totalité de la conception heideggérienne du déploiement de l'être, où il y a une entr'appartenance entre être et rien, entre vérité et non-vérité. Le dieu vient marquer une ouverture sur l'infini et sur l'inconnu, inhérente à l'être qui est fini[149]. « Le dieu représente l'inconnue de l'équation de l'être », affirme S. Gourdain[150]. Ce « divin inconnu » entre dans le jeu énigmatique et mystérieux du *Geviert* avec son anneau encerclant, rassemblant et unifiant, à la fois fermé et ouvert, et où il y a la con-frontation[151]. La circularité entre fini et infini, entre vérité et mystère est alors maintenue au sein de l'Ouvert.

Par ailleurs, Heidegger, à travers cette conception hésitante, floue et confuse d'un dieu inconnu et paradoxal, risque de retomber dans l'onto-théo-logie qu'il a critiquée en déconstruisant la métaphysique occidentale. Ce terme, utilisé pour la première fois chez Kant, signifiait une théologie rationnelle, transcendantale, conceptuelle et non expérimentale, qui vise à connaître l'existence de l'être originaire. Kant affirme l'impossibilité d'une telle tâche ruineuse. Mais l'onto-théo-logie que Heidegger critique est autre. Il s'agit de la métaphysique même où ontologie et théologie se trouvent en un triple rapport : circularité (un étant comme modèle primaire), simultanéité (généralité et primauté de l'étant) et structure propre

147. *PhPW*, p. 38. *Cf. GA* 16, p. 671. La traduction française est la nôtre. Elle est issue de celle anglaise de M.P. Alter et J.D. Caputo.

148. *Cf. QT / EC*, p. 38-39.43.

149. *Cf.* S. Gourdain, « Heidegger et le "dieu à venir" : s'il y être, pourquoi Dieu ? », *in Klēsis — Revue philosophique*, 2010, p. 97 (*cf.* p. 101). Selon l'auteur, le dernier dieu heideggérien, le dieu à venir est en somme : « une présence fugace à l'horizon de l'être », « une figure sans visage », un dieu poète (p. 89-103).

150. *Ibid.*, p. 102.

151. *Cf.* F. Darwiche, « Le divin (*Göttliche*) au coeur du quadriparti (*Geviert*) », *op. cit.*, p. 326.332 (p. 309-332).

de la métaphysique[152]. Il la définit comme l'approche de l'essence de l'étant à partir de l'existence d'un étant suprême dont le mode d'être servirait, par analogie, de modèle et d'archétype pour l'essence de tout étant. Mais Heidegger, en portant à la philosophie des thèmes de théologie[153], n'a pas pu s'empêcher de rentrer dans la circularité entre ontologie et théologie, à travers la réintroduction du concept d'onto-théo-logie. Il en rend compte avec réserve : « Onto-théo-logie : c'est là une caractérisation possible de la question fondamentale de la philosophie, mais elle demeure toujours simplement rétrospective »[154]. Le parallèle entre la question de l'être lui-même et la structure onto-théo-logique est possible, si le rapport entre ce qu'on nomme ontologie et ce qu'on nomme théologie est celui entre le fondement de l'être (et de sa vérité) et l'être (et sa vérité) du fondement.

Une telle inclusion de Heidegger de la notion du dieu dans sa philosophie permet à une philosophie de la santé qui s'en inspire à étudier le rapport entre santé et salut, entre le saint et le Sain. Vu la fréquence de l'abord de ce thème au lit du malade, d'une manière directe ou indirecte, se posent des questions telles que : Quelles sont les conditions de possibilité inhérentes au concept de santé pour une ouverture au salut ? Comment articuler ces deux concepts ? Comment ne pas faire du dieu

152. *Cf.* F. JARAN, « "L'onto-théologie dans l'œuvre de Martin Heidegger." Récit d'une confrontation avec la pensée occidentale », *in Philosophie*, n° 91, 2006, tome 3, p. 37-62 (surtout p. 42).

153. *Cf.* J. CAPUTO, « Heidegger and theology », *in* Ch. GUIGNON (ed.), *The Cambridge Companion to Heidegger*, coll. « Cambridge Companions to philosophy », Cambridge University Press, Cambridge, 1993, p. 270-288. L'auteur synthétise les différentes attitudes théologiques de Heidegger. La pensée de Heidegger est, dès le départ, imprégnée de religion et de théologie, tant au niveau de sa vie familiale dans laquelle il a été éduqué que dans ses premiers écrits, avec l'influence du mysticisme médiéval dont surtout Maître Eckhart. Après une première étape de catholique ultra-conservateur, Heidegger passe par un premier tournant (après 1917). Il remet en cause sa foi catholique et non pas le christianisme comme tel. Il devient plus proche du protestantisme libéral. L'influence de Luther, de Pascal et de Kierkegaard, qui l'ont conduit à Augustin et Paul, est décisive. Un deuxième tournant (après 1928) s'accomplit durant les années de la guerre où il devient lecteur de Nietzsche et hostile au christianisme. Sa philosophie, qui est toujours méthodologiquement athée, devient plus critique envers le christianisme traditionnel. Un troisième tournant après la guerre est celui d'un retour au mysticisme et au sacré, avec un dieu plus proche du bouddhisme que du christianisme. Le concept de *Gelassenheit* utilisé ultérieurement est, par ailleurs, un des concepts principaux de Maître Eckhart.

154. *GA* 42, p. 113. *Cf.* F. JARAN, « "L'onto-théologie dans l'œuvre de Martin Heidegger." Récit d'une confrontation avec la pensée occidentale », *op.cit*, p. 60.

une échappatoire ou une fuite de l'assomption de la finitude ? Le concept de santé est-il strictement limité à la finitude ?

Le jet entre appel et appartenance

Dasein et *Ereignis* sont deux concepts clés de la philosophie heideggérienne ; ils entrent en jeu, d'une manière co-originaire, constitutive et circulaire, au sein même de l'unique jet temporel de l'être. Ce qui les lie ensemble relève à la fois du temps et de l'être : le *Dasein* est une venue à soi qui s'auto-approprie ; l'*Ereignis* est la venue à soi de l'être qui s'auto-approprie, trans-approprie et approprie. Un texte synthétique de Heidegger illustre bien cette dynamique d'appropriation :

> « La séité (*Selbstheit*), comme voie (*Bahn*) et règne (*Reich*) de l'appropriation (*Zu-eignung*), qui est origine pour ce "à quoi" (*Zu*) l'on s'approprie, et donc origine même du "soi" (*Sich*) qui s'approprie ainsi. Fondement pour l'appartenance (*Zugehörigkeit*) à l'estre, laquelle contient en soi la trans-appropriation (*Über-eignung*) (dans l'instance). Cette dernière, seulement là où d'abord et constamment il y a appropriation ; mais les deux à partir de ce qui approprie (*Er-eignung*) dans l'avenance. »[155].

Voilà en quelques phrases une conceptualisation de toute la dynamique du déploiement de l'être et du *Dasein*. La séité est l'être-soi (*Selbstsein*) comme déploiement de l'essence propre du *Dasein*[156]. Le soi n'a pas une propriété (*Eigenschaft*) qu'il possède comme qualité d'une représentation, mais il est une proprie-été (*Eigentum*) comme être-rendu propre à soi : pas dans le cadre de l'avoir mais de l'être, pas dans l'optique de l'*idem* mais de l'*ipse*. Cette proprie-été est une appropriation (*Zu-eignung*) comme un processus et une dynamique d'être soi-même. Il s'agit à la fois d'être-rendu propre et de se rendre propre à soi. Cela s'effectue par la décision instantanée. Le « à quoi » (*Zu*) de la propriation (*Eignung*) est le soi : le soi approprie son soi, il s'approprie ; il est origine et fin du mouvement de la propriation. Mais ce processus est plus originaire que le soi : il est celui de l'être lui-même. L'être vient à soi dans un mouvement de dévoilement et de retrait : il se déploie, il se rend propre à lui-même. Le déploiement est, en son essence même, un processus d'auto-appropriation. Mais comme il est le fondement constitutif du *Dasein* comme être-le-là, il y a comme un transfert d'appropriation : une trans-appropriation (*Über-eignung*)[157].

155. *BP* § 194, p. 363. La traduction est modifiée par nous.
156. *Cf.* *BP* § 197, p. 365-366.
157. *Cf.* *BP* § 197, p. 366-368 ; 229, p. 407.

Le pouvoir-être du *Dasein* vient plus originairement du pouvoir-être de l'être lui-même qui le fonde. Le laisser-être du *Dasein* suit la même dynamique. Être et *Dasein* sont chacun un projet-jeté, mais le premier fonde le second et le second déploie le premier. Ici, le pouvoir-être s'identifie avec le laisser-être dans la décision. La trans-appropriation, qui a lieu dans cette décision instantanée, trouve son origine dans le fondement originaire qui relie être et *Dasein*, et qui est l'*Ereignis* en tant que ce qui approprie (*Er-eignung*) ou l'événement-avènement appropriant. Il le fait même à travers le *Geviert*. Le préfixe « trans- » implique un à-travers, une mise en communication, un transfert d'être de l'être à l'étant. Il marque ce que Heidegger appelle entr'appartenance ou appartenance commune (*Zusammengehörigen*) de l'être et du *Dasein*. Ce qui est commun est l'appropriation comme *Ereignis* qui fonde l'appartenance (*Zugehörigkeit*) du *Dasein* à l'être qui l'appelle. L'appel de l'être est ainsi un appel d'appropriation. Il pourrait se résumer dans la formule : « La venue à soi dans l'avenance (*er-eignet im Ereignis*) »[158], ou : « L'avenance fait venir à soi (*das Ereignis er-eignet*) »[159]. L'appartenance est un entendre (*Hören*) de cet appel.

Heidegger décrit ce même processus avec d'autres concepts :

> « *Le Dasein, en tant qu'il fondamente à titre de projet-jeté, est effectivement la réalité la plus haute dans le domaine de la figuration* (*Einbildung*), si l'on admet par ce mot non pas seulement une faculté de l'âme, voire transcendantale [...] — mais bien l'*Ereignis* même où bat le rythme de toute *trans-figuration* (*Verklärung*). »[160].

L'étant est ainsi abordé avec le concept de figure (*Eingebildet*) : il est ce qui est porté à la lumière dans le Là, dans la *Lichtung* de l'Ouvert. La figure du *Dasein* a la primauté parmi les figures des étants. La figuration est le processus de figurer, d'être une figure, c'est-à-dire d'être soi-même. Elle est en étroite relation avec l'*Ereignis* qui figure et trans-figure : l'être, qui se déploie, prend figure dans le *Dasein*. La figuration est du même ordre de l'appropriation : les deux se rapportent à l'être-soi, l'une comme métaphore optique et l'autre en tant que métaphore économique.

L'appropriation est économique dans le sens étymologique de ce terme : le grec *oïkos* signifie maison, et *nomos* implique une loi, une gestion. Ainsi l'appropriation est-elle la gestion de l'habitation, c'est-à-dire le mode d'habiter. Or être et habiter sont étroitement liés chez Heidegger :

158. *BP* § 205, p. 376 ; *cf.* *BP* § 269, p. 548 ; 168, p. 335 (« *Er-eignung im Ereignis* ») ; 267, p. 533.
159. *BP* § 225, p. 399 ; *cf.* *BP* § 271, p. 553.
160. *BP* § 192, p. 357. La traduction est modifiée par nous.

« je suis » veut dire « j'habite ». Mais il s'agit d'une habitation à titre nomade. La sédentarité invite à la familiarité (*Heimlichkeit-Vertrautheit*) et au rassurement (*Beruhigung*), alors que le nomadisme évoque l'étrang(èr)eté (*Unheimlichkeit*) et le dépaysement (*Befremdlichkeit*)[161]. Le *Dasein* est sans cesse pris dans cette double dynamique circulaire de l'habitation. Cette dynamique indique le double mode authentique / inauthentique, en rapport avec le *Dasein*, corrélé à l'approprié / inapproprié, en rapport avec l'être. Le nomadisme, dans ce sens particulier, évoque le fait de quitter, sans cesse, son lieu vers un autre pour se retrouver. Il est en circularité avec la sédentarité. Ce hors-de-soi de l'ek-stase temporelle, ce se tenir en dehors de son habitation, se recourbe en un en-soi de l'appropriation, de l'en-stase de la décision instantanée comme instance, en un se tenir dans son habitation. L'ek-stase temporelle heideggérienne semble se renverser circulairement en en-stase spatiale du présent instantané et en son retenir. Cela rappelle bien la dynamique de la temporation-espacement qui sous-tend le refus hésitant. Le lien entre appartenir et habiter s'éclaire : l'appropriation du *Dasein* est donc l'appartenance à l'habitation qu'est l'être. Celle-ci est appel : appartenir est habiter l'appeler. Heidegger dit : « La séité est appartenance qui vient habiter l'intense intimité du litige, lequel est la bataille qui se livre en l'avenance à soi. »[162]. Mais cet appartenir fait pendant au refus, à l'abandonnement, à la désappropriation (*Enteignung*) où le *Dasein* n'effectue pas de résolution devançante, mais où il est irrésolu. La circularité de l'*Er-eignis / Ent-eignis* est corrélée à celle du dévoilement / retrait.

Le déploiement de l'être, sous la figure d'une spirale, est inclusif du déploiement du *Dasein* dans son être-soi-même (*cf.* figure 4). Ce qui tourne et retourne est l'être en lui-même et l'être du *Dasein* et des étants. L'ouverture d'une telle spirale — à la manière d'un ressort — dépend de la réponse à l'appel de l'être. Cette réponse, dans la décision instantanée, institue une appartenance, c'est-à-dire la laisse-être, la laisse-venir. Le *Dasein* se trouve, déjà et toujours, emmené et jeté dans une telle spirale d'être. Il extend le déploiement de la surabondance de l'être qui vient. L'être vient dans une appartenance de plus en plus résolue. Mais cette venue est processuelle : l'*Ereignis* est l'endroit d'un envers qui est l'*Enteignis*. Cette spirale est imprégnée de vide, de rien, de retrait. Elle n'est pas un

161. Heidegger n'évoque pas les concepts de nomadisme et de sédentarité. *Cf.* BP § 190, p. 355-356, où le philosophe évoque la circularité au sein de l'*Ereignis* entre abandonnement et venue du signe, entre échappée (*Ausbruch*) et revenir habiter (*Einkehr*).

162. BP § 198, p. 368.

flux continu de présence, mais elle est alternée d'absence. Elle est le jet de l'être comme projet-jeté dans lequel le *Dasein* se jette, à chaque fois, d'une manière originaire. Il se laisse-être approprié par le jet et il se l'approprie dans son pouvoir-être. Ce jet se déploie dans le Là, le monde, au sein de la constellation de la terre, du ciel, des mortels et des divins (du *Geviert*). Il est fini et ouvert, comme d'une brèche, à l'infini et l'inconnu. Il trace la clairière de l'Ouvert dans laquelle chaque étant est projeté vers sa vérité propre. Ce qui tire et étire la spirale est son avenir. Son processus de spiralisation est la temporalité ekstatico-horizontale structurée originairement en dévoilement et retrait, en éclosion et déclosion.

Appartenance

Er-eignis

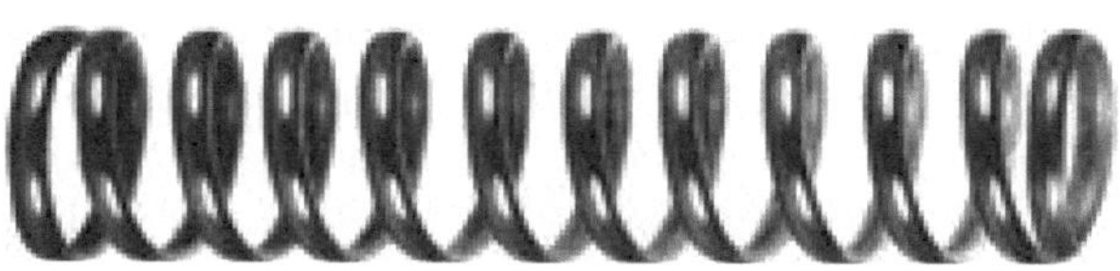

Appel

Figure 4 : Appel et appartenance

La question de la totalité se pose ici d'une manière aiguë. Il n'est pas surprenant qu'Emmanuel Lévinas, disciple de Heidegger, ait écrit un livre intitulé : « Totalité et Infini »[163]. Échappant au système, Heidegger ne risque-t-il pas de retomber dans le système et dans la structure de finitude où tout est articulé avec tout ? En parlant d'ouverture, ne risque-t-il pas de fermer la philosophie à une finitude immanente et stérile dans l'être-jeté ? Nous pensons le contraire. C'est au sein de l'assomption de la finitude la plus « crue » que l'ouverture à l'infini pourrait avoir lieu et que vienne ce qui vient. Être toujours en chemin et questionner. Une philosophie de la santé, à partir de Martin Heidegger, qui se veut authentique, peut-elle ne pas être globale sans être englobante, systématique sans faire système, totale sans se fermer à l'infini ? La spirale dans laquelle le malade et le médecin sont pris, ambivalente qu'elle est, n'abrite-t-elle pas, en elle, une circularité herméneutique, et ainsi une circularité ouverte et ouvrante ?

163. *Cf.* E. LÉVINAS, *Totalité et Infini. Essai sur l'extériorité*, Kluwer Academic, Martinus Nijhoff, La Haye, 1971.

Transition

Tout au long de ce chemin, marchant lentement à la suite des pas de Heidegger, s'éclaircit pour nous, dans cette clairière, comment l'allégorie du jet illustre la circularité herméneutique. Nous n'avons cessé de parler du cercle qui dynamise le rapport entre les concepts du philosophe, sans essayer de résoudre dialectiquement les problèmes formulés. Cette allégorie a permis de suivre, dans le plan de la première partie, un chemin inverse, un retournement, en allant du second Heidegger au premier Heidegger[164]. Elle montre, par ailleurs, l'unité de son parcours. Le texte d'*Être et temps* — comme transition — a été relu à la lumière de celui des *Contributions à la philosophie* qui l'intègre tout en le dépassant. Heidegger raconte l'histoire de l'être et du *Dasein* d'une manière intégrale. Chacun, tant l'être que le *Dasein*, est projet, être-jeté, projeté, jet et jeteur. La circularité entre les deux est pourtant doublement asymétrique. D'une part, il s'agit de la primauté de l'être comme primauté d'origine et de fondement : l'être est fondement du *Dasein* et il met en mouvement la circularité d'une manière originaire. D'autre part, une primauté du *Dasein* est mise en relief comme primauté de compréhension et de déploiement : seul le *Dasein*, comme « contre-jet de l'être » (*Gegenwurf des Seins*)[165], être-au-monde et souci, comprend l'être et le laisse se déployer, à travers sa résolution devançante, dans les tonalités de l'angoisse et de la retenue. Pourquoi être et *Dasein* sont-ils intégrés ensemble ? Et pourquoi sous la forme d'un jet ? Heidegger ne répond pas. Sa seule déclaration est énigmatique et constitue un postulat de base : « Cela donne » (*Es gibt*), comme don et donateur. Comment être et *Dasein* sont-ils articulés ensemble en jet et qu'est-ce qui les intègre ? Heidegger insiste sur la nécessité de la décision instantanée du *Dasein* d'entrer dans le jet, dans le sens de pouvoir-être en tant que se-laisser-être et laisser-être, donc de s'abandonner au jet de l'être. Cet abandon, — qui n'est point soumission — à un don préalable s'effectue en laissant venir l'être dans le sens d'advenir. Ce laisser-être est un saut (*Sprung*), un jet dans le jet, un se-laisser-être pris dans le jet originaire, dans

164. « La distinction que vous faites entre Heidegger I et Heidegger II est justifiée à la seule condition que l'on prenne garde à ceci : Ce n'est qu'à partir de ce qui est pensé en I qu'est seulement accessible ce qui est à penser en II, mais le I ne devient possible que s'il est contenu en II. » (*LR / QIV*, p. 188).

165. *LH*, p. 108-109. Le mot *Gegenwurf* est insuffisamment traduit par « réplique » dans la traduction française. La racine *wurf* indique que « contre-jet » est une meilleure traduction.

l'*Ereignis*, comme déporté, emporté, emmené dans la vérité qui se dévoile en se retirant, un se jeter « dans l'ouvert de l'ouverture qu'est le projet »[166]. Jeté lui-même, le *Dasein* projette la chose jetée dans l'être. Il est un jet dans le jet de l'être. Heidegger affirme : « Le jeteur du projet est lui-même jeté, mais seulement dans le jet et par lui. »[167]. Ce jet est ainsi le projet tant du *Dasein* que de l'être[168]. Le projeter est le se jeter dans le trajet du jet qui ouvre. C'est le même et unique pro-jet ekstatico-temporel, celui du *Dasein* et de l'être. Chaque événement du quotidien se transforme ainsi, instantanément, en un avènement qui est un déploiement et un dévoilement de l'être. Nous retrouvons alors, chez Heidegger, la radicalisation de la maxime de la phénoménologie : « Aux choses mêmes ! »[169]. Mais la finitude est fissurée et ouverte vers l'infini et l'inconnu, vers un « Cela donne », et on ne cesse d'y cheminer.

C'est, au sein de ce point d'orgue de la philosophie heideggérienne, que les questions recueillies concernant le problème de la santé pourraient trouver un centre de gravité et un axe de pivotement. C'est ici que se forge notre « question fondamentale » : Qu'est-ce que la santé ? Cette question ne cesse de circuler avec nos « questions directrices » : Qu'est-ce que la maladie ? le soin ? la guérison ? Qui est le malade ? le médecin ? le soignant ? Qu'est-ce que la médecine ? la douleur et la souffrance ? Pour aller « aux choses mêmes » du monde de la santé, ne faudrait-il pas emprunter un chemin, parmi d'autres possibles, qui soit simple, élémentaire, originaire et intégral ? Un tel chemin qui pourrait ouvrir des chemins à une philosophie de la santé qui se cherche ?

La distinction, dès le départ, entre questions sanitaires émergentes et immergentes, au sein du parcours de la philosophie heideggérienne, positionne doublement la philosophie de la santé par rapport à elle : 1. Une application comme « ontologie régionale » qui s'inspire d'elle avec plus ou moins une extrapolation. 2. Une réinterprétation dans le domaine de la santé. Cette double position montre qu'une telle philosophie de la santé essaie d'entrer en circularité herméneutique avec la philosophie de Heidegger.

166. *BP* § 183, p. 348.
167. *BP* § 138, p. 297.
168. « Ce projet est provoqué par le jet de l'Être lui-même dans son Da, dans le Dasein. », affirme M. Corvez, en mettant en relief la primauté de fondation de l'être, *in* M. CORVEZ, « L'Être et l'étant dans la philosophie de Martin Heidegger », *op. cit.*, p. 274.
169. *SZ* § 7, p. 42.

Un des points de départ fondamentaux, qu'une philosophie de la santé pourrait avoir, est la définition de la santé dans la Constitution de l'Organisation mondiale de la santé : « La santé est un état de complet bien-être physique, mental et social, et ne consiste pas seulement en une absence de maladie ou d'infirmité. » (ar. 1 du préambule)[170]. Cette définition relie santé et être dans une optique existentielle (dimensions physique, mentale et sociale), positive (non pas l'envers d'un manque ou d'une privation), globale (notion de complétude), statique (état) et à connotation morale (bien). Cette définition est déficitaire et réductrice. Il faudrait la refonder ontologiquement et la reformuler. Elle demeure marquée par l'histoire de la métaphysique occidentale et par ses distinctions conceptuelles. Bien que sa visée soit humanitaire et normative, elle n'arrive pas à expliciter le lien entre être et santé. C'est ce que la deuxième partie de notre travail tente de développer à partir de ce qu'offre, pour nous, Martin Heidegger.

170. M. Bélanger, *Le droit international de la santé*, coll. « Que sais-je ? » n° 3204, PUF, Paris, 1997, p. 10 ; Y. Beigbeder, *L'Organisation mondiale de la santé*, coll. « Que sais-je ? » n° 3234, PUF, Paris, 1997, p. 13. Cette définition s'inspire de l'article 55 de la Charte de l'ONU.

Partie II

De la santé qui vient

Chapitre 1

Approches heideggériennes dans le monde de la santé

La philosophie de la santé, à partir de Martin Heidegger, est une ontologie régionale : elle déploie et actualise la phénoménologie ontologique et herméneutique heideggérienne dans le monde de la santé. Elle est, par ailleurs, une réponse à la question que se pose Heidegger dans son investigation ontologique de la mort : « À moins que nous ne devions concevoir la maladie et la mort — même envisagées médicalement — primairement comme des phénomènes existentiaux ? »[1]. Elle suit la circularité entre ontologie fondamentale (fondation) et ontologies régionales (déploiement)[2]. Cette philosophie s'est développée, à travers la littérature, en plusieurs approches que nous regroupons globalement en trois : 1. La *Daseinsanalyse*. 2. L'éthique du *care*. 3. La phénoménologie de la médecine et de la santé. Nous exposons alors quelques-unes, non point d'une manière exhaustive, mais plutôt d'une façon illustrative d'une relecture sanitaire d'*Être et temps* et de la question de la technique chez Heidegger. Une récapitulation finale ouvre à de nouvelles pistes encore non explorées.

La *Daseinsanalyse*

La *Daseinsanalyse* est un courant de psychothérapie actuel qui tient son origine d'une déconstruction de la psychanalyse freudienne par une approche

1. *SZ* § 49, p. 198-199.
2. *Cf. SeZu*, p. 262.

phénoménologique et une analytique du *Dasein* appliquées dans le monde de la psychologie clinique et de la psychiatrie. Les séminaires de Zurich, animés par Heidegger lui-même et par son ami le psychiatre Medard Boss, marquent le passage vers une philosophie de la santé, du soin et de la maladie dans un contexte psychiatrique. Ils envisagent une mise en question de l'*evidence-based Medicine* avec une nouvelle approche de la relation de soin et un abord phénoménologique du corps et de la psychosomatique.

De l'analytique du *Dasein* à la *Daseinsanalyse*

Heidegger a animé avec Boss les séminaires de Zollikon à Zurich (1959-1969) où il aborde des thèmes médicaux à partir d'une perspective philosophique. Il participe alors, d'une manière directe, au passage d'une analytique existentiale du *Dasein* d'*Être et temps* à une *Daseinsanalyse*. Le mot « *Daseinsanalyse* » est un terme du psychiatre Ludwig Binswanger ; il est traduit au départ faussement par analyse existentielle[3]. En effet, les deux psychiatres fondateurs de la *Daseinsanalyse*, Boss et Binswanger, chacun en rapport étroit et personnel tant avec Freud qu'avec Heidegger, ont essayé, face aux acquis de la psychanalyse freudienne, d'élaborer une analyse existentiale psychothérapeutique à partir de la phénoménologie heideggérienne. La *Daseinsanalyse* est une psychothérapie fondée dans l'analytique du *Dasein*[4]. Il existe donc dès le départ une circularité entre les deux approches : psychothérapeutique et philosophique. Celle-ci est corrélée à la circularité entre les deux approches : existentielle et existentiale, et les deux autres : ontique

3. *Cf.* Ph. Cabestan — F. Dastur, *Daseinsanalyse*, coll. « Bibliothèque des philosophies », Vrin, Paris, 2011, p. 32. La *Daseinsanalyse* est différente de l'analyse existentielle (*Existenzanalyse*) de Viktor Frankl. Ce dernier, fondateur de la logothérapie, adopte une dynamique similaire à celle de la *Daseinsanalyse*, centrée sur la liberté et sur la responsabilité, enracinée dans l'existence, la facticité et la déchéance, orientée vers l'avenir et visant une déconstruction de la psychanalyse. Mais l'approche de Frankl est plus inspirée par la phénoménologie axiologique et la philosophie de la personne chez Max Scheler. Frankl évoque un « inconscient spirituel », parle de « volonté de sens » — sens de la vie — et fonde sa thérapie sur un *Logos* déconstruit, par ailleurs, par Heidegger, mais qu'il comprend dans une perspective spirituelle. *Cf.* V. Frankl, *Man's Search for Meaning. An Introduction to Logotherapy*, Beacon Press, Boston (Massachusetts), 1992 ; *Le dieu inconscient*, traduction de M. Neusch et J. Feisthauer, coll. « Religions et sciences de l'homme », Éditions du Centurion, Paris, 1975 ; P. Le Vaou, « Existenzanalyse et Daseinsanalyse : deux perspectives différentes du Logos », *in Le Portique* [En ligne], *Archives des Cahiers de la recherche*, Cahier n° 2, 2004, mis en ligne le 06 octobre 2005, consulté le 26 mai 2016. URL : http ://leportique.revues.org/471.
4. *Ibid.*, p. 9-11.

et ontologique[5]. La *Daseinsanalyse* médicale est ontique, existentielle, thématisée et concrète. Comme anthropologie philosophique, elle prend en compte un *Dasein* singulier dans son contexte socio-historique. Elle se divise en analyse existentiale normale et en pathologie correspondante[6]. L'analyse heideggérienne, dans le sens kantien, n'est pas une réduction d'un tout à ses éléments, mais « l'articulation de l'unité d'un ensemble structurel » (*Strukturgefuge*), une synthèse et une recherche de l'unité originelle et ontologique de la compréhension[7]. La philosophie ontologique heideggérienne, comme sagesse de vie, donc en tant que philosophie au sens vrai du terme, fonde et promeut ainsi une éthique[8]. La plate-forme conceptuelle ontologique de Heidegger dans *Être et temps* devient ainsi un arrière-fond analytique, implicite, et une structure de pensée et d'analyse pour les psychothérapeutes : être-au-monde, existentiaux, authenticité, temporalité, ouverture, etc.

Le virage principal, qu'opèrent Heidegger et Boss, concerne le statut du patient analysé et la méthode d'analyse qui lui est corrélée. Le patient est un *Dasein*, un être-au-monde : il doit être analysé ni comme un sujet, ni comme un objet d'étude, ni être réduit à des symptômes et à des mécanismes psychiques, ni être approché comme un être isolé, indépendant de son monde et de sa structure temporelle ekstatico-horizontale. Il doit être « vu » et écouté en tant que phénomène qui se montre en lui-même et par lui-même. Il devient transparent à sa structure propre, en tant que *Dasein*, et à ses modes d'être, pour une meilleure liberté et pour une ouverture plus authentique. Dans ses conversations avec Boss, Heidegger affirme :

> « L'être humain a essentiellement besoin d'aide car il est toujours en danger de se perdre, de s'oublier, de ne pas venir à bout de lui-même. Ce danger est en rapport avec la liberté des êtres humains. Toute la question du pouvoir-être-malade est en rapport avec l'incomplétude de son essence. Toute maladie est une perte de liberté, une restriction à la possibilité de vivre. »[9].

Cette définition de la maladie et de la santé est en rapport étroit avec la liberté dans le sens de libération : se perdre ou se trouver, inauthenticité ou authenticité, ne pas être (authentiquement) ou être. La maladie est ainsi une perturbation et une privation — et non pas une négation et une absence — de la santé, donc de l'identité et de l'autonomie de décision. Elle

5. *Cf. SeZu*, p. 186-187.285.
6. *Cf. SeZu*, p. 189.
7. *SeZu*, p. 176.
8. *Cf.* LH, p. 145-151.
9. *SeZu*, p. 226.

est une restriction du pouvoir-être et des possibilités de l'homme. Par suite, aussi la santé n'est-elle pas définie, à travers un manque, par l'absence de maladie[10]. Boss affirme dans ce sens : « Si les êtres humains ne sont pas libres de décider, de prendre et de porter les possibiliés de comportement inhérentes à leur existence, il ne pourrait y avoir ni culpabilité, saine ou pathologique, ni guérison thérapeutique. »[11]. Les trois questions caractéristiques d'une *Daseinsanalyse* sont : « (1) Comment est la liberté du patient pour réaliser ses potentialités atteintes à un temps déterminé ? (2) Quelles sont ces potentialités ? (3) Par rapport à quelles entités du monde de la personne cette atteinte a-t-elle lieu ? »[12]. Les possibilités du *Dasein* ne sont ni les tendances, ni les capacités d'un sujet, mais elles résultent de la situation historique de décision, c'est-à-dire « du comportement à l'égard de ce qui vient à notre rencontre »[13]. Elles concernent le problème du déploiement de l'être-au-monde du malade dans son monde prochain : propre, commun et ambiant, en tant qu'être-soi-même (mienneté), être-avec (sollicitude) et être-auprès (préoccupation). Ce manque de déploiement est ainsi global et intégral : ce qui dépasse et intègre la prise en compte de la simple dimension psychosomatique. Toute thérapie et toute relation de soin doivent viser le malade dans sa totalité structurelle. La santé est alors un déploiement de l'essence de l'homme en tant que *Dasein* authentique et, dans sa temporalité ekstatique horizontale, souci. La classification des maladies en psychiques et en organiques, ou selon les organes, n'est donc plus valable qu'en tant qu'orientation particulière. Les maladies doivent être insérées dans un contexte plus global et fondé dans l'être-au-monde du patient. Une atteinte donnée touche le *Dasein* en son entièreté[14]. Boss affirme : « Ce qui est en fait atteint dans une maladie donnée est la capacité de la personne malade de s'engager dans la réalisation de ces potentialités particulières envers ce qu'elle rencontre dans son monde. »[15]. Dans cette perpective, il classifie les maladies selon l'atteinte de l'actualisation de l'existential de l'être-au-monde : corporéité, spatialité, temporalité, affection, ouverture et liberté du *Dasein*[16]. Il les aborde en rapport avec le monde du patient et non pas d'une manière isolée.

10. *Cf.* M. Boss, *Existential Foundations of Medecine and Psychology*, traduction de S. Conway et A. Cleaves, Jason Aronson, New York, 1983, p. 197-198.251. *Cf. SeZu*, p. 86-87.
11. *Ibid.*, p. 123. La traduction est la nôtre.
12. *Ibid.*, p. 199-200. La traduction est la nôtre.
13. *SeZu*, p. 226-227.
14. *Cf.* M. Boss, *Existential Foundations of Medecine and Psychology*, *op. cit.*, p. 198-199.
15. *Ibid.*, p. 199.
16. *Ibid.*, p. 200-239.251-255.

Dans l'optique d'une fondation existentiale de la médecine et d'une circularité des approches existentiale / existentielle[17], Boss donne un exemple de *Daseinsanalyse* à partir de l'étude d'un cas, celui de Regula Zürcher[18]. Il laisse les phénomènes se montrer d'eux-mêmes sans l'application d'une théorie psychologique préalable, sans déductions, sans préjugés, sans acrobaties conceptuelles. Son interprétation est phénoménologique et descriptive, celle de l'ek-sistence du patient dans sa liberté. Son analyse explicite et actualise existentiellement l'être-au-monde du patient. Cette conceptualité existentiale de l'être-au-monde est tout à fait différente des interprétations psychanalytiques freudiennes. L'espace (distance et proximité) et le temps (passé, présent et avenir) du malade sont des déterminations existentiales en dehors de toute représentation et de toute objectivation. Boss présente deux schémas opposés pour l'interprétation du cas de Regula : l'un subjectiviste et représentationnel (psychanalytique), et l'autre existential en rapport avec la co-existence dans un monde partagé (*Daseinsanalyse*)[19]. Leur différence fondamentale consiste en la difficulté de représentation dans le second schéma où tout est en relation et en interférence. Celui-ci marque le séjour du patient dans le monde. Le patient n'est pas individualisé. La connotation dynamique, spatio-temporelle est plus indiquée, alors que dans le premier schéma, les individus sont bien isolés. Ce qui passe dans leurs têtes respectives est bien visualisé et projeté. Ces têtes (avec le cerveau et la *psyche* en relief) occupent une grande place dans le schéma. Le monde y appartient et il est vu en perspective intériorisée. Ces deux schémas montrent bien le passage vers une conception différente de l'évidence scientifique médicale.

Une « *evidence-based Medicine* » en question

« *Evidence-based Medicine* » : Une médecine basée sur l'évidence. Telle est la formule clé de la médecine contemporaine. Elle marque la tendance étroitement scientifique dans laquelle s'engagent les médecins. Elle véhicule une évidence cartésienne et galiléo-newtonienne qui se fonde sur un naturalisme mécaniste et déterministe, et sur le principe de causalité mathématique et physique (causes / effets). En face de ce type d'évidence, Heidegger critique la méthode des sciences naturelles et propose une autre

17. *Ibid.*, p. 125.
18. *Ibid.*, p. 3-17.81-84.109-110.167-180.
19. *Ibid.*, p. 106-109.

évidence qui est phénoménologique[20]. La médecine reste basée sur l'évidence, mais celle-ci est comprise autrement. La circularité entre les deux conceptions est fondée sur celle de la vérité : vérité-accord et vérité-dévoilement. Dans les séminaires de Zurich et dans le cadre de l'interprétation de la méthode psychiatrique, Heidegger différencie entre ces deux types d'évidence[21] en mettant en tension le principe de causalité et le principe de motivation[22] (*cf.* tableau 12).

<table>
<tr><td>Évidence</td><td>Supposition
(Suppositio)</td><td>Acceptation / Prise en compte
(Acceptio)</td></tr>
<tr><td>Vérité</td><td>Accord</td><td>Dévoilement</td></tr>
<tr><td>Approche</td><td>Logique</td><td>Onto-logique</td></tr>
<tr><td rowspan="2">Méthode</td><td>Méthode des sciences naturelles modernes
– Conception instrumentale (Galilée-Newton)
– Présupposition transcendantale de l'objectivité de l'objet (Descartes-Kant)</td><td>Phénoménologie comme méthode</td></tr>
<tr><td>Procédure

Hypothèse (Si... alors), mesurabilité, mécanisme</td><td>Phénomène
(Aux choses mêmes)
Recevoir-percevoir
(Vernehmen)
Présentifier
(Vergegenwärtigung)</td></tr>
</table>

20. *Cf.* en dehors de la *Daseinsanalyse* : L. Bowyer — B. Walsh, « An Heideggerian critique of evidence-based medicine », *in The international Journal of Person centered Medecine*, n° 3, 2013, tome 1, p. 36-43. Les auteurs appliquent la distinction heideggérienne entre pensée calculante et pensée méditative à la pratique médicale. Ils critiquent la médecine basée sur l'évidence comme appartenant à la pensée calculante et comme une distorsion des conceptions de la santé, de la maladie et de la relation médecin-malade.
21. *Cf. SeZu*, p. 33-37.48-56.257-258.
22. *Cf.* aussi la primauté de la causalité par liberté sur la causalité de la nature — la première fonde la seconde — dans la *Critique de la Raison pure* de Kant que Heidegger analyse amplement dans son cours : *De l'essence de la liberté humaine*, surtout EL § 15-28.

Principe généalogique	Causalité (Fondement pour une séquence dans un processus naturel)	Motivation (Fondement pour l'action de l'homme)
	Déterminisme naturel	Liberté comme ouverture à un appel
Fin	Recherche de la preuve Prouver (*Beweisen*)	Recherche du fondement Montrer (*ausweisen*)
Choses	Sous-la-main	À-portée-de-la-main
Homme	Objet	*Dasein*
Action	ποίησις (*poesis*) (Passage de production à provocation, de création à fabrication)	πράξις (*praxis*)
Relation	Sujet-objet	Être-au-monde
Psychothérapie	Psychanalyse freudienne	*Daseinsanalyse*

Tableau 12 : *Evidence-based Medicin*e

En réponse au triple reproche adressé à la *Daseinsanalyse* : anti-scientifique, anti-objective et anti-conceptuelle[23], Heidegger critique, à son tour, l'adoption, par la médecine, de la méthode des sciences naturelles et son application à l'homme. Cela est nécessaire mais pas suffisant. Il risque d'entraîner au contrôle et à la domination de la nature et à l'objectivation de l'être humain. La médecine, en se basant sur le concept de vérité-accord avec toute son histoire, devra changer de méthode. Heidegger insiste sur l'importance de la question de la méthode[24] : il s'agit d'une conversion du regard (μετάνοια : *metanoia*)[25], c'est-à-dire l'adoption de la méthode phénoménologique avec toutes ses implications. Il faut concevoir la méthode comme son nom l'indique étymologiquement : μετα-όδος (chemin vers...), c'est-à-dire en tant que mode d'être. La médecine est appelée à aller « aux choses mêmes » et se trouver un fondement : le fondement

23. *Cf. SeZu*, p. 173-174.189-190.193-194. *Cf.* aussi M. BOSS, *Existential Foundations of Medecine and Psychology*, *op. cit.*, p. 155-160.
24. *Cf. SeZu*, p. 148-152.158-170.191-193.199-202.296-297.308. *Cf.* aussi M. BOSS, *Existential Foundations of Medecine and Psychology*, *op. cit.*, p. 18-31.
25. *Metanoia* est un terme à connotation théologique. Il signifie une conversion mentale, morale et spirituelle, un retournement.

n'est pas toujours une preuve, mais chaque preuve est un fondement. Ainsi devra-t-elle être fondée philosophiquement. Heidegger affirme : « La science ne peut jamais critiquer la philosophie parce qu'elle repose elle-même sur la philosophie. »[26]. Le passage d'une philosophie cartésienne de la subjectivité, à tendance dualiste avec toutes ses réminiscences, à une phénoménologie ontologique et herméneutique du *Dasein* s'avère requise. En plus, il ne s'agit pas du passage d'une *res extensa* à une *res cogitans*, mais d'une unité intégrale des deux.

Face au principe de causalité, Heidegger propose le principe de motivation. Ce dernier est un contexte motivationnel, ce qui met en mouvement, un potentiel d'action qui est différent de ce qui cause ou produit[27]. Le philosophe de Fribourg utilise un principe puisé des sciences naturelles mêmes et de la physique quantique pour montrer l'incongruence de leur méthode : le principe d'indétermination de Heisenberg[28]. Ce principe ouvre la circularité entre les deux types d'évidence et maintient la question ouverte au sein de l'imprécision de la preuve. Cela veut dire qu'une médecine basée sur la preuve doit toujours être en questionnement et en chemin, surtout que l'homme échappe au déterminisme des sciences naturelles et à la mesurabilité. La médecine le connaît et opère par les statistiques, mais elle ne cesse d'oublier cette limite dans son fonctionnement quotidien. Une telle conception phénoménologique de l'évidence change le mode d'être du médecin et du malade, tous les deux en recherche d'une vérité qui se dévoile. Pour une meilleure précision, nous proposons de remplacer cette formule par une autre : « *Phenomena-based Medicine* », ou une médecine basée sur le phénomène. Il ne s'agit pas d'écarter la causalité, mais d'éliminer son omnipotence et son contrôle, d'une manière exclusive, de toute la pratique médicale. La hantise principale de toute la critique heideggérienne est une humanisation de la médecine. Heidegger dit :

> « Si, par exemple, je donne la quinine à un patient atteint de malaria, je ne suis que l'occasion (*Anlass*) pour que la quinine détruise les amibes. C'est

26. *SeZu*, p. 275.
27. *Cf. SeZu*, p. 225.275. *Cf.* aussi M. Boss, *Existential Foundations of Medecine and Psychology*, *op. cit.*, p. 41.76.148-152.191-196. Heidegger et Boss citent le concept de motivation d'Uexküll qui l'oppose à celui de la cause. Ils le réinterprètent phénoménologiquement. Parmi les quatre types de mouvement (genèse : γένεσις, croissance : αύξησις, changement : αλλοιωσις, transport : φόμα) qu'Aristote nuance, une réduction a lieu, avec Galilée, à la conception causale de changement spatio-temporel (transport) : mouvement de la chose par la force.
28. *Cf. SeZu*, p. 200-202.

> le corps du malade (comme cause) qui le guérit alors. Quand le médecin comprend son rôle comme simplement être-l'occasion (*Anlass-sein*), l'être-avec (le patient) peut encore prendre toute sa place lors d'une telle thérapie. Mais quand le médecin se conçoit lui-même comme porteur (cause) de la guérison du patient en tant qu"objet', alors l'être humain et l'être-avec ont alors disparu. En tant que médecin, on doit pour ainsi dire s'effacer et laisser être l'autre être humain. Ce sont des modalités tout à fait différentes du se comporter, que l'on ne peut pas du tout distinguer du dehors. La différence existentiale entre un médecin de famille et un médecin chef de clinique se fonde là-dessus. Que les médecins de famille soient en voie de disparition est caractéristique. »[29].

Cette affirmation de Heidegger est tout à fait contemporaine. En résonance avec la sollicitude devançante face à celle substitutive, il appelle à une dimension relationnelle et humanisante au sein même de la relation de soin, avec un changement de statut tant du médecin que du malade. Le premier est un être-l'occasion, loin d'une relation paternaliste et autoritaire. Le second participe à la guérison, loin d'un statut d'objet passif qui ne participe pas à la décision médicale. La relation apparaît partenariale et bilatérale, c'est-à-dire dépendant à la fois des deux, sans être centrée sur l'un des deux. La spécialisation risque d'éloigner d'une approche globale et intégrale du malade. Dans la même optique, Boss ajoute : « La médecine est alors confrontée à un paradoxe remarquable : la même orientation causale-généalogique qui permet des succès thérapeutiques sans précédent devient une motivation *pathogénique* sérieuse quand elle se tourne contre l'homme. »[30].

Sur un tel fondement philosophique, la relation de soin est ainsi transfigurée. Boss affirme :

> « Alors, dans un sens large mais strict, il y a une justification pour appeler toutes les thérapies médicales des thérapies *daseinsanalytiques* de résistance. La thérapie *daseinsanalytique* est un paradigme pour toutes les thérapies médicales aussi dans un autre ordre. Elle révèle le vrai lieu de la thérapie médicale. »[31].

29. *SeZu*, p. 289 (La traduction est ici modifiée). Certains commentaires de ce texte sont déficitaires et n'arrivent pas à pointer l'essentiel dans ce que dit Heidegger, comme celui de G. MEYNEN — J. VERBURGT, « Psychopathology and causal explanation in practice. A critical note on Heidegger's *Zollikon Seminars* », *in Medical Health Care and Philosophy*, n° 12, 2009 (Mars), tome 1, p. 62.
30. M. BOSS, *Existential Foundations of Medecine and Psychology*, *op. cit.*, p. 195. La traduction est la nôtre.
31. *Ibid.*, p. 255. La traduction est la nôtre.

Ce lieu, Boss le localise dans la relation médecin-malade. La nature de celle-ci, en dehors des concepts psychanalytiques de transfert et de contre-transfert, détermine l'efficacité thérapeutique tant pour la psychiatrie que pour la médecine somatique et la chirurgie[32]. La thérapie consiste en une libération, contre toute résistance, du pouvoir-être du malade vers ses possibilités les plus propres. Elle se déploie en non-directivité ; elle est centrée sur l'être humain et non pas sur le problème à résoudre[33]. Elle utilise des questions de type : « Pourquoi pas ? », ouvertes et ouvrantes, et non pas de type psychanalytique et fermées qui recherchent la cause : « Pourquoi ? »[34].

Dans une telle perspective médicale de la méthode et du statut du patient, Heidegger et Boss critiquent deux approches psychothérapeutiques principales : la psychanalyse de Freud et la *Daseinsanalyse* de Binswanger[35]. Influencé toujours par la phénoménologie husserlienne, ce dernier remplace, par l'amour, le souci conçu anthropologiquement et non ontologiquement. Sa *Daseinsanalyse* — bien qu'il en soit le fondateur principal — n'est pas fondée dans l'analytique existentiale du *Dasein* : subjectivisme, absence de fondation ontologique par les existentiaux conçus comme principes, pas de prise en compte de la différence ontologique, pas de compréhension de l'être comme relation à l'être, interprétation insuffisante de l'être-au-monde et de la transcendance, une mutilation du *Dasein*, élimination du dualisme sujet-objet en le contournant, donc en le conservant (circularité entre les fonctions psycho-physiques et l'histoire spirituelle de la vie[36]), pas de prise en compte de la temporalité ekstatique, confusion du projet du monde avec les choses projetées, utilisation de la catégorie de la continuité et de sa rupture dans la chaîne causale, catégorie étrangère à l'être-au-monde factice. Binswanger utilise une méthode transcendantale et subjective dans le sens husserlien. Son grand apport est le dépassement de la psychanalyse freudienne en une psychologie phénoménologique. Dans un temps ultérieur, il a accepté certaines remarques de Heidegger et, dans un retour à ses débuts, il a caractérisé

32. *Ibid.*, p. 257-272.
33. *Cf.* M. BOSS, *Psychoanalysis and Daseinanalysis*, traduction de L. Lefbbre, Basic Books Publishing, New York, 1982, p. 233-236.
34. *Ibid.*, p. 248-251 ; M. BOSS, *Existential Foundations of Medecine and Psychology*, *op. cit.*, p. 279-280.
35. L. Binswanger est bien critiqué dans les séminaires : *cf. SeZu*, p. 176-183.261-264.279-283.285.315-316.
36. *Cf.* Ph. CABESTAN — F. DASTUR, *Daseinsanalyse*, *op. cit.*, p. 164.

son approche comme une analyse phénoménologico-anthropologique de l'amour. Le débat Binswanger-Boss illustre ainsi, dans le domaine de la psychiatrie, celui de Heidegger-Husserl dans le domaine de la philosophie phénoménologique[37].

La critique de la psychanalyse freudienne par Heidegger et par les psychiatres de la *Daseinsanalyse*, tant Boss que Binswanger, touche aussi au statut du patient et à la méthode[38] (*cf.* tableau 13). Les séminaires de Zurich sont parcourus de fond en comble par cette déconstruction de la psychanalyse freudienne et de son appareil conceptuel[39]. Heidegger et Boss vont plus loin que Husserl et Binswanger dans la critique du psychologisme, du naturalisme et du biologisme de Freud[40].

	Psychanalyse freudienne	*Daseinsanalyse*
Méthode	Méthode des sciences naturelles (cause)	Méthode phénoménologique (motivation)
Forces en jeu	Pulsions inconscientes Forces, désirs, représentations Énergie (*Libido*)	Phénomènes
Structure	Psycho-dynamique et topologique	Existentiale et ontologique

37. *Ibid.*, p. 31. Influencés par Husserl, Binswanger a surtout travaillé sur la manie et la mélancolie et Blankenburg sur la schizophrénie. Heidegger critique aussi ce dernier.
38. Heidegger et Freud n'entrèrent pas en contact direct mais leur approche respective eut lieu à travers L. Binswanger et M. Boss.
39. *Cf.* surtout *SeZu*, p. 52.174.182.236-238.240-244.252.257-258.286.311.
40. *Cf.* Ph. CABESTAN — F. DASTUR, *Daseinsanalyse*, *op. cit.*, p. 167. *Cf.* M. BOSS, *Existential Foundations of Medecine and Psychology*, *op. cit.*, p. 34-39.57-73. Boss critique aussi, dans le même sens, les prolongements de la psychanalyse freudienne chez ses disciples ou successeurs : A. Adler, C.G. Jung, H. Hartmann, F. Alexander, K. Horney, V. von Weizsäcker, et chez les protagonistes de la médecine anthropologique qui ont abandonné la méthode naturaliste cartésienne et galiléo-newtonienne pour tomber dans celle subjectiviste, cartésienne et néo-kantienne : E. Minkowski, V.E. von Gebsattel, L. Binswanger, E. Ey, K. Conrad. Même avec ce dernier, la théorie *Gestalt* est aussi critiquée car elle se base sur des structures psychiques internes. Bien que la psychologie américaine (comme par exemple G. Allport) soit plus inclinée vers l'intersubjectivité et le social, elle reste prisonnière de l'*ego* et de la *psyche* et n'arrive pas à approcher l'homme dans sa structure essentielle. *Cf.* pour plus de détails sur la critique de la psychanalyse freudienne : M. BOSS, *Psychoanalysis and Daseinanalysis*, *op. cit.*, p. 75-129 (Chapter 5).

Point de départ	Modes de la conscience	Modes d'être-au-monde
Symptômes	Éléments dans un système (une construction). Catégories	Déploiement et actualisation d'existentiaux
Maladie	Conflit et manque d'intégration des pulsions dans la *psyche*	Manque de liberté
Santé	Équilibre de forces	Pouvoir-être
Statut du patient	Objet d'analyse (Monde extérieur au patient)	Être-au-monde
Objet d'étude	*Psyche* Composé (appareil et système) de forces physico-chimiques, dominé par des conflits pulsionnels inconscients	*Dasein*
Psychosomatique	Dualité *psyche-soma*	Unité
Présuppositions	Influences cartésienne, galiléo-newtonienne et néo-kantienne. Métapsychologie	Phénoménologie
Tendances	Réductionnisme Psychologisme Naturalisme Biologisme	
Déchéance	Authentique Sublimation matérialiste Mécanismes de défense	Inauthentique
Question thérapeutique	Pourquoi ? (recherche de causes)	Pourquoi pas ? (plus questionnante)

Tableau 13 : Psychanalyse freudienne et *Daseinsanalyse*

En arrière-fond, nous trouvons à travers cette critique de la métapsychologie freudienne, presque une reproduction de la critique heideggérienne de la métaphysique. Boss précise la différence entre la psychanalyse et la *Daseinsanalyse* dans un passage conceptuel du corps humain comme organisme physique à la corporéité, de la *psyche* à l'être-au-monde, de la conscience à l'ouverture fondamentale de l'existence humaine, de l'inconscient psychique au retrait fondamental, de la pulsion au pouvoir-être de l'homme dans la relation spécifique au monde qui l'entoure, des agents psychiques à une compréhension existentiale des modes de comportement humain, de l'empathie à la compréhension de l'être-avec, de la cause psychique et de la psychodynamique à la compréhension des contextes motivationnels[41]. Il interprète aussi les rêves d'une manière existentiale fondée dans l'être-au-monde et non pas dans l'inconscient[42]. Le rêve est une manifestation d'un mode d'être-au-monde — le monde du rêve — réduit, déficitaire et fermé, avec des affections déterminées. Le psychothérapeute aide le patient à comprendre son être-au-monde ainsi perturbé. Dans cette même perspective, devient évidente la déconstruction des concepts de psychopathologie comme ceux de la projection, de l'introjection, de la régression, du refoulement et du transfert[43].

Corporéité et psychosomatique

La problématique de la corporéité (*Leiblichkeit*) n'a pas été traitée directement dans *Être et temps*. Elle y a été pourtant fondée dans celle de la mort d'un côté, et dans celle de la spatialité de l'autre côté. C'est parce que le *Dasein* est, dans son être, spatial qu'il est chair (*Leib*)[44]. Le mourir (ontologique) dépasse le décéder (biologique) et le fonde. La corporéité est donc un mode d'être du *Dasein*. Heidegger ne fait qu'expliciter ce même thème dans les séminaires de Zurich[45]. Pour cela, chez lui, la question du corps et de la chair n'est ni une carence ni un échec parce que, en reconnaissant sa difficulté, il est intéressé plutôt à son fondement[46].

41. *Cf.* M. BOSS, *Existential Foundations of Medecine and Psychology*, *op. cit.*, p. 127-152.
42. *Ibid.*, p. 167-169.
43. *Ibid.*, p. 241-247. *Cf.* aussi *SeZu*, p. 231-244 : Interprétation phénoménologique selon l'analytique du *Dasein*, sur la base de l'être-au-monde, des mécanismes psychologiques tels que l'empathie, l'introjection, la projection (pouvoir-être-mal), le transfert (affection), le test projectif de Rorschach, les affects, l'oubli d'une chose, la frustration, le souvenir, la volonté, le souhait, l'impulsion, le penchant, la pulsion, le ça, le moi et le sur-moi.
44. *Cf.* SZ § 23, p. 102.
45. *Cf.* *SeZu*, p. 132-155.269-271.274-275 ; M. BOSS, *Existential Foundations of Medecine and Psychology*, *op. cit.*, p. 100-105.127-131. Cette partie sur la corporéité se réfère à ces pages sauf indication.
46. *Cf.* M. CARON, « "Sur la question du corps dans la pensée de Heidegger". De *Sein und Zeit* aux Séminaires de Zollikon », *in Archives de Philosophie*, n° 71, 2008, tome 2, p. 310-312.325.327. L'auteur affirme que les critiques de J.P. Sartre (carence) et de D. Franck (échec) sont « hors-sujet ». *Cf.* aussi Ch. CIOCAN, « La vie et la corporalité dans *Être et temps* de Martin Heidegger. Première partie : Le problème de la vie. Ontologie fondamentale et biologie », *in Studia Phaenomenologica* I, 2001, tome 1-2, p. 61-63.67 : « Cette "absence" n'est pas sans enjeu, elle constitue par contre un point d'où on peut saisir les exigences infiltrées par l'ontologie fondamentale

Heidegger différencie entre chair (corps propre, corps vivant, corps charnel) (*Leib*) et corps (corps organique, corps intramondain) (*Körper*). Dans la chair, les limites de la corporéité dépassent la peau ; dans le corps, elles s'arrêtent avec la peau. C'est une différence qualitative, et non pas quantitative, qui institue une circularité entre les deux. La chair, comme mode d'être du *Dasein*, est l'horizon de l'être où il séjourne (*aufhalten*). Les limites de la chair changent avec celles de son séjour, alors que celles du corps sont fixes. La chair est donc ekstatique : elle est corrélée à la spatialisation comme espacement et à la temporalisation de l'être-au-monde. Le *Dasein* affecté est déjà et toujours, dans sa chair, à l'extérieur et en contact avec l'étant. Cela permet à l'homme d'être ici, dans un espace donné, ontiquement et corporellement (*Körperhaft*), et là-bas, ekstatiquement et charnellement (*Leibhaft*). La chair est à la fois ontique et ontologique, ce qui est le proche et le plus lointain.

L'homme n'est pas un *animal rationale*, composé d'âme (*psyche*), de corps (*soma*) et d'esprit. Cette distinction a ouvert le terrain — et risque de l'ouvrir — à une approche isolée de chacune des composantes, puis à leur union. Il n'est pas non plus un organisme animal comme un mécanisme qui relie, dans une chaîne de causes / effets, plusieurs organes. Heidegger s'oppose à ces deux modèles explicatifs, celui de l'anthropologie métaphysique traditionnelle et celui scientifique et biologiste moderne[47]. Par-delà toute distinction et tout jeu de séparation et d'union et, en dehors d'un abord moniste ou dualiste, l'homme est *Dasein* en tant qu'être-au-monde — disons holiste — où sont intégrés, d'une manière ontologique, le psychique et le somatique. Tout rapport à quelque chose s'inscrit dans cette perspective. Le *Dasein* est la possibilisation de la chair. L'entente de l'être possibilise toute perception. Le corps n'est pas une chose, mais il appartient à la mienneté du *Dasein*. Celui-ci s'ouvre à son corps comme être corps et en tant que chair.

dans le champ thématique, de provenance husserlienne, qui persiste au centre des recherches phénoménologiques contemporaines. » (p. 93). L'auteur ajoute que là où Heidegger aborde le thème de la vie et du corps, « on y trouve constamment un abord négatif, une tactique privative, une stratégie d'évitement par laquelle Heidegger élimine et éloigne tous ces problèmes », *in* Ch. CIOCAN, « La vie et la corporalité dans *Être et Temps* de Martin Heidegger. Deuxième partie : Le problème de la corporalité », *in Studia Phaenomenologica* I, 2001, tome 3-4, p. 153-154.

47. *Cf. LH*, p. 59 ; Ch. CIOCAN, « La vie et la corporalité dans *Être et temps* de Martin Heidegger. Première partie : Le problème de la vie. Ontologie fondamentale et biologie », *op. cit.*, p. 65-66.

Dans son interprétation phénoménologique du corps, Heidegger forge un nouveau mot : « Corporer » (faire-corps, s'incarner, incarnation) (*Leiben*), pour mettre en relief la chair comme mode d'être. Le corporer appartient à l'être-au-monde, et donc au *Dasein* comme projet-jeté ouvert. C'est parce que le *Dasein* est spatial, se donne et s'aménage un espace, qu'il corpore et incarne. Le corporer, fondé dans le spatialiser, n'épuise pas l'être-au-monde. Il est co-déterminé par la compréhension de l'être. Ce corporer est gestuel. L'analyse du geste (*Gebärde*) opérée par Heidegger, dans les séminaires de Zurich, est significative. Le mot geste signifie étymologiquement comportement et rassemblement, et non pas simplement expression. Il co-détermine, comme mouvement de la chair, tout comportement de l'être-au-monde qui corpore.

La différenciation entre corps et chair trouve, comme arrière-fond, celle de la méthode entre sciences naturelles et phénoménologie. C'est pourquoi Heidegger affirme que la question du corps et de la psychosomatique est une question de méthode. La problématique médicale, psychosomatique, développée surtout par Heidegger et Boss, repère son fondement dans cette conception heideggérienne du corps[48]. Heidegger critique la question classique de la mesurabilité : non mesurabilité de la *psyche* et mesurabilité du *soma*. Le phénomène du corps résiste, en effet, à la mesurabilité. Dans ce cadre, Boss conçoit le symptôme d'une manière existentiale, ce qui implique que la thérapie tend à une conversion et à un changement de milieu[49]. Le phénomène du stress, dans sa structure même d'appel et de réponse, est rapporté à l'existential de la déchéance. Il est situé en dehors de toute réduction physico-psychologique, tant au niveau de son mécanisme comme stimulation sensorielle qu'au niveau de son traitement comme rétablissement de l'équilibre psychique intérieur d'un sujet.

L'éthique du *care*

Le verbe soigner se dit en anglais doublement : *to cure* et *to care*. Le second terme possède un champ sémantique plus large et vise une approche intégrale, ontologique et ontique. Heidegger évoque le terme « care » dans le

48. *Cf. SeZu*, p. 124-132.148-149.158-159.203-205.206-207.209.272-274 ; M. BOSS, *Existential Foundations of Medecine and Psychology*, *op. cit.*, p. 73-78. Cette partie sur la psychosomatique se réfère à ces pages sauf indication.

49. *Cf.* M. DELBRACCIO, « Le corps dans la psychiatrie phénoménologique », *in L'information psychiatrique*, n° 85, 2009, tome 3, p. 262.

cadre d'une fondation pré-ontologique du *Dasein* comme souci. Dans le monde de la santé, il possède aussi deux significations : angoisse comme affection fondamentale du malade et du soignant, mais aussi soin pour les deux protagonistes. Il est appliqué surtout dans le cadre de la relation de soin. C'est pourquoi il est en rapport étroit avec la préoccupation sanitaire (être-auprès) et avec la sollicitude (être-avec) au sein de cette relation. Le prendre soin appartient à l'être même du malade et du médecin. Une éthique du *care* peut donc être fondée sur une ontologie du souci heideggérien.

Dans le monde de la santé, la transition épidémiologique graduelle des maladies infectieuses aux maladies chroniques est corrélée à un passage emphatique du *cure* (traiter) au *care* (prendre soin). Toute thérapie contemporaine est appelée à être enracinée dans le *care*[50]. Mais vu la formation technique et scientifique spécialisée des médecins et le manque de formation éthique et relationnelle, le prendre soin est délaissé aux autres : infirmières, assistants sociaux, psychologues, agents spirituels, etc. La technicisation et l'approche métaphysique dualiste (corps-âme) entraînent la médecine loin de son essence propre. Aussi les institutions sanitaires : hôpitaux, cliniques, maisons de repos, etc., ne sont-elles plus des structures de soin[51].

Plusieurs auteurs ont abordé la thématique du care à partir de Heidegger. Nous en choisissons quelques-uns à titre indicatif et illustratif. Dans un premier point, nous présentons le courant de la phénoménologie interprétative avec surtout Patricia Benner, la plus représentative. Dans un deuxième point, nous exposons l'application du *care* à la relation médecin-malade par Pierre Mallia. Dans les troisième et quatrième points, la sollicitude médecin-malade et le pouvoir-être du malade sont approchés par Paul Ricœur et Agata Zielinski qui insiste sur un « fonds humanitaire » commun de vulnérabilité. Finalement, Lou Agosta fait une relecture heideggérienne d'un processus d'empathie multidimensionnel.

Patricia Benner et le courant de la phénoménologie interprétative

Infirmière et inspirée par Heidegger, Patricia Benner aborde trois points dans son approche du phénomène du soin (*care*) dans le monde infir-

50. *Cf.* A. KLEINMAN — S. VAN DER GEEST, « "Care" in health care. Remaking the moral world of medicine », *in Medische Antropologie*, n° 21, 2009, tome 1, p. 159.
51. *Ibid.*, p. 162-163.

mier[52] : 1. Les structures ontologiques du soin. 2. Les pratiques physiques de soin. 3. L'exigence des dimensions ontique et ontologique de la relation de soin (professionnels de la santé, familles et amis) pour une meilleure autonomie. Du point de vue ontologique, elle affirme :

> « *Le prendre soin crée des possibilités. C'est la première manière en laquelle il est primaire* (ontologique) [a]. Le soin et le prendre soin constitue le monde. *Cette condition de possibilisation de la connection et de la sollicitude est une autre manière en laquelle le prendre soin est primaire.* [b] [...] *Finalement le prendre soin est primaire parce qu'il établit la possibilité de donner de l'aide et de recevoir de l'aide.* [c] »[53].

Ces trois déterminations ontologiques du soin permettent à l'homme, selon Benner, d'être homme, c'est à-dire d'habiter et de séjourner dans le monde par ses capacités incarnées (a), sa sollicitude (b) et ses relations (c). Du point de vue ontique, Benner indique les caractéristiques d'un fonds commun d'humanité des malades dans le monde de la vie : 1. L'être-situé (dans le sens de la spatialité ontique). 2. L'être-jeté (en rapport avec le passé) et projeté (en rapport avec l'avenir). 3. La finitude biologique et sociale (la mort, la limitation des possibilités et des capacités durant la vie, les soucis quotidiens). 4. L'incarnation (expériences, perception, sens). Elle opte pour une circularité herméneutique entre la médecine cartésienne fondée sur les sciences naturelles et la médecine phénoménologique fondée sur le soin. Les deux méthodes sont exigées pour un traitement adéquat du malade dans son monde particulier. Dans le cadre de l'exemple du syndrome du membre fantôme, elle évoque trois expressions clés : l'écart cartésien (*Cartesian gap*), le gain cartésien (*Cartesian gain*) et le paradoxe cartésien (*Cartesian paradox*). Le paradoxe consiste dans le fait que l'amputation (gain chirurgical) du membre enlève la douleur physique, mais elle ne peut pas influencer la remémoration et la souffrance du malade en rapport avec son corps habituel, comme si le membre est encore lié au corps. Cet écart entre l'acte chirugical scientifique et le vécu du malade

52. *Cf.* P. BENNER, « The Phenomenon of care », *in* S.K. TOOMBS (ed.), *Handbook of Phenomenology and Medicine*, coll. « Philosophy and Medicine » n° 68, Springer Science+Business Media Dordrecht (originalement Kluwer Academic Publishers), New York, 2001, p. 351-369.

53. *Ibid.*, p. 356-357 : « *Caring creates possibility. This is the first way in which is caring is primary* (ontological). Care and caring are world constituting. *This enabling condition of connection and concern is another way in which caring is primary.* [...] *Finally, caring is primary because it sets up the possibility of giving help and receiving help.* ». La traduction est la nôtre.

invite les soignants à le franchir par un pont, dans le soin. L'approche curative (*cure*) est intimement liée à celle du soin (*care*). Il ne s'agit pas de régler un problème et de traiter une maladie, mais de possibiliser le malade à être dans son monde.

Une des lectures heideggériennes de Benner concerne la pratique infirmière comme mode de connaissance[54]. Elle critique l'éducation des infirmières à des processus, à des procédures et à des diagnostics indépendants du contexte, dans un cadre de structure académique, scientifique, pré-établie. Selon elle, la pratique infirmière est tombée dans l'aliénation du *Gestell* heideggérien (en citant *QT / EC*, p. 24), c'est-à-dire dans la technicisation du langage et de la connaissance du soin infirmier. Elle pointe le danger d'une telle conception technique de la santé. Elle affirme : « C'est-à-dire, d'appréhender le corps comme une machine ; de faire de l'individu l'unité d'analyse ; et de décrire le système du soin médical comme un service de techno-cure à vendre à des agents économiquement libres — à des consommateurs médicaux. »[55]. La commercialisation de la transplantation d'organes en est un exemple. Les malades entrent ainsi dans un système économique d'offre et de demande ; les comportements et les capacités deviennent des ressources à aménager et à contrôler. Cette tendance d'objectivation et de commercialisation, qui appartient à la science moderne et au modèle médical cartésien, envahit le monde de la santé. En partant de la conception heideggérienne du penser comme agir, la pratique infirmière devient un mode d'être et de penser. En donnant un exemple d'un récit de soin, celui de Joan, Benner montre comment, dans la relation de soin, la sollicitude devançante a gagné le pas sur celle substitutive, et comment le discours du *Gestell* sanitaire n'a pas pu triompher. L'holisme remplace le totalitarisme sanitaire. Et au sein de ce danger a crû le salut, comme disait Hölderlin, que Benner cite à partir de Heidegger. Les infirmières peuvent alors se comporter librement face à la technique. C'est alors de cette façon que « le soin est un embarras au paradigme du contrôle technique de la

54. *Cf.* P. Benner, « The quest for control and the possibilities of care », *in* M.A. Wrathall — J. Malpas (ed.), *Heidegger, Coping and Cognitive Science : Essays in Honor of Hubert L. Dreyfus*, vol. 2, MIT Press, Cambridge, Massachusetts, 2000, p. 293-309.

55. *Ibid.*, p. 297 : « That is, to regard the body as a machine ; to make the individual the unit of analysis ; and to portray the health care system as a techno-cure commodity to be sold to economically free agents — medical consumers. ». La traduction est la nôtre.

santé »[56]. L'homme, comme être-jeté, ne peut revendiquer la quête du contrôle dans le monde de la santé. Selon Benner, la phénoménologie heideggérienne éclaire la relation entre théorie médicale et pratique de soin. Le soin comme pratique n'est donc pas une théorie intériorisée, mais un dialogue dynamique de compréhension.

	Relation de soin distante	Relation de soin proche
Hôpital	Espace institutionnel	Place de guérison
	Place commerciale	Place de soin
Attention	L'abstrait et le général	Le particulier
Maladies	Diagnostics	Récits
Pratique	Gestion technique	Engagement humain
Diagnostics	Objectifs	Négociation sociale
Subjectivité	Intérieure et suspecte	Liée à des places particulières
Connaissance	Objective	Située
Sens	Donné sans importance personnelle	Partagé et essentiel pour le soin
Valeurs	À portée extérieure	Réfléchies dans la pratique
Infirmières	Gestionnaires (*managers*)	Soignantes (*healers*)

Tableau 14 : Perspectives spatiales de la relation de soin
Cf. R. MALONE (2010), p. 51-52.

Dans la même perspective d'inspiration heideggérienne de Benner, s'inscrit S. McNiesh. En plus, cette dernière aborde la *Lichtung* sanitaire dans une lecture existentielle et ontique[57]. Celle-ci implique une situation d'ouverture dans le monde de la santé où les traditions, les pratiques et le langage sont partagés. Son approche se limite à la mention de la *Lichtung*, sans aborder en détail le second Heidegger.

Dans le cadre d'une même phénoménologie interprétative de facture heideggérienne, R. Malone analyse la dynamique spatiale dans le monde

56. *Ibid.*, p. 306 : « Care is an embarrassment to a technical control paradigm of health. ». La traduction est la nôtre.
57. *Cf.* S. MCNIESH, « A Fusion of Horizons : Meaning and Understanding in Becoming a Nurse », *in* K.Ch. GARRETT & al., *Interpretive Phenomenology in Health Care Research*, Sigma Theta Tau International, Indianapolis, 2010, p. 23-40.

de la santé et particulièrement dans la relation de soin[58]. Elle étudie la spatialité sanitaire et particulièrement la proximité de l'infirmière par rapport au malade. Elle distingue trois types de proximités « espace-place » interdépendantes : physique (toucher, approcher le malade), narrative (écouter et connaître le malade) et morale (responsabilité envers l'autre).

Malone remarque que la relation de soin devient de plus en plus déficitaire et perd en proximité. Dans le cours de son exposition phénoménologique et géographique des diverses théories sur l'espace / place, elle note la structure ontologique de la spatialité qui détermine l'être-pour ce malade particulier. La proximité est aussi temporelle : l'infirmière est proche du malade le temps de le connaître. Les changements structuraux d'espace dans les hôpitaux et les autres institutions de soin ont provoqué une perte supplémentaire dans la proximité physique, ce qui influence sur les deux autres. L'utilisation de certaines chartes de notes pour les infirmières, dans les années 70-80, comme SOAP (*Subjective, Objective, Assessment, Plan*) ou d'autres formats standards, a aussi diminué les distances narrative et morale. Le fonctionnement du système hospitalier et la charge du travail y participent aussi. Malone dégage un tableau comparatif entre ce qu'elle appelle *distal nursing* (relation de soin distante) et *proximal nursing* (relation de soin proche) (*cf.* tableau 14). Elle remarque, à travers ce tableau, l'influence du *Gestell* heideggérien et se réfère à sa conférence : « La question de la technique ».

À partir d'exemples de cas cliniques paradigmatiques, S.M. Weiss aborde aussi le thème heideggérien du séjour dans le monde et l'applique au malade âgé[59]. Face à sa perte apparente d'autonomie et ses limitations, ce dernier, comme être-au-monde, essaie de s'ouvrir aux possibilités jetées dans son monde. Il s'agit d'une réponse au sens inhérent au monde et donné par les situations et les événements qui accompagnent ce passage à un âge avancé, et non pas d'un sens assigné, d'une manière calculante, à partir d'un nombre infini de possibilités rationnelles. Weiss appelle à un changement dans la compréhension de soi, qui soit corrélé à ce changement dans la vie et à cette crise de sens dans le monde gériatrique. Le séjour dans le monde requiert des « capacités existentiales » particulières : capacités physiques et cognitives, modes d'être avec les gens, prendre soin

58. *Cf.* R. Malone, « Distal Nursing », *in* K.Ch. Garrett & al., *Interpretive Phenomenology in Health Care Research*, *op. cit.*, p. 41-58.

59. *Cf.* S.M. Weiss, « Dwelling in the World : Realms of Meaningful Involvement in Late Life », *in* K.Ch. Garrett & al., *Interpretive Phenomenology in Health Care Research*, *op. cit.*, p. 287-312.

et structures de sens. Mais certaines maladies laissent désormais le patient sans une place de séjour.

Pierre Mallia : *Care* et relation médecin-malade

Dans une approche téléologique, Pierre Mallia étudie quatre principes directeurs de la médecine : la bienfaisance, la non-malfaisance (*primum non nocere*), le respect de l'autonomie et la justice[60]. Leur fondation phénoménologique se trouve dans la relation médecin-malade. La primauté est à la bienfaisance ; les trois autres en dépendent, en émergent et la manifestent. Ces quatre ne sont pas seulement des principes, mais ils sont inhérents à la relation de soin comme telle. Mallia trouve cette fondation dans la phénoménologie herméneutique et ontologique de Heidegger : le souci, le soin (*care*). La bienfaisance est souci comme phénomène de la relation médecin-malade, où tant le malade que le médecin entrent dans le processus d'auto-individuation. Mallia affirme : « Si l'être-au-monde est défini comme ‹soin' (souci), l'être du médecin dans la relation, en tant que défini par ce "soin", est la bienfaisance. Celle-ci est le sens du soin dans "le soin de la santé". »[61]. Le soin, vu du côté du malade, est un soin pour soi-même comme « pouvoir-être(-sain) ». La bienfaisance est ainsi une confiance dans le médecin. Ces deux formes de soin appartiennent à un même et unique soin qui se déploie dans la relation : l'un a souci de l'autre (médecin) et l'autre a souci de soi (malade). La bienfaisance est l'entité ontologique structurée par le souci comme fondement de la relation médecin-malade. Cette relation est définie à partir de la détermination de chacune des deux entités ontologiques en tant que *Dasein*, et donc être-avec : médecin et malade. Il faudrait alors étudier les existentiaux de chacun d'eux séparément avant d'analyser phénoménologiquement leur relation. Cette relation tombe dans la quotidienneté moyenne, dans la déchéance du On où « il y a un dénivellement de toutes les possibilités de l'être » du médecin[62]. Ceci est vu, d'une manière inauthentique, dans la publicité de la médecine, le distancement médecin / malade, l'uniformité

60. *Cf.* P. MALLIA, *The Nature of the Doctor–Patient Relationship. Health Care Principles Through the Phenomenology of Relationships with Patients*, Springer, New York, 2013 : *cf.* surtout p. 28.32-35.51-52.57-73.79-82.

61. *Ibid.*, p. 33-34 : « If Being-in-the-world is defined as "care", the Being of the doctor within the relationship as defined by this "care" is beneficence and is taken to be the meaning of "care" in "health care". ». La traduction est la nôtre.

62. *Ibid.*, p. 62 : « There is a "levelling down" of all possibilities of Being. ». La traduction est la nôtre.

de la gestion médicale et de l'éducation des médecins, l'uniformité dans la construction et l'administration des hôpitaux, le comportement des médecins, etc.

Dans la relation médecin-malade authentique, les existentiaux, les plus mis en valeur pour le médecin, sont ceux de la compréhension authentique et de la sollicitude. La compréhension se déploie ontiquement en tant que compréhension de soi et du malade. Elle implique, comme compréhension affectée, l'empathie qui devra être fondée dans l'être-avec du *Dasein* — la sollicitude — et non pas simplement dans la connaissance des maladies et des traitements. Elle se comprend comme pouvoir-être-bénéfique et comprend l'être du malade comme pouvoir-être-vraiment-autonome. Aussi la compréhension de la relation médecin-malade se déploie-t-elle, d'une manière herméneutique, en recherche du sens. Cette relation est une situation de décision dans le sens heideggérien : le médecin décide d'être bénéfique, le malade d'être autonome. Le malade — ou sa famille — expérimente l'actualisation de l'existential de la peur dans la peur de la maladie. Il cherche à comprendre la maladie, son pouvoir-être propre dans ses possibilités jetées et le sens de sa situation. Il expérimente l'étrang(èr)eté, le hors-de-chez-soi ou le hors de son foyer. La vraie autonomie est fondée dans l'authenticité.

Suite à D. Leder, Mallia affirme aussi la nécessité d'une « bioéthique herméneutique ». Mais il retombe désormais, à la fin de son exposé, dans une distinction objectif / subjectif, lointaine de l'approche heideggérienne qu'il a initiée.

Paul Ricœur : Sollicitude et pouvoir-être

Le concept de « capabilité » comme capacité d'action est transposé, en éthique, par Paul Ricœur à partir de sa conception économique par A. Sen. Il est « un ensemble de vecteurs de fonctionnement, qui reflètent la liberté dont dispose actuellement la personne pour mener un type de vie ou un autre. »[63]. L'être-malade expérimente un manque d'autonomie qui est essentiellement un manque de capabilités. La remobilisation de ses capacités fait qu'il est à fois souffrant et capable[64]. Cela rappelle bien la

63. A. Sen, *Repenser l'inégalité*, coll. « L'histoire immédiate », Éditions du Seuil, Paris, 2000, p. 65.
64. *Cf.* P. Ricœur, *Soi-même comme un autre*, coll. « L'ordre philosophique », Éditions du Seuil, Paris, 1990, p. 370. *Cf.* aussi Ph. Svandra, « Un regard sur le soin », *in Recherche en soins infirmiers*, n° 95, 2008, tome 4, p. 10-11.

circularité heideggérienne entre laisser-être et pouvoir-être, entre passion et action, entre réception et don. La sollicitude ricœurienne est de facture heideggérienne. Elle n'est ni seulement de l'ordre de l'intention sous forme d'intentionnalité husserlienne, ni de celui de l'attention sous forme de responsabilité lévinassienne. Elle instaure une réciprocité dans la relation de soin. Ricœur critique l'assignation à la responsabilité de Lévinas qui est morale et qui implique une inégalité de la relation, avec une primauté donnée à l'autre, dans un mouvement de l'autre à soi. Il affirme, du point de vue de l'éthique dans sa structure dialogale, préalable à la morale, que cette inégalité est compensée par la sollicitude comme « spontanéité bienveillante » et comme sympathie pour l'autre souffrant, en un mouvement de soi à l'autre[65]. Le passage de l'éthique de la sollicitude à la morale de l'impératif catégorique s'opère à travers la Règle d'Or[66]. Il déclare : « L'*autonomie* du soi y apparaîtra intimement liée à la *sollicitude* pour le proche et à la *justice* pour chaque homme. »[67]. Et il ajoute :

> « La souffrance n'est pas uniquement définie par la douleur physique, ni même par la douleur mentale, mais par la diminution, voire la destruction de la capacité d'agir, du pouvoir-faire, ressentie comme une atteinte à l'intégrité de soi. [...] Dans la sympathie vraie, le soi dont la puissance d'agir est au départ plus grande de celle de son autre, se retrouve affecté par tout ce que l'autre souffrant lui offre en retour. Car il procède de l'autre souffrant un donner qui n'est précisément plus puisé dans sa puissance d'agir et d'exister, mais dans sa faiblesse même. C'est peut-être là l'épreuve suprême de la sollicitude, que l'inégalité de puissance vienne à être compensée par une authentique réciprocité dans l'échange, laquelle à l'heure de l'agonie, se réfugie dans le murmure partagé des voix ou l'étreinte débile de mains qui se serrent. »[68].

Ricœur donne trois éléments de l'échange entre autrui et moi : révérsibilité des rôles comme au niveau de l'interlocution « Je » et « Tu », insubstituabilité et irremplaçabilité des personnes, et similitude au niveau de l'estime de soi-même comme un autre et de l'autre comme soi-même, selon l'action d'aimer son prochain comme soi-même[69]. Il y a alors une réversibilité entre l'agent et le patient[70], tant chez le soigné que chez le

65. *Ibid.*, p. 220-225.
66. *Ibid.*, p. 222 (note 2).254-264.381.
67. *Ibid.*, p. 30.
68. *Ibid.*, p. 223.
69. *Ibid.*, p. 225-226.
70. *Ibid.*, p. 381-382.

soignant. Cette réinterprétation de la sollicitude heideggérienne à travers ces deux pôles : actif et passif, vise une relation de soin bilatérale et centrée sur l'homme comme projet-jeté, capable et souffrant, qui est affecté et qui comprend. Ricœur indique comment le pouvoir-être du soignant est diminué tout aussi que celui du soigné, tous les deux affectés l'un par l'autre.

Agata Zielinski : Fonds et sollicitude

Le long de cette piste ricœurienne, d'inspiration heideggérienne sous-jacente et en faveur d'une relation de soin bilatérale et réciproque, A. Zielinski analyse la vulnérabilité partagée par le soignant et par le soigné[71]. Elle affirme :

> « À l'asymétrie vient s'opposer le "fonds commun d'humanité" : la condition de "l'être avec", n'est-ce pas de rencontrer autrui à partir de ce que nous avons en commun, c'est-à-dire la vulnérabilité ? [...] La vulnérabilité est cette capacité à être affecté, exposé à la blessure du monde et à l'existence même d'autrui — éprouvée dans le corps et dans la conscience, à ce point où le bouleversement ne me retourne pas sur moi-même, m'ouvre à une autre existence. [...] Vulnérables l'un à l'autre, vulnérables l'un par l'autre. »[72]. « Ce serait là le "fonds commun de l'humanité" »[73]. « Qui plus est, cette reconnaissance d'un ‹fonds commun› entre malade et soignant peut corriger l'asymétrie initiale de la relation de soin. »[74].

Le prendre soin qui réunit les deux mouvements de la sollicitude indiqués par Ricœur, dans la perspective d'une éthique médicale et comme réponse à un appel, se fonde dans un fonds commun. Ce terme rappelle le « fonds » heideggérien de la *Gestell*, qui est aussi métamorphosé en fonds humanitaire et humanisant[75]. L'initiative du soignant vient d'un appel du soigné qui déclenche la décision. Nous retrouvons, sous forme

71. *Cf.* A. ZIELINSKI, « "Avec l'autre". La vulnérabilité en partage », *in Études*, n° 406, 2007, tome 6, p. 769-778 ; « La vulnérabilité dans la relation de soin. "Fonds commun d'humanité" », *in Cahiers philosophiques*, n° 125, 2011, tome 2, p. 89-106.
72. A. ZIELINSKI, « "Avec l'autre". La vulnérabilité en partage », *op. cit.*, p. 775-776.
73. A. ZIELINSKI, « La vulnérabilité dans la relation de soin. "Fonds commun d'humanité" », *op. cit.*, p. 105.
74. *Ibid.*, p. 91.
75. A. ZIELINSKI tire son concept de « fonds commun d'humanité » du médecin et philosophe L. BENAROYO, « Soin, confiance et disponibilité. Les ressources éthiques de la philosophie de Levinas », *in Éthique & Santé*, n° 1, 2004, p. 61. L'auteur analyse la vulnérabilité — concept lévinassien — dans le contexte de l'éthique médical. L'influence heideggérienne est lointaine, mais l'expression utilisée en est suggestive. De plus, la vulnérabilité est en rapport avec la facticité et l'être-jeté. Selon nous et sans

ontique, ce que Heidegger indique comme l'appel de la conscience du soignant affecté devant l'expérience angoissante de l'étrang(èr)eté. Cet appel le fait cheminer vers son pouvoir-être-soi-même. Il a l'effet de choc et de surprise. Le soigné et le soignant sont des êtres-au-monde, affectés dans leur être-avec respectif, l'un par l'autre, et ainsi ouverts l'un à l'autre dans la compréhension réciproque. La facticité unit les deux dans leur relation. La vulnérabilité forme, chez Zielinski — même si elle ne le dit pas — un existential. Elle est co-originaire de l'être-avec. La vulnérabilité du soigné s'actualise face à la maladie (souffrance, resserrement des possibles, épreuve des limites) et à l'intrusion du soin et du soignant. Celle du soignant est liée à l'exposition à la souffrance du soigné et à son existence, ce qui pourrait limiter aussi ses possibilités de soin. Tous les deux sont agents et patients. Cette vulnérabilité, comme fonds commun et même inscrite dans le corps, est le juste milieu entre l'impuissance et la toute-puissance (allusion implicite à la structure du destiner heideggérien). Elle ouvre à la sollicitude. Celle-ci n'est ni à côté dans une proximité existentielle spatiale, ni un faire ensemble centré sur l'étant sous-la-main, ni un faire pour l'autre dans le cadre d'une sollicitude substitutive, mais elle est une sollicitude ontologique et devançante.

Lou Agosta : Un processus d'empathie multidimensionnel

Inspiré par Heidegger dans *Être et temps* et les *Séminaires de Zurich*, et dans le cadre du counseling et de la psychothérapie, Lou Agosta essaie d'analyser l'empathie[76]. Celle-ci est un processus de quatre dimensions interdépendantes : l'affection empathique comme réceptivité à l'expérience de l'autre, la compréhension empathique comme possibilité, l'explicitation empathique comme référencement social et le discours empathique comme un entendre. Ces quatre existentiaux co-originaires du *Dasein* fondent l'empathie au sein de la relation médecin-malade, c'est-à-dire un rapport d'être de *Dasein* à *Dasein*. Agosta reconstruit ainsi la rencontre clinique sous la forme schématique d'une matrice à quatre cases (*cf.* tableau 15).

entrer dans le débat Heidegger-Lévinas qui dépasse les limites de notre étude présente, nous trouvons que Lévinas reste heideggérien, malgré sa critique de Heidegger.

76. *Cf.* L. AGOSTA, « A rumor of empathy : reconstructing Heidegger's contribution to empathy and empathic clinical practice », *in Medicine, Health Care and Philosophy*, n° 17, 2014, p. 281-292.

L'« herméneutique spéciale »[77] de l'empathie reste, selon Agosta, un simple appel qui n'est pas développé par Heidegger. Elle trouve sa place dans le quadrant droit supérieur du tableau. Elle se décline selon les quatre dimensions existentiales mentionnées ci-dessus. Il les relie ensemble dans ce qu'il appelle « le cercle herméneutique de l'empathie » qui devra structurer la relation médecin-malade.

	Être humain individuel	Être-avec les autres
Authentique	[Être seul authentique] Le plus propre, possibilité, engagement : être-pour-la-mort	Herméneutique spéciale de l'empathie
Inauthentique	Caricature de l'existentialisme	[Être-avec les autres inauthentique] Le On – On-même

Tableau 15 : Possibilité de l'herméneutique spéciale de l'empathie de Heidegger
Cf. L. AGOSTA (2014), p. 284.

Ces approches phénoménologiques de la santé dépassent le cadre de l'éthique du *care*. Leur mise ensemble, bien qu'elle soit limitée, approximative et à but heuristique, est justifiée quand même par le fait qu'elles sont centrées sur la relation de soin. Certains de ces auteurs peuvent rejoindre ceux qui sont casés dans la partie suivante sur la phénoménologie de la médecine. Ceux-ci abordent, en passant, le phénomène du *care*, mais ils sont plutôt tendus vers d'autres problématiques au sein même du *care*.

La phénoménologie de la médecine et de la santé

La phénoménologie de la médecine et de la santé est actuellement de mode. Nombreux sont les auteurs qui écrivent dans ce domaine, inspirés par l'école phénoménologique de Husserl et de Heidegger, et par leurs disicples. Il existe surtout trois revues principales du milieu européen qui exposent ces approches : 1. *Journal of Medicine and Philosophy* (Oxford University Press). 2. *Medicine, Health Care and Philosophy* (Springer ;

77. *SZ* § 26, p. 114 : « Son herméneutique spéciale aura à montrer comment les diverses possibilités d'être du *Dasein* lui-même séduisent et dénaturent l'être-l'un-avec-l'autre et le se-connaître mutuel qui lui appartient, de telle sorte que toute "compréhension" authentique est empêchée et que le *Dasein* cherche refuge auprès de substituts ».

Revue officielle de la société européenne de la philosophie de la médecine et de la santé). 3. *Theoretical Medecine and Bioethics* (Springer).

Dans ce qui suit, nous allons exposer un certain nombre d'auteurs d'une manière illustrative. Le premier d'entre eux est Fredrik Svenaeus dont l'ouvrage : *The Hermeneutics of Medicine and the Phenomenology of Health : Steps Towards a Philosophy of Medical Practice*, institue une école de phénoménologie de la médecine d'inspiration heideggérienne. Il essaie de conceptualiser la santé et la maladie tout comme H.-G. Gadamer dont il s'inspire. Dans un deuxième temps, nous présentons une série de chercheurs avec des approches diverses : H.-G. Gadamer et sa conception de la santé comme énigme et retrait ; H. Carel et sa présentation de la maladie comme ressource phénoménologique ; Bernard Honoré et la santé déclinée ontologiquement avec les concepts de formation et de vie ; et enfin, des approches variées dont surtout celles qui se focalisent sur le *Gestell* biomédical.

Fredrik Svenaeus : Maladie et ne-pas-être-chez-soi

La « philosophectomie radicale »[78] en médecine a eu lieu au début du XIXe siècle avec l'émergence de la médecine moderne empirique. Il s'agit de la tentative de l'éradication de la philosophie des questions de santé et de maladie, et de sa considération comme approche spéculative et dangereuse. Fredrik Svenaeus s'inscrit dans une renaissance actuelle de la philosophie de la médecine comme nécessité vitale qui se manifeste, par exemple, déjà et entre autres, avec l'éthique médicale.

Dans le cadre d'une philosophie de la médecine, Svenaeus formule sa thèse principale de cette manière : la médecine clinique n'est pas une théorie appliquée mais une pratique[79]. Sa problématique se résume dans

78. *Cf.* F. SVENAEUS, *The Hermeneutics of Medicine and the Phenomenology of Health : Steps Towards a Philosophy of Medical Practice*, coll. « International Library of Ethics, Law, and the New Medicine » n° 5, Kluwer Academic Publishers, The Netherlands, 2000, p. 4.

79. *Cf.* F. SVENAEUS, *The Hermeneutics of Medicine and the Phenomenology of Health : Steps Towards a Philosophy of Medical Practice*, *op. cit.* (surtout parties 2 et 3) ; « Das unheimliche — Towards a phenomenology of illness », *in Medicine, Health Care and Philosophy*, n° 3, 2000, p. 3-16 ; « The body uncanny — Further steps towards a phenomenology of illness », *in Medicine, Health Care and Philosophy*, n° 3, 2000, p. 125-137 ; « Medecine », *in* H.L. DREYFUS — M.A. WRATHALL (ed.), *A Companion to Phenomenology and Existentialism*, coll. « Blackwell companions to philosophy » n° 35, Blackwell Publishing, 2006, Malden, USA, p. 412-424 (Chapter 28) ; « Illness as unhomelike being-in-the-world : Heidegger and the phenomenology of medicine »,

la question suivante : « Qu'est-ce que la médecine ? », avec son corollaire : « Qu'est-ce que la connaissance médicale ? ». Le *locus* de cette thèse est la « rencontre clinique » — la pratique médicale, la « consultation » — entre le soignant et le patient, « rencontre interprétative » qui a pour but le soin et la compréhension de ce dernier. La méthode utilisée est phénoménologique et herméneutique, mais aussi ontologique et épistémologique. Son herméneutique est plus inspirée de celle de Heidegger et de Gadamer[80] que de celle de Ricœur. Elle est centrée sur le dialogue et non pas sur le texte.

Vu que, pour lui, la phénoménologie husserlienne n'offre pas une aide conceptuelle à l'accès philosophique de la santé, à savoir : absence d'une philosophie de l'affection et mise en relief accentuée d'une conscience transcendantale, il opte pour la phénoménologie heideggérienne. Il dit : « Laissons-nous donc nous tourner maintenant vers une autre version de la phénoménologie qui, je pense, fournit une place prometteuse pour commencer à chercher une théorie de la santé — la philosophie de Martin Heidegger. »[81]. Les textes heideggériens fondamentaux, sur lesquels il se base, sont : *Être et temps* et les *Séminaires de Zurich*.

Svenaeus précise que « de différentes manières, le phénomène de la maladie semble être beaucoup plus concret et à accès plus facile que celui de la santé »[82]. Le mot maladie se décline selon trois mots anglais : *sickness*, *illness*, *disease* ou *disorder*, qu'on appelle le complexe SID[83]. Ces

in Medicine, Health Care and Philosophy, n° 14, 2011, p. 333-343 ; « The relevance of Heidegger's philosophy of technology for biomedical ethics », *in Theoretical Medecine and Bioethics*, n° 34, 2013, p. 1-15 ; « Hermeneutics of Medecine in the wake of Gadamer : The issue of *Phronesis* », *in Theoretical Medecine and Bioethics*, n° 24, 2003, p. 407-431 ; « The phenomenology of health and illness », *in* S.K. Toombs (ed.), *Handbook of Phenomenology and Medicine*, p. 87-108.

80. À part Heidegger, les auteurs principaux qui ont inspiré F. Svenaeus sont : F.J.J. Buytendijk, Hans-Georg Gadamer, Maurice Merleau-Ponty and Erwin Straus. *Cf.* F. Svenaeus, *The Hermeneutics of Medicine and the Phenomenology of Health : Steps Towards a Philosophy of Medical Practice*, *op. cit.*, p. 92.

81. *Ibid.*, p. 82-83 : « Let us therefore now turn to another version of phenomenology which I think provides a promising place to start looking for a theory of health — the philosophy of Martin Heidegger. ». La traduction est la nôtre. *Cf.* pour une exposition de la philosophie de Heidegger chez F. Svenaeus : p. 83-89.

82. *Ibid.*, p. 78 : « In many ways the phenomenon of illness seems to be far more concrete and easy to get hold of than the phenomenon of health. ». La traduction est la nôtre. *Cf.* aussi p. 94.

83. *Cf.* aussi N. de Almeida-Filho, « Modèles de la santé et de la maladie : remarques préliminaires pour une théorie générale de la santé », *in Ruptures* (revue transdisciplinaire en santé), n° 1, 2006, tome 11, p. 122-146 ; J.-Ph. Pierron, « Une nouvelle

trois termes mettent en relief, respectivement, trois dimensions interdépendantes : le social (l'insertion sociale du malade), le psychique (le vécu de la maladie) et le physique (l'organique). Svenaeus considère la maladie comme *illness*, mais il y inclut *sickness*[84].

Le concept de la santé est défini comme être-dans-le-monde familier, c'est-à-dire être-chez-soi, habiter son foyer[85], en rapport aussi avec l'habiter heideggérien[86]. Svenaeus refuse de faire le parallèle entre le couple santé-maladie et le couple authenticité-inauthenticité bien qu'il soit attirant. On peut être malade tout en demeurant dans un mode d'être de la compréhension authentique. Et l'inverse aussi : toute personne qui déploie une compréhension de l'être inauthentique n'est pas nécessairement malade, surtout que l'inauthenticité est la marque de la quotidienneté moyenne — sinon tous les hommes seraient malades. Pour cela, il critique la *Daseinsanalyse* de Boss et de Binswanger. Pour lui, celle-ci définit la santé comme liberté et la maladie comme manque de liberté, d'identité et d'autonomie ; donc toutes les deux sont en rapport avec l'authenticité. En plus, en voulant inclure la médecine somatique, Svenaeus indique le réductionnisme de la *Daseinsanalyse* qui se concentre exclusivement sur la psychiatrie et sur la psychosomatique. Son approche est plutôt centrée sur le concept de familiarité (*Heimlichkeit / Homelikeness*) en rapport avec le séjour (*Wohnen*) du malade dans le monde. La maladie, sur le mode authentique, révélée dans l'angoisse de l'être-pour-la-mort, est, dans le rapport du malade à son monde propre, une étrang(èr)eté (*Uncanny / Unheimlich*) et un ne-pas-être-chez-soi (*Unhomelikeness / Unheimlichkeit*), un ne-pas-être-dans sa maison[87]. Mais de prime abord et

figure du patient ? Les transformations contemporaines de la relation de soins », *in Sciences sociales et santé*, n° 25, 2007, tome 2, p. 62-63.

84. *Cf.* F. SVENAEUS, *The Hermeneutics of Medicine and the Phenomenology of Health : Steps Towards a Philosophy of Medical Practice*, *op. cit.*, p. 79.

85. *Ibid.*, p. 90-100.

86. *Cf.* F. SVENAEUS, « Illness as unhomelike being-in-the-world : Heidegger and the phenomenology of medicine », *op. cit.*, p. 336-337.

87. *Cf.* aussi F. SVENAEUS, « Das unheimliche — Towards a phenomenology of illness », *op. cit.*, p. 7-10. Dans cet article, F. Svenaeus compare le concept d'étrang(èr)eté chez Freud et chez Heidegger : chez le premier, il s'agit d'un « trauma de naissance » en rapport avec la *psyche* et ses processus inconscients, alors que chez le second, d'un « trauma de la mort » du *Dasein* en rapport avec son monde. R. Ahlzen indique que ces concepts utilisés par F. Svenaeus seraient populairement à connotation psychologique et les professionnels du soin pourraient ne pas comprendre le fond ontologique de ces concepts. Le glissement de l'ontologique au psychologique risque d'induire une incompréhension, *in* R. AHLZÉN, « Illness as unhomelike being-in-the-world ?

le plus souvent, elle se manifeste, dissimulée dans la quotidienneté moyenne du On, comme une familiarité, un être-chez-soi, un être-dans-sa-maison. Il y a une circularité fondamentale entre ces deux existentiaux. Dans cette optique, la santé est l'être-chez-soi qui empêche l'apparition du ne-pas-être-chez-soi dans le monde. Dans la maladie, ce ne-pas-être-chez-soi est plus accentué, aliénant et envahissant, mais pas total puisque le malade, dans sa mienneté, reste toujours un soi avec son corps et son monde[88]. La circularité est déviée dans une asymétrie où triomphe le ne-pas-être-chez-soi. L'être-au-monde est ainsi envahi par l'étrang(èr)eté. La différence entre l'affection de l'angoisse authentique et celle du ne-pas-être-chez-soi, malgré la similarité, relève surtout de la durée. La première s'exerce dans l'instant de la décision à travers l'appel de la conscience, alors que la seconde dure avec la maladie[89]. Le ne-pas-être-chez-soi peut devenir aussi pathologique quand il envahit toute l'existence du malade et se transforme en peur. La ligne de démarcation entre l'angoisse authentique et celle pathologique reste difficile[90]. Nous représentons cette interprétation de la conception de la santé et de la maladie par Svenaeus dans la figure 5 ci-dessous.

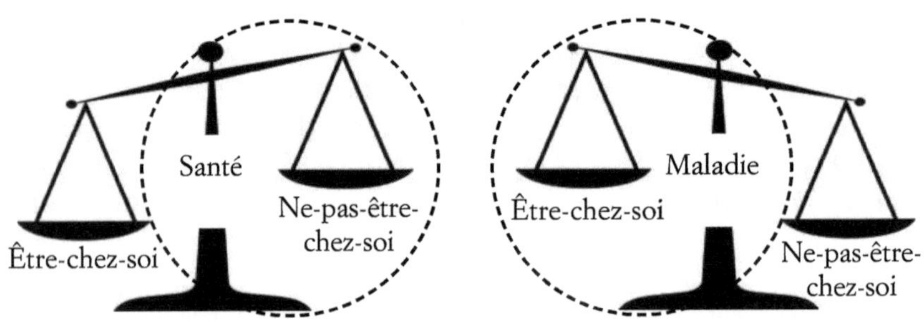

Figure 5
F. Svenaeus : La santé comme le mode d'être-chez-soi de l'être-au-monde

Phenomenology and medical practice », *in Medicine, Health Care and Philosophy*, n° 14, 2011, p. 328.

88. *Cf.* F. Svenaeus, *The Hermeneutics of Medicine and the Phenomenology of Health : Steps Towards a Philosophy of Medical Practice*, *op. cit.*, p. 118.

89. *Ibid.*, p. 107.

90. *Cf.* F. Svenaeus, « Das unheimliche — Towards a phenomenology of illness », *op. cit.*, p. 10.13. F. Svenaeus parle ici dans un sens existentiel. Il précise que toute angoisse pathologique trouve dans le ne-pas-être-chez-soi un *a priori* et une condition de possibilité.

En s'inspirant de Gadamer et de Heidegger, Svenaeus affirme que la santé est un rythme de vie, le rythme de l'être-au-monde. La tonalité de la santé est différente de celle de la maladie. La santé est une affection de fond, celle de l'être-chez-soi. Elle est plutôt inapparente, rythmique, équilibrée ; elle n'attire pas l'attention. Les notions d'équilibre, d'homéostase et d'harmonie gadamériennes retrouvent la conception antique et grecque de la santé. Il ne s'agit pas d'un équilibre entre deux entités, mais d'un mode d'être dans le monde et d'une donation de sens comme être-au-monde. La santé n'est pas passive mais active comme équilibrage. Svenaeus donne l'exemple gadamérien de l'expérience de monter une bicyclette, qui en est illustratif. On conduit une bicyclette sans penser à l'équilibre de son corps. Toute intervention de l'extérieur risque de provoquer le déséquilibre. L'équilibre n'est pas statique mais dynamique, dans le sens d'ekstatique. *Être et temps* situe cette dynamicité dans le *Dasein* comme projet, donc en tant que pouvoir-être et ouverture de soi vers l'avenir à partir des possibilités jetées. Chez le malade, ce pouvoir-être est aliéné et se perd progressivement. La rythmicité de la santé est manifeste surtout chez les femmes (règles, grossesse, ménopause). Même durant la vie, le fait de passer par une maladie (comme avoir la grippe) et d'en guérir, à travers la défense immunitaire du corps, montre que la régulation physiologique et physiopathologique appartient au corps même, au sein d'une homéostase qui ne cesse de se chercher. Ce type de maladie « moyenne » ne provoque pas un déséquilibre aliénant du projet, mais il induit un trouble du rythme sanitaire qui s'auto-régule lui-même. Il n'est donc pas associé à l'affection existentiale actualisée de l'être-malade.

L'affection de la maladie — tout comme sa compréhension — est un mode d'être-au-monde malade. Elle est celle du ne-pas-être-chez-soi, comme perte de l'équilibre immédiat ou processuel et étrang(èr)eté. Elle « pourrait prendre des formes différentes, pour des gens différents, avec des maladies différentes et à des temps différents. »[91]. Toute expérience du ne-pas-être-chez-soi (être emprisonné, crise existentielle, perte dans la forêt, deuil) n'est pas une maladie. Les critères de la durée et de l'altération de la structure de sens, de la corporéité et du soi sont déterminants[92].

91. F. SVENAEUS, *The Hermeneutics of Medicine and the Phenomenology of Health : Steps Towards a Philosophy of Medical Practice*, *op. cit.*, p. 115 : « (The ill unhomelikeness of being-in-the-world) would take on different forms for different people with different illnesses at different times. ». La traduction est la nôtre.

92. *Ibid.*, p. 116-117 ; *Cf.* F. SVENAEUS, « Illness as unhomelike being-in-the-world : Heidegger and the phenomenology of medicine », *op. cit.*, p. 337.

Cette affection détermine la compréhension et la projection du malade dans son monde et vice- versa. Le déséquilibre touche le projet-jeté où l'être-jeté prend le dessus sur le projet, le laisser-être sur le pouvoir-être. L'ouverture au monde est aliénée par la maladie. La maladie est un non-sens et une aliénation[93]. Mais le mode d'être-chez-soi ou celui du ne-pas-être-chez-soi est celui de la compréhension affectée : si la compréhension est aliénée, l'affection l'est aussi, et vice-versa. Selon les maladies, elles ne sont pas atteintes simultanément (distinction mais pas séparation[94]). Une psychose est corrélée d'une manière plus directe à l'aliénation de la compréhension, un cancer, plus à celle de l'affection. Svenaeus insiste, dans sa conception de la santé et de la maladie, au sein même d'une herméneutique de la facticité, plus sur l'affection que sur la compréhension bien que les deux soient toujours en interdépendance. Il s'agit de choisir et d'emprunter un accès convenable aux concepts sanitaires. La transcendance du malade n'est pas moindre — dans le sens quantitatif et mesurable — mais déficitaire — dans le sens qualitatif — et incohérente parce qu'elle n'ouvre pas à une significativité compréhensive et à un sens. Parmi les facteurs qui influencent l'affection du ne-pas-être-chez-soi, à part le déficit de transcendance et l'incohérence, Svenaeus indique la durée : plus une maladie est longue, plus le ne-pas-être-chez-soi est profond (dans le sens de la qualité). Il ajoute aussi le facteur de l'aliénation comme la sortie de l'équilibre et du rythme de la vie (gadamérien). L'affection fondamentale du malade est celle de l'étrang(èr)eté (liée à l'angoisse), mais celui-ci passe par plusieurs tonalités durant sa maladie : tristesse, colère, désespoir, dépression, etc. Svenaeus fait allusion, d'une manière directe, aux étapes du deuil, sans pourtant le nommer. Il les fonde ainsi existentialement. Concernant aussi la temporalité de la maladie, il indique l'influence du critère de l'âge. La personne âgée est plus centrée sur le passé et sur le présent que sur le futur. La plupart du temps, son ouverture au futur est déterminée « à travers » son passé. Son affection dominante peut s'inverser, comme jamais, en être-chez-soi. Selon les biostatistiques, les personnes âgées sont des malades chroniques. Mais selon une approche phénoménologique et malgré la diminution de leurs capacités et le ralentissement de leur rythme de vie, elles peuvent être-chez-soi.

93. *Cf.* F. Svenaeus, « Medecine », *op. cit.*, p. 415-417.

94. *Cf.* F. Svenaeus, *The Hermeneutics of Medicine and the Phenomenology of Health : Steps Towards a Philosophy of Medical Practice*, *op. cit.*, p. 101.

Heidegger montre comment le marteau porté par la main, quand il est altéré ou cassé, se manifeste comme un outil, dans une perspective pratique, donc à-portée-de-la-main et non pas sous-la-main. Svenaeus extrapole vers la main cette allégorie, en étudiant la corporéité comme « quatrième existential » de l'être-à[95]. Et si la main qui porte le marteau est touchée ou cassée durant la *praxis* ? Le philosophe suédois affirme :

> « Donc la main est aussi une sorte d'outil pour l'activité et la compréhension qui constitue un point nodal dans la structure de sens du monde. La main, comme le marteau, peut être réparée et peut-être même remplacée par une prothèse qui pourrait performer d'une manière adéquate les fonctions de la main. Mais la situation de la main cassée est aussi différente de celle du marteau cassé car elle est très différemment affectée. »[96].

Celui qui a cassé sa main expérimente l'affection de la douleur. Sa main n'est pas un outil du corps et les membres du corps ne sont pas des outils. Pour Heidegger, le corps appartient au *Dasein*, d'une manière intrinsèque et originaire, comme projet-jeté. Svenaeus se base ici sur la différence entre corps organique et corps propre que Heidegger indique dans les séminaires de Zurich. Mais, quand même, pour donner place au corps dans la conceptualisation de la santé et de la maladie, il va jusqu'à définir la maladie non seulement comme affection, c'est-à-dire en tant que ne-pas-être-chez-soi de l'être-au-monde ou échec de transcendance, mais aussi comme « rupture (altération) de la structure d'outils liée au soi »[97]. Ce lien est explicité à travers le corporer heideggérien. Le ne-pas-être-chez-soi touche donc l'expérience du corps. Suivant le corporer heideggérien, la maladie est un être-dans-le-corps (*Leib*) étranger[98]. Le corps est expérimenté par le *Dasein* comme étranger et comme un « outil cassé ». Il comprend le monde et l'habite. L'exemple des problèmes de défécation et de miction chez le malade, sa perte de contrôle de son propre corps et son besoin des autres en est illustratif. Sveaneus différencie aussi entre l'handicap et la maladie (comme *illness*). L'affection

95. *Ibid.*, p. 107-113.

96. *Ibid.*, p. 109 : « The hand consequently is also a sort of tool for activity and understanding constituting a nodal point in the meaning-pattern of the world. The hand, like the hammer, can be repaired or maybe even replaced by a prosthesis that would adequately perform the functions of a hand. But the situation of the broken hand is also different from the situation ofthe broken hammer since it is very differently attuned. ». La traduction est la nôtre.

97. *Ibid.*, p. 111 : « A breakdown in the tool-structure related to the self. ». La traduction est la nôtre.

98. *Cf.* F. Svenaeus, « The body uncanny — Further steps towards a phenomenology of illness », *op. cit.*, p. 130-131.

du handicapé n'est pas un ne-pas-être-chez-soi. Son être-au-monde est en général sain (à part certaines personnes à handicap très lourd).

Dans la troisième partie de sa thèse, après avoir exposé l'histoire de la philosophie de la médecine (première partie) et avoir présenté sa propre thèse pour une théorie de la santé (deuxième partie), Svenaeus analyse la rencontre clinique entre médecin et malade, qui est le noyau de la pratique médicale comme une rencontre — ou situation — herméneutique. Il se ressource d'une manière explicite auprès de l'herméneutique de la facticité heideggérienne et de la philosophie herméneutique de H.-G. Gadamer, disciple de Heidegger, avec sa « fusion des horizons » (*Horizontverschmelzung*)[99]. Il applique cette théorie gadamérienne à la rencontre clinique. La primauté dans le dialogue clinique devra être donné plus à la compréhension — et donc à l'écoute — qu'à l'explication, au sein même de la circularité des deux (*cf.* W. Dilthey)[100]. Toute compréhension doit être fondée d'une manière herméneutique, c'est-à-dire en respectant le cercle herméneutique[101]. Svenaeus critique les approches herméneutiques en médecine qui abordent le patient comme « texte », dont surtout celle de D. Leder. Il voit que l'herméneutique ricœurienne, centrée sur le texte et sur la distanciation, et non pas sur le dialogue, n'est pas convenable en médecine. Le malade n'est pas « un discours fixé par l'écriture »[102]. Le langage dans l'herméneutique gadamérienne est, selon le philosophe suédois, celui du dialogue (*Gespräch*) et non pas du texte. La rencontre interprétative est une fusion de deux modes d'être-au-monde ou de deux horizons de vie séparés (unis mais distincts), avec la préservation de l'identité de chacun : 1. L'horizon du médecin qui est chez-soi et expert dans le monde de la santé, dans une attitude d'empathie et sur le mode de la *phronesis* aristotélicienne ou de la sagesse pratique[103]. 2. L'horizon du malade qui n'est-pas-chez-soi. Plusieurs différences entre les deux horizons peuvent être évoquées : sociale, culturelle, ethnique, etc[104]. Par ailleurs, la « fusion des horizons » gadamérienne explicite et détaille la circularité herméneutique heideggérienne (*cf.* figure 6).

99. *Cf.* F. Svenaeus, *The Hermeneutics of Medicine and the Phenomenology of Health : Steps Towards a Philosophy of Medical Practice*, *op. cit.*, p. 130-134.163-164.
100. *Ibid.*, p. 121-130.
101. *Ibid.*, p. 134-140.
102. *Ibid.*, p. 140-144.
103. Concernant l'exercice de la *phronesis* dans la pratique médicale, *cf.* : *Ibid.*, p. 53-54.61-62.168-171 ; F. svenaeus, « Hermeneutics of Medecine in the wake of Gadamer : The issue of *Phronesis* », *op. cit.*, p. 407-431.
104. *Cf.* F. Svenaeus, *The Hermeneutics of Medicine and the Phenomenology of Health : Steps Towards a Philosophy of Medical Practice*, *op. cit.*, p. 146-158.

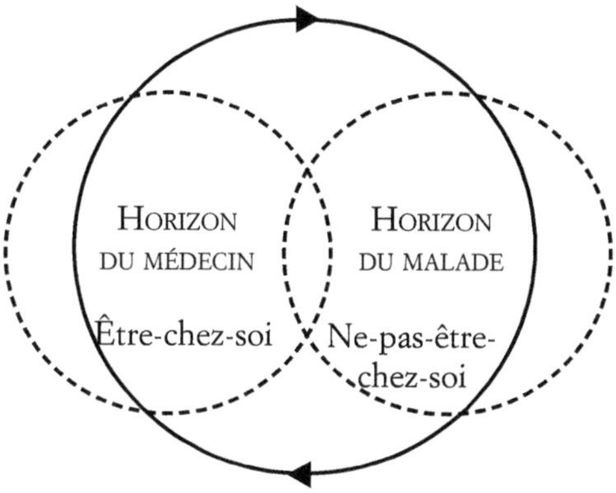

Figure 6 : Rencontre clinique et circularité herméneutique

Nous notons trois circularités : celle que vit le médecin, celle que vit le malade et celle de la relation entre les deux. Ces trois se déploient en une compréhension et un langage partagés. La fusion clinique des horizons implique une entrée en une certaine forme de tonalité commune, comme celle de la confiance mutuelle. Svenaeus précise : « La rencontre des horizons de leur monde de la vie signifie que ces différentes formes de compréhension s'accordent graduellement l'une à l'autre. »[105].

Le but de la pratique clinique est de faire arriver le malade à l'actualisation de l'affection de cet être-chez-soi. Svenaeus affirme : « Être malade signifie ne-pas-être-chez-soi et le devoir du médecin sera de *restaurer* la santé, de ramener le patient à la maison, ou le plus proche possible de la maison. »[106]. Le dialogue clinique a un effet thérapeutique à l'intérieur de la circularité entre la compréhension du malade et celle du médecin[107].

Svenaeus élabore aussi une phénoménologie de la maladie en rapport avec la temporalité. Il existe une aliénation du passé et de l'avenir par rapport au présent de la maladie : ils deviennent obscurs et étrangers. La maladie institue un nouvel avant et un nouvel après. La structure temporelle de la maladie comme ne-pas-être-chez-soi pourrait se décliner selon deux pistes : 1. Décalage entre le temps du corps et celui du *Dasein* comme

105. *Ibid.*, p. 175 : « The meeting of the horizons of their lifeworlds means that these different forms of understanding gradually "tune in" to one another. ». La traduction est la nôtre.

106. *Ibid.*, p. 118 : « To be ill means to be unhomelike and the doctor's task will be to *restore* health, to bring the patient back home, or as close to home as possible. » (*cf.* p. 165). La traduction est la nôtre. *Cf. SeZu*, p. 86-87.

107. *Ibid.*, p. 158-164.

être-au-monde : le premier ne s'intègre plus au second, et on n'arrive pas à donner sens au phénomène vécu. 2. La narrativité qui décrit l'expérience de la maladie sous la forme métaphorique du récit (R. Ricœur) : la maladie restructure de nouveau les récits du passé et de l'avenir. Svenaeus critique cette deuxième piste plus centrée sur le texte. La vie n'est pas simplement une histoire mais plus profondément un mode d'être-au-monde. Les « métaphores primaires » sont plus déterminantes, comme celle de l'être-au-monde et de l'être-chez-soi ; elles fondent les autres[108].

Le philosophe suédois aborde aussi la question de la technique et son danger en rapport avec l'éthique biomédicale. Il y applique le *Gestell* heideggérien et invite à un discernement entre « bonnes » et « mauvaises » techniques médicales[109].

Certains auteurs appliquent le concept de la maladie comme ne-pas-être-chez-soi de Svenaeus — avec plus ou moins des réserves — dans des domaines bien particuliers de la santé. W. Dekkers aborde le thème dans le cadre des soins palliatifs et de la démence. Il le rapporte à la spatialité et insiste à passer, dans l'herméneutique de la santé, de la notion du « monde-de-la-vie » à celle de la « maison »[110]. T. Kayali applique le thème sur la dépression[111]. S. Tyreman utilise le moyen de la littérature et de la poésie pour interpréter le sens de la maladie avec plus d'immédiateté, en s'inspirant du rôle philosophique de la poésie chez Heidegger[112].

108. *Cf.* F. Svenaeus, « Illness as unhomelike being-in-the-world : Heidegger and the phenomenology of medicine », *op. cit.*, p. 339-342.
109. *Cf.* F. Svenaeus, « The relevance of Heidegger's philosophy of technology for biomedical ethics », *op. cit.*, p. 10-11.
110. *Cf.* W. Dekkers, « On the notion of home and the goals of palliative care », *in Theoretical Medecine and Bioethics*, n° 30, 2009, tome 5 (Septembre), p. 335-349 ; « Dwelling, house and home : towards a home-led perspective on dementia care », *in Medicine, Health Care and Philosophy*, n° 14, 2011, p. 291-300 ; « Health and illness : From an analytical to a hermeneutical approach », *in Medicine, Health Care and Philosophy*, n° 2, 1999, p. 315-318. W. Dekkers opère son passage conceptuel face à un autre passage préconisé par K. Dahlberg : du soin centré sur le patient au soin centré sur le monde-de-la-vie. *Cf.* K. Dahlberg — L. Todres — K. Galvin, « Lifeworld-led healthcare is more than patient-led care : an existential view of well-being », *in Medicine, Health Care and Philosophy*, n° 12, 2009, p. 265-271.
111. *Cf.* T. Kayali — F. Iqbal, « Depression as unhomelike being-in-the-world ? Phenomenology's challenge to our understanding of illness », *in Medicine, Health Care and Philosophy*, n° 16, 2013, p. 31-39.
112. *Cf.* S. Tyreman, « The happy genius of my household : phenomenological and poetic journeys into health and illness », *in Medicine, Health Care and Philosophy*,

Quelques approches diverses

Nous regroupons dans ce qui suit des approches diverses de la philosophie de la santé d'inspiration heideggérienne. Nous les exposons d'une manière rapide et synthétique, en nous concentrant sur la note heideggérienne qui en émerge.

Hans-Georg Gadamer : Santé et retrait

H.-G. Gadamer, dans des conférences adressées à des médecins[113], aborde la question de la santé et confronte la pratique médicale au discours scientifique. La médecine est, dans une approche herméneutique, à la fois une science et un art de guérir. Elle est une *praxis*, au sein de l'unité de la théorie et de la pratique. Gadamer discute aussi les limites de la technique et de la spécialisation. I. Šolcová expose les différentes conceptions de la santé chez lui : bien-être personnel, harmonie, équilibre, accord intérieur avec soi-même et dans la joie, partie de l'identité, intégration dans la vie, place dans le monde, liberté, nature, totalité[114]. Gadamer opère un passage principal, dans son concept de santé, entre les années 1960 et 2000 : d'une vision mécaniste où la santé est un équilibre donné et maintenu par la nature en l'homme, à une vision anthropologique où la maladie est un moment de décision. Šolcová montre ainsi comment, chez Gadamer, la santé possède plusieurs niveaux ou strates : philosophique, ontologique, psychologique, sociologique, etc.

Gadamer affirme : « La santé n'est pas quelque chose qui pourrait simplement être fait ou produit. »[115]. Elle est énigmatique et voilée. Elle n'est perçue que quand elle est perdue dans la maladie. Le « retrait » (*Verborgenheit*) de la santé rappelle la conception de la vérité, dans *Être et temps*, comme découverte. Ce phénomène caché (*verborgen*) se dérobe à l'objectivation et à la mesure. De plus, elle est « le rythme de la vie, un processus permanent dans lequel l'équilibre se rétablit lui-même. »[116]. La maladie serait une perte de l'équilibre global : physique, psychique et social.

n° 14, 2011, p. 301-311 ; « Homelikeness and health : an introduction to the theme », *in Medicine, Health Care and Philosophy*, n° 14, 2011, p. 287-289.

113. *Cf.* H.-G. GADAMER, *The Enigma of Health. The Art of Healing in a Scientific Age*, traduction de J. Gaiger et N. Walker, Stanford University Press, Stanford (California), 1996.
114. *Cf.* I. ŠOLCOVÁ, « Health — as seen by philosophy of H.-G. Gadamer », *in School and Health*, n° 21, 2008, tome 3, p. 101-107.
115. H.-G. GADAMER, *The Enigma of Health. The Art of Healing in a Scientific Age*, *op. cit.*, p. vii. La traduction est la nôtre.
116. *Ibid.*, p. 114. La traduction est la nôtre.

L'allégorie de la montée d'une bicyclette en témoigne. La santé, comme équilibre, se rapporte au *Dasein* comme être-au-monde (préoccupation et sollicitude). La tâche du médecin ne saura jamais être autre, affirme Gadamer, que d'aider la nature à vaincre la maladie (on se rappelle ici le couple cause / motivation des séminaires de Zurich). De plus, le philosophe allemand analyse le phénomène de l'angoisse en s'inspirant de Heidegger.

L'art du dialogue, en rapport avec la compréhension, occupe le centre de l'herméneutique gadamérienne. Dans le cadre d'une philosophie de la santé, cela fait que le traitement approprié est médiatisé par le dialogue thérapeutique entre médecin et malade. Ce dialogue vise le rétablissement de la santé, comme équilibre, chez le malade dans son monde-de-la-vie. Il institue une forme de réciprocité dans la relation de soin et fonde ainsi une décision thérapeutique partagée[117].

Havi Carel : « La phénoménologie comme ressource pour les patients »

Inspiré par Husserl, Heidegger et surtout Merleau-Ponty, Havi Carel propose l'approche phénoménologique descriptive, parmi d'autres (psychologie sociale, psychothérapie, soutien social, counseling, etc.), comme outil et ressource qui pourraient servir aux patients pour une meilleure compréhension de leur maladie[118]. Il présente une « boîte à outils » (*toolkit*) phénoménologique qui pourrait être offerte aux patients en tant qu'atelier de travail. Elle comprend trois étapes : 1. L'expérience de la maladie y est abordée comme réduction phénoménologique, c'est-à-dire une distanciation et une mise entre parenthèses de l'attitude naturelle envers la maladie, qui ouvre au questionnement et à la redécouverte. 2. La thématisation de la maladie avec ses dimensions esthétiques, cognitives, émotionnelles et morales, et selon des perspectives différentes (famille, soignants, etc.). Elle varie selon les malades et les médecins. Elle peut être, par exemple, « un cas de cancer » pour le médecin ou un bouleversement de vie pour le malade ou une « expérience d'empathie » pour un parent du malade. 3. La révision de l'être-au-monde de la personne. Cette troisième étape est typiquement heideggérienne. Carel analyse trois grandes modifications communes à l'expérience de la maladie : le changement dans l'expérience de l'espace et du

117. J.L. de Araujo & al., « Hermeneutics and health : reflections on the thinking of Hans-Georg Gadamer », *in Revista da Escola de Enfermagem da USP*, n° 46, 2012, tome 1, p. 199-200.

118. *Cf.* H.H. Carel, « Phenomenology as a Resource for Patients », *in Journal of Medicine and Philosophy*, n° 37, 2012, p. 96-113.

temps, la perte des capacités et les problèmes d'adaptation[119]. Il applique aussi la méthode phénoménologique à la rencontre clinique[120]. Il analyse le rôle philosophique de la maladie sérieuse et grave, comme « non-invitée et menaçante », interruptive ou englobante de l'existence entière, surprenante et angoissante (dans le sens heideggérien)[121]. L'être-pour-la-mort du malade émerge ici, d'une manière privilégiée. La maladie fait part d'une manière intégrale de la méthode philosophique en l'influençant, en modifiant sa conception et en suscitant de nouvelles thématiques urgentes et personnelles. Elle est une motivation pour philosopher. Ainsi est-elle un « mode du philosopher », même si d'une manière forcée, violente, incontrôlée et envahissante par rapport au malade. Comme *époché* ou réduction phénoménologique, la maladie est une crise de sens qui provoque une étrang(èr) eté (suite à Svenaeus) et une objectivation du corps, au sein d'une vision ambivalente de son essence (propre et organique).

B. Honoré : La santé comme « être-en-forme » et « être-en-vie »

Le psychiatre, psychosociologue et philosophe Bernard Honoré a élaboré une philosophie ontologique de la santé à partir de Heidegger. Il est inspiré aussi par la notion de la préservation dans l'être de Spinoza. Le rapport entre être et santé se décline selon les concepts de forme et de vie : « être-en-forme » et « être-en-vie » au monde[122]. Face et en rapport avec le concept de « normativité » de P. Canguilhem, il évoque la « formativité »

119. Parmi les modifications inaugurées par la maladie ou ses caractéristiques essentielles, H. Carel cite à la suite de S.K. Toombs (« The meaning of illness : A phenomenological approach to the patient-physician relationship », *in Journal of Medicine and Philosophy*, n° 12, 1987, p. 229–234) : The « perception of loss of wholeness, loss of certainty and control, loss of freedom to act, and loss of the familiar world » : La « perception de la perte de la totalité, perte de la certitude et du contrôle, perte de la liberté d'agir, perte du monde familier » (La traduction est la nôtre). Mais aussi : perte de l'intégrité du corps et interruption dans l'unité du corps et du soi, *in* H. CAREL, « Phenomenology as a Resource for Patients », *op. cit.*, p. 103-106. *Cf.* S.K. TOOMBS, *The Meaning of Illness : A Phenomenologic Account to the Different Perspectives of Physician and Patient*, coll. « Philosophy and Medicine » n° 42, Kluwer Academic Publishers, The Netherlands, 1993, p. 63-65.

120. *Cf.* H.H. CAREL, « Phenomenology and its application in medicine », *in Theoretical Medecine and Bioethics*, n° 32, 2011, tome 1, p. 33-46.

121. *Cf.* H.H. CAREL, « The philosophical Role of Illness », *in Metaphilosophy*, n° 1, 2014, tome 45 (Janvier), p. 20-40 ; « Illness, phenomenology, and philosophical method », *in Theoretical Medecine and Bioethics*, n° 34, 2013, p. 345-357.

122. B. HONORÉ, *Être et Santé. Approche ontologique du soin*, L'Harmattan, Paris, 1999, p. 56-59 ; *Cf. Sens de la formation, sens de l'être. En chemin avec Heidegger*, L'Har-

comme existential. Il affirme : « La notion de prendre-soin repose sur celle de normativité comme possibilité de renouveler notre compréhension de ce qui est normal. »[123]. L'auteur suit, dans son livre *Être et santé*, la structure d'*Être et temps*. Il décline l'ensemble des existentiaux heideggériens dans une perspective de santé. Il développe la déchéance sanitaire dans le « on prend soin ». Il analyse le prendre-soin (de soi-même, de l'autre, du corps, du monde) et le sens de la santé en lien avec l'être, le temps, la relation et le rapport à la technique. La disposition intérieure qui ouvre le prendre-soin est « un sentiment de soin », comme affection existentiale dans l'épreuve de la situation de crise, qui se déploie dans une communication dialogique. Le soin maintient et déploie la vie à travers l'animation comme « modalité de présence »[124]. La santé est vue comme une source qui se déploie et s'accomplit. Honoré affirme : « La maladie ne supprime pas la santé, elle la révèle. »[125]. La santé est « une *allure de vie* »[126] ; elle en est un *a priori* de la vie et non pas l'inverse[127]. Elle est aussi une tonalité et un don[128]. Il affirme : « Car la santé est ‹là›. Nous l'avons ‹en propre› tant que nous existons. Elle est la condition de l'existence. Mais elle est très souvent en retrait, dans l'attente de son dévoilement, de sa reconnaissance et de sa plus grande expression. »[129]. Il ajoute : « Il y a la santé »[130]. L'originalité de son approche réside dans le fait qu'il ne se limite pas au premier Heidegger, mais il interprète le second Heidegger dans une optique sanitaire : don et dévoilement de la santé. Celle-ci est une source et un dynamisme. Elle active l'animation de l'allure de l'homme, unifie son existence et le porte à l'accomplissement. Elle invite et fonde le prendre-soin.

Honoré essaie aussi d'élaborer les fondations philosophiques pour un projet d'hôpital. Dans ce sens, il affirme :

> « La notion de projet de santé rejoint celle de projet d'entreprise, d'une part pour toutes les collectivités, d'autre part et de façon originale pour toutes les institutions du système de santé. [...] Mais ce ne sont pas seulement les entreprises qui sont concernées par ce projet, c'est aussi la vie communale

mattan, Paris, 1990 ; *L'hôpital et son projet d'entreprise. Vers l'œuvre de santé*, Privat, Toulouse, 1990 ; *La santé en projet*, InterÉditions, Paris, 1996.

123. B. HONORÉ, *Être et Santé. Approche ontologique du soin*, *op. cit.*, p. 251.
124. *Ibid.*, p. 254.
125. B. HONORÉ, *La santé en projet*, *op. cit.*, p 193.
126. B. HONORÉ, *L'hôpital et son projet d'entreprise. Vers l'œuvre de santé*, *op. cit.*, p. 72.133.
127. *Cf.* B. HONORÉ, *Être et Santé. Approche ontologique du soin*, *op. cit.*, p. 255.
128. *Ibid.*, p. 25-30.
129. *Ibid.*, p. 31-32.
130. B. HONORÉ, *L'hôpital et son projet d'entreprise. Vers l'œuvre de santé*, *op. cit.*, p. 133.

> et la vie associative dans tous ses aspects. [...] Ouvrir le système de santé, ce sera contribuer au dévoilement de la santé encore aujourd'hui cachée sous le masque de la non-maladie. »[131].

Honoré élargit ainsi le concept de santé au-delà de la dimension anthropologique et de la simple relation médecin-malade. Il l'insère dans un cadre systémique où la santé se dévoile.

Approches sur le *Gestell* biomédical et approches diverses

Dans le cadre d'un discours bioéthique, H. Fielding repense le concept de nature à partir de la *physis* et du *Gestell* chez Heidegger, et de sa déconstruction de la métaphysique. À travers les exemples de la vente d'organes et des opérations concernant l'identité sexuelle, l'auteur critique ainsi la biotechnologie et la réduction technique du corps. Mais une nouvelle manière de penser la bioéthique est présentée ; elle n'est pas fondée sur des normes d'inspiration dualiste et métaphysique, mais sur le monde de la vie de l'homme dans sa globalité[132].

D. Borrett expose le modèle biomédical qui s'oppose classiquement au modèle humain dans la pratique de la médecine[133]. La maladie est une altération de la temporalité ekstatique qui se transforme en temporalité linéaire. L'avenir n'est plus expérimenté comme la possibilité la plus propre du malade, mais une série d'événements fixes et prédéterminés qui le conditionnent. Le malade se fixe sur le présent comme maintenant. Le médecin et le malade peuvent être entraînés dans le *Gestell* biomédical, et le malade devient un fonds. L'émergence de la médecine basée sur l'évidence (*Evidence-Based Medicine* : EBM) et l'essai contrôlé randomisé (*Randomized Control Trial* : RCT) en sont la conséquence. Le malade est alors exclu de sa situation et inclus dans un large groupe d'analyse. Mais, comme neurologue, Borrett essaie de réhabiliter ce modèle biomédical en trouvant une insertion neuro-biologique et physiologique de la temporalité ekstatique. Il indique ainsi un point de rencontre entre les deux modèles et leur circularité, sans réduire biologiquement l'ek-stase du *Dasein*. Il rappelle ainsi, indirectement, la circularité herméneutique entre *Gestell* et *Ereignis* au sein de l'essence de

131. *Ibid.*, p. 135-137.
132. *Cf.* H.A. FIELDING, « Body Measures : Phenomenological Considerations of Corporeal Ethics », *in Journal of Medicine and Philosophy*, n° 23, 1998, tome 5, p. 533-545 ; « The finitude of nature : Rethinking the ethics of biotechnology », *in Medicine, Health Care and Philosophy*, n° 4, 2001, p. 327-334.
133. *Cf.* D. BORRETT, « Heidegger, Gestell and rehabilitation of the biomedical model », *in Journal of Evaluation in Clinical Practice*, n° 19, 2013, p. 497-500.

la technique, et la nature du *Gestell* comme tête de Janus. Il ne s'agit pas donc de refuser le modèle biomédical, mais de l'accepter en considérant l'expérience vécue du malade comme « champ synthétique de possibilités ».

Dans l'optique de la métamorphose du *Gestell* biomédical, se situe aussi I. Brassington. Il nuance entre une biotechnologie pro-vocante et une médecine pro-ductive. Le danger technique — sous le mode du *Gestell* — vient plutôt de la biotechnologie et non pas de la médecine moderne. Mais celle-ci peut être entraînée par le *Gestell* biomédical et elle peut ne pas laisser émerger l'humanité dans la relation médecin-malade[134].

H.M. Zitzelsberger analyse la pratique infirmière et médicale à la lumière de la critique de la technologie par Heidegger[135]. N. Van Camp, à son tour, affirme que Heidegger a analysé le défi de la biotechnologie d'une manière ambivalente. D'une part, Heidegger déclare la possibilité de l'annihilation de l'homme par les techniques biologiques entamées dans le *Gestell* biomédical, alors que le *Dasein* ne peut être défini biologiquement. D'autre part, il reste convaincu que ces techniques n'arriveront pas à altérer l'essence ontologique du *Dasein*[136].

Une étude qualitative a été réalisée dans sept pays avec 65 médecins qui s'occupent de personnes âgées. Elle a consisté en un questionnaire formé de dix questions sur un cas éthique expérimenté en clinique. Elle a montré que 76% des médecins possèdent une pensée calculante en rapport avec la préoccupation économique et que 24% d'entre eux déploient une pensée méditative. Ces derniers sont surtout des Canadiens dont le système médical n'expérimente pas des difficultés économiques[137].

En dehors du cadre technique de la santé, Jo Ann Walton applique l'analyse temporelle de Heidegger sur l'expérience de l'espérance des malades projetés-jetés[138]. K.S. Toombs élabore une phénoménologie de la

134. *Cf.* I. Brassington, « On Heidegger, medicine, and the modernity of modern medical technology », *in Medicine, Health Care and Philosophy*, n° 10, 2007, p. 185-195.
135. *Cf.* H.M. Zitzelsberger, « Concerning technology : thinking with Heidegger », *in Nursing Philosophy*, n° 5, 2004, p. 242-250.
136. *Cf.* N. Van Camp, « Heidegger and the Question Concerning Biotechnology », *in Journal of Philosophy of Life*, n° 2, mars 2012, tome 1, p. 32-54.
137. *Cf.* D.C. Malloy & al., « Discourse on medicine : meditative and calculative approaches to ethics from an international perspective », *in Philosophy, Ethics, and Humanities in Medicine*, n° 9, 2014, p. 18-25.
138. *Cf.* J.A. Walton, « The lived experience of mental illness », *in* S.K. Toombs (ed.), *Handbook of Phenomenology and Medicine*, p. 287-289.

maladie comme expérience vécue avec ses « caractéristiques eidétiques », mais à conceptualisation plus husserlienne[139].

Selon K. Aho, la maladie, quand elle est vécue d'une manière authentique, est l'expérience de la « mort ontologique » et le malade actualise son être-pour-la-mort. Dans ce sens, le malade meurt en existant, dans sa finitude, sa vulnérabilité et dans la réduction de son pouvoir-être. Dans cela, le médecin aide le patient à assumer sa mort existentiale[140].

J. Bishop critique les sciences humaines médicales qui sont déployées dans la « médecine narrative » et qui s'opposent au « biopsychosociologisme ». En fait, en voulant rendre la médecine plus humaine, on retombe dans la métaphysique de l'efficience avec le dualisme sujet-objet et théorie-pratique. Dans la perspective heideggérienne, il indique la nécessité de fonder ontologiquement la médecine narrative[141].

Dans un objectif éthique et inspiré de Heidegger, W.W. Souba développe un modèle ontologique du leadership médical avec une structure à quatre piliers qui concernent directement le médecin : éveil (*awareness*), engagement, intégrité et authenticité. Ce leadership détermine, par le langage, les décisions et les comportements déployés contextuellement dans la relation médecin-malade. L'appel à être un leader dans le monde de la santé fonde cette dynamique et transforme le statut du médecin en tant que projet-jeté[142].

Selon la définition de l'OMS, la santé a été définie en tant que « bien-être ». Ceci englobe aussi la qualité de vie. A. Sarvimäki indique plusieurs

139. *Cf.* S.K. TOOMBS, *The Meaning of Illness : A Phenomenologic Account to the Different Perspectives of Physician and Patient*, *op. cit.*, 1993.
140. *Cf.* K. AHO, « Heidegger, ontological death, and the healing professions », *in Medicine, Health Care and Philosophy*, n° 19, 2016, p. 55-63. En s'inspirant des *Contributions sur la philosophie* de Heidegger, K. Aho analyse l'un des trois symptômes de l'abandonnement de l'être : la célérité (à côté des deux autres : le calcul et la massivité). Il montre comment la technologie moderne influence la psychologie à travers une détresse cachée dans l'affection de l'ennui et de l'indifférence, et comment la psychologie est déterminée socio-culturellement et concrètement par une affection commune, loin d'une conception subjectiviste autonome ou objectiviste biologique. Le thérapeute n'est pas un spectateur désengagé, mais un être-au-monde pris dans la même célérité que son patient. Il s'agit d'un appel à la psychologie, à l'ouverture aux autres domaines du monde, loin d'une réduction scientiste. *Cf.* K. AHO, « Acceleration and Time Pathologies. The critique of psychology in Heidegger's *Beiträge* », *in Time & Society*, n° 16, 2007, tome 1, p. 25-42.
141. *Cf.* J. BISHOP, « Rejecting Medical Humanism : Medical Humanities and the Metaphysics of Medicine », *in Journal of Medical Humanities*, n° 29, 2008, p. 15-25.
142. *Cf.* W.W. SOUBA, « The *Being* of Leadership », *in Philosophy, Ethics, and Humanities in Medicine*, n° 6, 2011, p. 5-16.

critiques vis-à-vis de la séparation du « bien-être » en plusieurs dimensions : physique, psychique, social et spirituel, mais aussi face à l'interprétation réductrice, simplement psychologique et subjective. Face aux interprétations phénoménologiques de la santé et de la maladie, respectivement comme familiarité et étrang(èr)eté, ou encore comme authenticité et inauthenticité, Sarvimäki, propose le concept de santé en tant que « bien-être »[143]. Il donne au « bien-être » une définition ontologique, à partir de Heidegger chez qui il n'y a pas de séparation entre âme, corps et esprit, ou entre sujet et objet. Le « bien-être » signifie « être-bien », comme mode d'être positif. Il récapitule et alterne, dans la quotidienneté de la vie, les couples familiarité / étrang(èr)eté et authenticité / inauthenticité. L'« être-bien » est orienté vers l'avenir, ouvert à la réalisation des possibilités du *Dasein*, et structuré par l'angoisse et l'être-pour-la-mort.

E. Lindberg & al. analysent, à partir de deux études de cas chez des personnes âgées, l'importance de prendre en considération les affections — dans le sens heideggérien — simultanées du soignant et du soigné dans la relation de soin[144]. La rencontre avec le malade devra donc dépasser le cadre de la situation vers un horizon plus large où sont mis en jeu les existentiaux, à la fois du soignant et du soigné.

Récapitulation

Les auteurs exposés — bien que la liste ne soit pas exhaustive — ont abordé la philosophie de la santé à partir d'une plate-forme conceptuelle heideggérienne. Ils se rassemblent surtout autour de deux écrits de Heidegger : *Être et temps* et « La question de la technique ». Seul B. Honoré semble avoir fait une approche heideggérienne plus globale. L'annexe V présente cette exposition dans un tableau schématique. Ce dernier ne prétend pas présenter l'ensemble de la pensée de chaque auteur, mais plutôt indiquer des pistes de réflexions sur lesquelles il s'est engagé.

143. *Cf.* A. Sarvimäki, « Well-being as being well — A Heideggerian look at well-being », *in International Journal of Qualitative Studies on Health and Well-being*, n° 1, 2006, tome 1, p. 4-10.

144. *Cf.* E. lindberg & al., « The importance of existential dimensions in the context of the presence of older patients at team meetings — In the light of Heidegger and Merleau-Ponty's philosophy », *in International Journal of Qualitative Studies on Health and Well-being*, n° 10, 2015, tome 1, article présent sur l'adresse électronique suivante : http ://www.ijqhw.net/index.php/qhw/article/view/26590, consulté le 19 septembre 2015.

Nous remarquons qu'il y a cinq grandes conceptualisations majeures de la santé : 1. Authenticité. 2. Familiarité ou être-chez-soi. 3. Équilibre ou harmonie. 5. Énigme ou retrait. 5. Bien-être ou être-bien. Le concept de maladie suit la dynamique contraire par rapport à ces pistes. Le concept de guérison marque la dynamique de passage de la maladie à la santé, comme par exemple : ramener le malade du ne-pas-être-chez-soi à l'être-chez-soi, de l'inauthenticité à l'authenticité (libérer), du déséquilibre à l'équilibre, etc. Plusieurs existentiaux sont mis en jeu et appliqués existentiellement au domaine de la santé et à la relation médecin-malade, avec chaque fois une mise en relief différente selon l'auteur et son centre d'intérêt. Une herméneutique de la facticité domine l'ensemble des approches. Plusieurs auteurs ont analysé la biotechnologie et l'utilisation de la technologie en médecine ; certains se sont limités à la critique négative du *Gestell* biomédical, d'autres se sont lancés dans l'analyse de la métamorphose du *Gestell* en *Ereignis*, et ils ont montré l'essence positive de la technique médicale.

Le grand apport de telles philosophies heideggériennes de la santé est leur approche commune du malade, en tant que *Dasein*, comme être-au-monde, souci ou projet-jeté, tendu entre son laisser-être et son pouvoir-être. La centralité du *Dasein* reste fondamentale. Mais ces auteurs, en se basant sur *Être et temps*, adoptent la piste du premier Heidegger : passage du malade à la maladie, de l'être-sain à la santé, et donc, d'une manière sous-jacente, de l'étant à l'être. Comme le *Dasein* possède une primauté ontico-ontologique par rapport à tous les étants, l'homme sain ou malade manifeste alors une primauté par rapport aux autres étants. Ainsi la santé végétale ou animale n'est-elle pas abordée directement. La méthodologie phénoménologique emprunte l'accès à l'être à partir de l'étant. Mais le second Heidegger adopte un autre accès, celui du dévoilement de la vérité de l'être et du déploiement de son essence. La question qui se pose alors est la suivante : Comment pourrions-nous conceptualiser la santé à partir de cet accès, en allant de l'être à l'étant ? Mais aussi, même au sein de la conceptualité du premier Heidegger, l'application créative de sa phénoménologie manque-t-elle principalement la temporalité ekstatique. Certains y ont fait allusion (comme D. Borrett) sans entrer dans une analyse détaillée et profonde. Cette piste constitue un second accès à la conceptualisation de la santé et de la maladie à défricher. L'apport de B. Honoré est, dans cette perspective, très fructueux.

Chapitre 2

Pour une philosophie de la santé

Après la revue succincte de la littérature sur les approches philosophiques de la santé d'inspiration heideggérienne, nous avons remarqué que leur méthodologie suit le premier Heidegger : passage de l'étant à l'être. Le présent chapitre opère, à partir du second Heidegger, une inversion. Il s'agit d'effectuer le passage du premier mouvement : du Sain (ou être-sain) à la santé, au deuxième mouvement : de la santé au Sain. Le pont entre les deux mouvements se situe au niveau de la temporalité ekstatico-horizontale, et surtout au niveau de l'avenir comme avènement. Pour cela, est menée une double relecture sanitaire heideggérienne. D'un côté, nous analysons la temporalité de la santé et de la maladie avec l'herméneutique temporelle d'*Être et temps*. De l'autre côté, nous développons, surtout à partir des *Contributions à la philosophie*, le concept de santé comme événement-avènement en rapport avec la vérité de la santé comme dévoilement. La santé est donc une tension ekstatique de et vers l'avenir comme venue à soi. Mais, avant ces deux approches, il s'avère nécessaire de retravailler le lien épistémologique et méthodologique entre santé et être.

Être et santé

Le rapport entre santé et être est explicite dans la définition de l'OMS. Celle-ci, bien qu'elle puisse être un point de départ philosophique, présente, néanmoins et d'une manière sous-jacente, des limites conceptuelles. Refondée ontologiquement, elle pourrait constituer un tremplin pour l'élaboration d'une phénoménologie herméneutique de la santé comme venue à soi. L'exemple de l'analyse phénoménologique d'une KVO (*Keep vein open*) ou : « Maintenir une veine ouverte », l'illustre. Sur ce fond, une relecture sanitaire succincte de la première section d'*Être et temps* peut être déployée, le soin étant un tout structurel. Le rapport entre santé et temps se décline selon une temporalisation ekstatico-horizontale au sein d'une circularité entre l'historialité du Sain et du malade et l'histoire de la santé qui vient.

La définition de l'OMS : un point de départ mitigé

Dans sa constitution, l'Organisation mondiale de la santé (OMS) définit la santé ainsi : « Un état de complet bien-être physique, mental et social, et ne consiste pas seulement en une absence de maladie ou d'infirmité. » (ar. 1 du préambule)[1]. Ici, le concept de « bien-être » n'est pas ontologique mais ontique. A. Sarvimäki a essayé de le redécliner ontologiquement en être-bien, mais demeure floue la notion de bien. Dans le langage quotidien, on parle de bien-être et d'être-mieux dans le sens existentiel ou psychologique. Mais, du point de vue ontologique, être-bien signifie la même chose qu'un déploiement d'être, et le mal-être est similaire au ne-pas-être. La dynamique de déploiement de la santé fonde le vécu de la maladie. Le changement qu'expérimente le malade au cours de sa maladie indique un mouvement dans lequel il est pris. Quand on lui pose la question : « Comment vas-tu ? », et il répond : « Je vais bien », le verbe « aller » manifeste une tension vers, et non point un état ou une stase. Dans le sens heideggérien, l'être, comme verbe, est dynamique. La définition de l'OMS échoue en joignant « état » et « bien-être ». De plus, fixer la santé dans un état, c'est l'objectiver comme un sous-la-main, un présent là-devant. Aller à la santé même signifie la laisser apparaître comme phénomène, c'est-à-dire une venue à la lumière. La venue est déploiement de l'essence de la santé comme telle. Elle sous-entend ainsi un retrait de la santé. La dynamique du bien-être est donc circulaire : dévoilement-déploiement et retrait. Cela remet en question la notion de complétude. La santé, toujours en retrait, ne peut être complète. Le concept de « complet », utilisé dans la définition, est plus en rapport avec celui statique d'un état que celui dynamique de venue. La complétude élimine toute venue. La définition la situe, en effet, au niveau de trois dimensions : physique, mentale et sociale. Cette distinction relève d'une dualité métaphysique corps-âme. Elle se rapporte aussi à la complétude comme globalité et intégralité, donc en

1. M. Bélanger, *Le droit international de la santé*, *op. cit.*, p. 10 ; Y. Beigbeder, *L'Organisation mondiale de la santé*, *op. cit.*, p. 13.

tant que tout. Elle manifeste aussi la santé comme totalité. Une fondation ontologique d'une telle totalité, préalable au physique, au mental et au social, se trouve dans le bien-être. Ce concept récapitule en lui, comme nous l'avons montré, l'ensemble de la définition, comme « venue totale ». La définition se termine par une nuance ; elle veut être positive. Hélas, elle échoue de pouvoir l'être. L'adverbe « seulement » ouvre une perspective positive, c'est-à-dire la santé dépasse l'absence de maladie. Mais il ne nie pas le rapport de l'essence de la santé au concept d'absence. Il ne s'agit pas d'une relation ou / ou. Ce déficit, intrinsèque à la définition, fait entrer la santé et la maladie dans une relation dialectique. Cela est évident sur un arrière-fond métaphysique où l'être est assimilé à un état. Mais comme le bien-être est vu comme venue totale, il ne peut pas être l'envers du mal-être ; il l'intègre en soi, dans son essence même, dans une dynamique de dévoilement / retrait. La maladie, en tant que manque ou privation, appartient à la santé comme telle, comme le ne-pas-être — ou le rien — appartient à l'être. La venue totale inclut en elle la non-venue. Il n'y a pas d'équilibre mais plutôt un déséquilibre continu, une tension de et vers l'avenir. La dynamique est téléologique et eschatologique, mais avec un *telos* qui est, sans cesse, renouvelé, puisque chacun « va bien ». La santé est ainsi une venue totale incomplète. Mais la venue est celle d'un étant à lui-même comme totalité, cela implique que la santé est bien-être comme venue à soi. Or toute venue ne peut être conçue sans le facteur implicite du temps. Le temps appartient à la santé comme il appartient à l'être. Nous voyons ainsi comment l'expression « bien-être », vu du côté ontologique, rassemble en elle tout le concept de santé, et par suite de maladie.

L'objection qui pourrait émerger face à ce développement est une possible identification entre santé et être, entre ontologie régionale et ontologie fondamentale. La définition de la santé comme venue ou avenance à soi (*Er-eignung*) est donc en rapport avec l'être comme *Ereignis*. Le projet d'être du *Dasein* se décline selon la formule : *Er-eignung im Ereignis* ; il est en circularité avec le projet d'être lui-même. Ainsi la dynamique circulaire entre une ontologie régionale de la santé et une ontologie fondamentale est-elle conservée sans confusion, sans séparation. La santé ne peut donc être réduite seulement à un jeu d'existentiaux, mais sa conceptualisation est en rapport avec l'être et le déploiement de son essence (*Wesung*). Toute authenticité, tout être-chez-soi et tout équilibre sont fondés dans cet *Er-eignung* qui les rend possibles et les déploie. Mais comme l'*Ereignis* ou l'appropriation contient en soi l'*Enteignis* ou la désappropriation, la santé renferme en soi la maladie d'une manière circulaire (*cf.* figure 7).

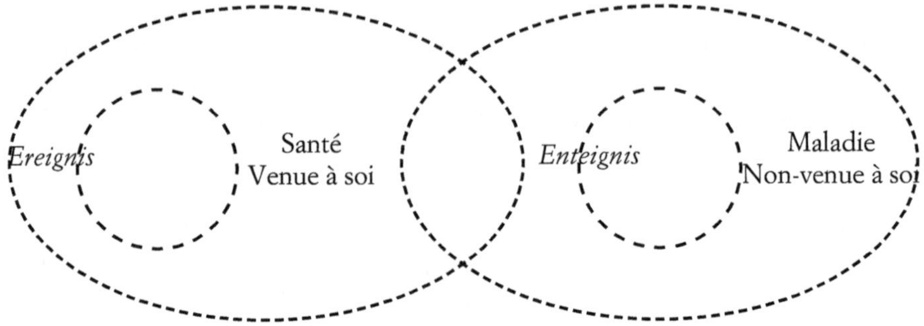

Figure 7
Ereignis / Enteignis et santé / maladie

La figure 7 montre quatre circularités interdépendantes : *Ereignis / Enteignis*, santé / maladie, *Ereignis* / santé et *Enteignis* / maladie. Une double corrélation a lieu : la première entre les deux petits cercles et la deuxième entre les deux grands cercles : 1. La santé se rapporte à l'*Ereignis* comme la maladie à l'*Enteignis*, en tant que venue ou non-venue à soi. 2. L'*Enteignis* se rapporte à l'*Ereignis* comme la maladie à la santé dans une entr'appartenance. 3. Ces dynamiques se déploient au sein du *Geviert*. Celui-ci est en circularité avec ce que nous appelons le *Geviert* sanitaire. Le ciel, la terre, les mortels et les dieux sont ainsi rassemblés dans la chose même du monde de la santé. Ces trois thèses — qui font une seule — doivent être explicitées phénoménologiquement à partir d'un point de départ ontique et existentiel concret.

Analyse phénoménologique d'une KVO

Le choix de l'analyse d'un geste de soin, comme celui de maintenir une veine ouverte ou KVO (*Keep vein open*), trouve son motif dans sa fréquence et sa simplicité. En général, à toute personne hospitalisée et dans la quotidienneté hospitalière, l'infirmière met un sérum, à travers une veine ouverte, pour toute intervention médicale possible.

La mise d'une veine ouverte est un geste de soin. Il se déploie dans la relation entre soigné et soignant. Cette relation constitue le centre de gravité de toute la médecine. Le soigné est, de prime abord et le plus souvent, un malade qui cherche à être sain. Le soignant est aussi, dans la quotidienneté, une personne saine qui prend soin du malade. Leur relation se déploie au lit du malade, dans l'hôpital comme monde ambiant de la santé. Le temps du soin et sa spatialité y appartiennent. Il y a tout un rythme de visites et de soins divers et variés, opérés par une multitude de soignants : l'aide-infirmière, l'infirmière, le médecin, l'aumônier, le psychothérapeute, le physiothérapeute, la famille, les amis, le voisin de chambre, etc. Ce rythme indique l'intratemporalité du soin donné et reçu, ainsi que sa quotidienneté. Le séjour du malade à l'hôpital marque son histoire de santé. Celle-ci est même rédigée dans un dossier et conservée aux archives. Le soin est aussi effectué dans la chambre du malade ou dans un autre lieu de l'hôpital, avec parfois des sorties et des rentrées dans la chambre. Une telle approche du temps et de l'espace du soin est purement descriptive. Elle déploie, en fait, une temporalité et une spatialité ontologique qui la fonde. Tant le temps que l'espace sont aussi ceux du soignant que du soigné, chacun en tant que *Dasein*. L'agent de soin est soit dans un oubli attentif-présentifiant, dans une attitude inauthentique, soit dans la résolution répétitive-devançante, dans une attitude authentique. Le soignant ou le soigné est éloignant-orientant dans la contrée de la KVO où s'aménage le soin. Celui-ci dépend des deux à la fois. Dans l'orbe de la KVO, nous trouvons l'aiguille, la seringue, le tuyau, le sérum, le porte-sérum, les compresses, la chambre, etc. Ce complexe d'outils, avec son système de renvois et de tournures, donne à la préoccupation circon-specte de ce geste de soin sa significativité comme soin. Cette préoccupation est couplée à une sollicitude intrinsèque du geste, car l'être-auprès du soignant et du soigné est contemporain de l'être-avec de chacun d'eux. Cette sollicitude, quand elle est positive, oscille entre substitutive qui déséquilibre la relation de soin, et devançante qui restitue une réciprocité. Leur être-soi-même respectif s'effectue aussi dans ce monde ambiant de la mise de la KVO : c'est ainsi que le soignant est soignant et le soigné est soigné. La KVO, de prime abord et le plus souvent, est abordée comme sous-la-main. L'ouverture authentique du soignant et du soigné, dans leur résolution devançante respective, pourrait la manifester comme à-portée-de-la-main. Il faudrait ainsi aller « aux choses mêmes » de ce geste simple et banal. L'être-à du soigné et du soignant se décline dans l'affection, la compréhension, le parler et la déchéance de chacun. Chacun des deux est un projet-jeté. Le malade est affecté par sa maladie, le bouleversement de sa vie et de ses attentes, l'attitude de sa famille et le personnel de soin, les problèmes administratifs, financiers, etc. Mais aussi est-il affecté par le sourire de l'infirmière qui met la KVO, le geste de sa main, sa parole, son regard, la piqûre de l'aiguille, la chaleur qu'il sent dans la veine, le commentaire du voisin, l'encouragement de la famille présente à ses côtés, etc. Jeté ainsi dans cet instant du geste (ou ce maintenant), tout le passé est répété ou souvenu, et l'avenir est attendu ou devancé dans ses possibilités comme pouvoir-être-sain. Cette relation est, de prime abord et le plus souvent, dominée par le bavardage, la curiosité et l'équivoque. On ne cesse de redire les mêmes mots pour rassurer le malade : « Tout va aller bien » ; « Ne vous en faites pas » ; « C'est rapide, vous ne sentirez rien » ; etc. Même le sourire artificiel, qui fait semblant, est donné par devoir, dans une agitation motivée par la charge du travail. Pour le soigné, il pourrait s'agir d'en finir rapidement, de peur de la KVO, d'un refus de sa mise, d'une exigence de soin en tant que service payé, de ne pas communiquer et de se fermer en soi, d'être agressif vis-à-vis du soignant, etc. Cette déchéance de la relation de soin, celle de la domination du On médical et hospitalier, trouve son arrière-fond dans le *Gestell sanitaire* : emprise de la technicité et de la biotechnologie sur le soignant, sa perte de soi dans le système biomédical dominant, un affairement centré sur le problème à résoudre, etc. Mais l'angoisse, tant du soigné que du soignant, devant l'étrang(èr)eté déclenchée par ce geste, chacun dans sa solitude propre, peut les renvoyer vers eux-mêmes, devant l'appel de leur conscience respective. C'est dans ce geste de soin, tout simple, fréquent et banal, ce site d'instantanéité de la décision, qu'un choix est à faire et qu'une résolution devançante est à déployer. Chacun d'eux, être-pour-la-mort qu'il est, est appelé à assumer sa finitude et ses possibilités jetées dans la convocation de son être-en-dette. En somme, chacun est appelé à une venue à soi dans la situation de la KVO. Ici, dans cette situation, se déploie la vérité de la santé : dans cette œuvre de la mise de la KVO, la vérité est en œuvre[2], et la santé vient dans le soin.

Pour quelqu'un qui voit ce geste de soin comme événement, il pressent, dans le silence de sa retenue, un avènement possible. Est mise à l'abri alors, dans ce geste et dans la KVO comme telle, la vérité de la santé, et en lui s'ouvre la clairière de l'Ouvert, la *Lichtung* sanitaire. Dans ce clair-obscur du geste de la KVO, il y a un jeu circulaire entre vérité et

2. *Cf.* D. Schultz — L. Flasher, « Charles Taylor, Phronesis, and Medicine : Ethics and Interpretation in Illness Narrative », *in Journal of Medicine and Philosophy*, n° 36, 2011, p. 406 : « In all of this, truth, itself, as Heidegger might say, is "at work" in the details of clinical phronesis. » : « Dans tout cela, la vérité, elle-même, comme Heidegger pourrait dire, est "en œuvre" dans les détails de la *phronesis* clinique. ». La traduction est la nôtre.

non-vérité, entre être et ne-pas-être, entre santé et maladie. Tous les deux, le soignant et le soigné, viennent et ne viennent pas chacun à soi, loin de toute dialectique. Cela est paradoxal puisqu'il contredit les apparences du système médical où le soigné est malade et le soignant est sain. Dans cette nouvelle optique, tous les deux sont à la fois malades et sains. Heidegger laisse entrevoir ce flou quotidien entre santé et maladie en disant :

> « Le médecin d'aujourd'hui a pouvoir sur une “meilleure” technique — et guérit. Le médecin d'autrefois meurt de cette maladie [...]. Soit, mais il faudra méditer ceci : d'abord, le fait de ne pas mourir, au sens d'un allongement de la vie, n'est pas encore une guérison ; qu'aujourd'hui les hommes vivent plus longtemps n'est pas une preuve de leur meilleure santé ; on pourrait même tirer la conclusion inverse »[3].

La santé et la maladie, venue à soi et non-venue à soi, se déploient selon des modalités différentes. La phénoménologie de la maladie comme SID, avec celle corrélée de la santé, pourrait nous aider dans la compréhension de cet événement. La question qui se pose évidemment est la suivante : Comment le soignant pourrait-il être malade ? Il ne s'agit pas de développer, ici, un concept large tant pour la santé que pour la maladie, mais de montrer comment la finitude — en tant que rien, mort ou maladie — habite aussi le soignant. La dynamique biologique du métabolisme : anabolisme et catabolisme, illustre cela. Même du point de vue physiologique, toutes les cellules de l'organisme, à part celles du cerveau, meurent dans un processus de régénération continue. Le vieillissement commence à la naissance. La maladie n'est pas seulement *disease*, mais aussi *illness* et *sickness*. Donc, on peut être malade sans avoir une manifestation organique. Tout ce qui ne permet pas au soignant de ne pas venir à lui-même participe à sa maladie : l'emprise de la technicité et du système hospitalier sur lui, sa peur de l'échec de soin, ses soucis financiers ou familiaux, etc. Cela veut-il dire que tout le monde est malade ? Au sens large, cela est le cas, puisque chacun, comme être-en-dette, est le fondement d'une nullité. Mais au sens strict et dans une approche phénoménologique, il existe deux dynamiques au sein même de la circularité entre venue à soi et non-venue à soi : cela dépend du déploiement de la venue, c'est-à-dire du jeu de dévoilement / retrait de la vérité de la santé. Nous ne parlons pas ici de déséquilibre ou d'équilibre entre venue à soi et non-venue à soi. Il y a toujours une tension vers l'une des deux qui oriente le déploiement. Le malade est, en général, tendu vers la non-venue à soi. La maladie joue

3. *Physis / QII*, p. 511-512.

le rôle d'obstacle ou de résistance à la venue ; elle laisse la santé voilée. C'est pour cela que le malade a la possibilité de guérir ou d'être soigné, et de venir à soi en laissant venir et se déployer la santé. Ce laisser-venir la santé, par la résolution devançante au site d'instantanéité — comme, ici, celui de la mise d'une KVO — est fondamental tant pour le soin que pour la guérison. Le malade (tel qu'il apparaît) peut être sain, au sein même de sa maladie, en ouvrant son *Dasein*. Le sain (tel qu'il apparaît) peut être malade, au sein même de sa santé, en refermant son *Dasein* dans la clairière de l'Ouvert. La définition ontologique de la santé et de la maladie est difficile car elle se fait dans le clair-obscur de la *Lichtung*. Comme chaque homme comporte en soi un *Dasein*, chaque malade a en soi un Sain ou un être-sain. Parfois, la maladie est si grave ou sérieuse qu'elle touche cet être-sain : l'homme ne peut plus venir à soi. Le malade est appelé à entrer dans une dynamique qui le dépasse, celle de la santé qui vient. L'appartenance à un tel appel est, pour lui, un avènement de la santé. La santé vient dans l'appel du geste de soin approprié et appropriant, celui de la mise d'une KVO. Il n'est accompli que par la réponse à cet appel, à la fois appropriée et appropriante. Au sein même du geste de soin, il y a une circularité et une entr'appartenance de l'appel et de l'appartenance.

Cette définition ontologique de la santé et de la maladie est structurée essentiellement par le temps. Authentiquement, venir à soi est sortir hors de soi, attiré par l'à-venir. Ce qui vient ici, dans le soignant et le soigné, est la santé. En la laissant-venir, elle leur permet de répéter le passé du soin dans l'instant même de la résolution respective du geste, au sein de la relation de soin. La santé qui vient apparaît alors chargée d'une temporalité ekstatico-horizontale : elle est ekstatique, dans son essence même, comme venue et avènement.

Mais ce geste de la mise d'une KVO ou la KVO comme telle rassemble beaucoup plus qu'il ne semble. Le *Geviert* sanitaire s'y déploie à la manière de l'infiniment grand dans l'infiniment petit. Concernant les hommes, voilà présents les scientifiques qui ont monté cette technique, le médecin qui l'a prescrite, la famille qui a porté le malade à l'hôpital, l'administration hospitalière qui l'a admis, le service d'hygiène qui règle les critères de la mise de la KVO, les enseignants qui ont éduqué l'infirmière à la poser, etc. Concernant la terre, voilà le matériel utilisé pour la fabrication des tuyaux et le métal, pour le porte-sérum, la source d'eau qui est travaillée avec le sel tiré de la terre, les produits chimiques extraits, les draps et le lit du malade, etc. Concernant le ciel, voilà le jour qui donne la visibilité au geste, l'air qui circule dans la chambre et qui permet la communication de la voix, etc. Concernant les dieux, voilà la prière de la famille, l'image du saint sur le mur, le chapelet au cou du malade, la quête de sens, le livre saint dans l'autre main, sa parole : « Selon la volonté de Dieu », l'attitude d'espérance, etc. Mais aussi, au sein même de ce geste, il y a une ouverture à l'infini du salut, là où les dieux viennent et fuient. Dans ce sens, le Sain est en même temps saint : le salut vient à travers et dans la venue de la santé, et non pas selon une approche métaphysique surnaturelle. Le geste de soin est un geste de salut si les dieux viennent dans l'avènement de la santé comme telle, c'est-à-dire dans la venue à soi. L'ouverture de la finitude à l'infini s'opère dans le site d'instantanéité de cette KVO.

Le projet de santé se déploie ainsi comme projet du Sain jeté dans sa maladie et ouvert à ses possibilités propres. La fondation d'un tel projet passe par le soin et les gestes qui le déploient. Toute venue à soi ne peut avoir lieu que par le saut de soin, soin de soi ou d'un autre, mais soin tout court, dans le sens ontologique. Le geste de soin rassemble en lui l'ensemble du mystère de la santé et de la maladie, du Sain et du malade. Il est un tout structurel qui détermine le monde de la santé et la pratique clinique de la médecine.

Relecture sanitaire de la première section d'*Être et temps*

La plate-forme conceptuelle que nous utilisons pour une relecture sanitaire de la première section d'*Être et temps* est représentée par l'annexe II : « Le projet jeté ». Ce schéma nous guide vers une analytique du Sain comme projet-jeté.

La santé, comme venue à soi, se déploie à travers la circularité entre laisser-être et pouvoir-être. Dans la maladie comme non-venue à soi, la circularité est altérée et la dynamique est déviée vers l'un des deux pôles : le laisser-être (ou laisser-venir à soi) n'est plus un pouvoir-être (ou pouvoir-venir à soi) et vice-versa. Le soigné, à qui l'infirmière pose une KVO, est jeté dans sa maladie. Celle-ci l'empêche de venir à soi-même. Il est un malade fixé dans son laisser-être, affecté par cette maladie, in-sistant dans son état de souffrance, dans son être-au-monde. Un soigné — comme le cas d'une pathologie psychiatrique — ou un soignant peut aussi se tenir fixé dans son pouvoir-être dans des possibilités non jetées, projeté en dehors du jet et se comprenant d'une manière aliénée. Dans le cas de la KVO, il s'agit en général d'une non-actualisation du pouvoir-être du soigné et du laisser-être du soignant. Celui-ci, de prime abord et le plus souvent, est tendu vers l'accomplissement d'un projet qui le dépasse, sans se laisser-être au sein de la relation de soin comme telle et de toutes ses péripéties. Il déploie, en lui-même, ses capacités de soin et ses possibilités de faire venir la santé sans, pour autant, la laisser-venir à soi-même. Une relation de soin authentique requiert que tant le soignant que le soigné sautent dans le cercle de l'in-sister / ek-sister. Différencier entre un trait de caractère, une personnalité pathologique, une névrose ou une psychose ou, en d'autres termes, déterminer le seuil de la maladie, n'est pas l'objet du travail présent. Prenons l'exemple de la myopie. Celle-ci est une maladie dans le sens de *disease*, mais pas dans celui d'*illness* ou de *sickness*. Le stress aura l'effet inverse : il n'est pas un *disease* — bien qu'il soit un facteur de risque — mais il constitue, pour certains, une *illness* ou une *sickness*. La myopie n'altère pas la circularité alors que le stress le fait ; il ne permet pas au pouvoir-être de s'actualiser. Imaginons le cas suivant : le soigné auquel l'infirmière pose une KVO est admis à l'hôpital pour une opération chirurgicale de sa myopie. L'infirmière est stressée, depuis des mois, par la charge de travail qu'elle a, le nombre de patients dont elle est responsable, les soucis de ses enfants à la maison ou les problèmes de couple avec son mari. Elle est devenue agitée, nerveuse, agressive et tranchante dans ses propos. Le geste de la mise d'une KVO pourrait être tout sauf un geste de soin envers le soigné myope. On pourrait même voir l'inverse : le sourire et la sereine tranquillité du soigné, son mode de dire merci, ses signes de reconnaissance peuvent former des gestes de soin qui accompagnent la mise de la KVO. La santé vient ainsi, d'une manière inversée, du soigné au soignant. L'infirmière dont le pouvoir-être n'arrive pas à se déployer à cause du stress, en se laissant-être dans la mise de la KVO, c'est-à-dire en se laissant-être emmenée dans le jet de la santé qui vient à travers le soigné, a pu récupérer ses possibilités, à travers son être-jeté actualisé instantanément dans le site du geste de soin. Sa compréhension est ainsi affectée et ouverte authentiquement par le soigné, au lieu de l'être, d'une manière inauthentique, par les facteurs de stress. Un tel exemple veut montrer combien la distinction phénoménologique entre la maladie et la santé est difficile si les deux sont visées en rapport avec l'*Ereignis*.

Le prendre soin constitue au sein de cette circularité, dans la dynamique même du souci, l'axe de pivotement de la venue de la santé. Notre thèse est la suivante : sans soin, pas de santé. Le soin authentique peut être défini alors comme laisser-venir la santé dans le geste. Fondé dans le souci, le soin — en tant que soignant ou soigné — est un en-avant-de-soi (existence et projet / avenir), déjà-dans-le-monde (facticité et être-jeté / passé) comme auprès-de-l'étant faisant encontre à l'intérieur du monde (déchéance / présent). Le geste de soin, fondé dans le corporer, préoccupé auprès des « choses » de la santé et sollicitant auprès des « partenaires » de la santé, ouvre les possibilités jetées dans l'instant de la situation. Le soin inauthentique tombe dans le maintenant. Dans une relation de soin, son déploiement dépend à la fois du soigné et du soignant : le premier ouvre la possibilité d'être-soigné dans son laisser-être soigné et dans son pouvoir-être-sain, le deuxième se laisse être soignant dans son pouvoir prendre soin et dans son laisser-être une occasion de la venue de la santé. À chaque fois, une décision doit être prise : recevoir et donner, pâtir et agir, à savoir que l'action du soignant s'inverse en passion et la passibilité du patient en possibilité. La circularité dans la relation de soin relève de la non-distinction entre sujet et objet de soin. Elle est structurée par une relation de *Dasein* à *Dasein*.

Le but du soin dépasse la guérison. « Guérir parfois, soulager souvent, consoler toujours. », disait L. Pasteur. La mort n'implique pas l'échec de la relation de soin. La question de la mort, dans *Être et temps*, est abordée dans le cadre de la différence entre mourir et décéder, entre ontologie et biologie, et ainsi dans la perspective de leur circularité. Dans une rencontre avec le philosophe de Tübingen Walter Schulz, Heidegger affirme que les médecins et la perspective médicale sur la mort sont les destinataires principaux de son approche de la mort, comme l'affirme H. Ott dans sa biographie[4]. Dans cette optique, Ch. Ciocan précise :

> « La technicisation de la vie et de la mort par le *Gestell* bio-logique et médical, qui empêche toute la libération compréhensive devant la mort, constitue le point qui doit être attaqué si on veut acquérir un rapport authentique, libéré, avec la mort. La médecine semble ainsi l'un des instruments, peut-être le plus puissant, par lequel le *Man* domine la mort quotidienne. »[5].

La guérison a toujours été conçue comme passage de la maladie à la santé. F. Svenaeus la définit, par exemple, comme passage du ne-pas-être-chez-soi à l'être-chez-soi. Mais si la santé est venue à soi, et celle-ci ne cesse de se déployer, nous ne pourrons plus aborder la guérison comme un état de complétude ou d'accomplissement. Elle est alors un déploiement de la santé ; elle ne s'effectue que par le soin qui laisse-venir la santé. Il s'agit d'être dans la vérité de la santé : non pas une vérité-adéquation

4. *Cf.* H. OTT, *Martin Heidegger. Éléments pour une biographie*, traduction de J.-M. Beloeil, Payot, Paris, 1990, p. 374-375.
5. Ch. CIOCAN, « La vie et la corporalité dans *Être et Temps* de Martin Heidegger. Deuxième partie : Le problème de la corporalité », *op. cit.*, p. 163.

statique mais une vérité phénoménologique de découverte et, même plus, de dévoilement. Le soigné est, à travers le soin, à la fois dans la guérison et la non-guérison. Prenons l'exemple de l'opération chirurgicale d'une appendicite. Un tel exemple pourrait faire émerger une objection : le soigné, une fois l'opération faite, est évidemment guéri ; il ne meurt plus de son appendicite ; il devient en bonne santé ; le soin triomphe de la mort ; la maladie disparaît. Ces affirmations marquent une approche statique et réductrice du soin, de la guérison, de la santé et de la maladie. Ces concepts restent ici centrés sur le problème et entrent dans un rapport sujet-objet : on guérit quelqu'un de quelque chose, on meurt de quelque chose, on récupère la santé perdue. Or la conceptualisation que nous proposons, dans la perspective du déploiement, est plus large et plus dynamique. Elle risque de contredire la réalité quotidienne vulgaire au lieu de la fonder ; c'est pourquoi F. Svenaeus a opté de partir du langage quotidien du monde de la santé. La solution d'une telle problématique réside plutôt dans la distinction heideggérienne entre sous-la-main et à-portée-de-la-main que nous pouvons appliquer ici, dans le monde de la santé, aux choses sanitaires. D'abord, il y a bien sûr une guérison comme un déploiement de la santé à travers le geste de l'opération chirugicale, et ceci parmi d'autres gestes de soin du malade durant son séjour à l'hôpital. La guérison n'est pas un état accompli présent là-devant nos yeux, objectivé dans l'absence de symptômes et que nous pourrions mettre sous-la-main. Il est aussi évident qu'il ne meurt plus de son appendicite, mais cela ne signifierait pas un triomphe du soin sur la mort. Il s'agit plutôt de la décaler, de l'ajourner, tant qu'elle habite, d'une manière ou d'une autre, l'être fini du soigné. Le déploiement de la santé, dans ce cas particulier, se concentre dans une maladie, une guérison et un contexte thématique singulier. La santé — comme la guérison et la maladie — est ainsi thématisée et objectivée dans un état ou un cas. Mais dans une approche phénoménologique ontologique, ces dynamiques devraient être vues en rapport avec la préoccupation sanitaire et les choses de la santé dans leur essence d'outils liés au *Dasein* et à-portée-de-la-main. L'opération chirurgicale est une totalité d'outils à travers lesquels le médecin est, par son geste de soin, une occasion de déploiement de la santé. La différence d'approche réside donc dans la différenciation entre état et événement-avènement, fixation dans le maintenant et ouverture à l'avenir, guérison existentielle et guérison existentiale.

La conceptualisation de la santé, de la maladie, du soin et de la guérison à partir d'une relecture sanitaire de la première section d'*Être et temps*, relecture qui trouve son point de départ, chez le second Heidegger, dans la circularité *Ereignis / Enteignis*, aboutit à un complexe de dynamiques interdépendantes, fondé sur l'inclusion de la non-vérité dans la vérité, du rien dans l'être (*cf.* tableau 16).

Concept	Définition	Plate-forme conceptuelle dans *Être et temps*
Santé	Venue à soi	Vérité / Être
Maladie	Non-venue à soi	Non-vérité / Rien – Ne pas être
Soin	Laisser-venir à soi	Résolution devançante (cas authentique) / Souci
Guérison	Déploiement de la santé	Projet / Pouvoir-être

Tableau 16 : Essai de conceptualisation de la santé

La guérison est en rapport direct avec le déploiement du pouvoir-être du malade en projet. Il s'agit d'entrer dans le jet de la santé et de s'y laisser-être emmené. Mais le malade, en tant que projet-jeté, guérit à travers ses possibilités jetées. Il reste toujours un être-en-dette (de santé) qui ne cesse d'être guéri. Cette approche est différente de la conceptualisation daseinsanalytique fondée sur l'authenticité et l'inauthenticité et de celle de F. Svenaeus, fondée sur la thématique de l'habitation : être-chez-soi et ne-pas-être-chez-soi. Toutes ces deux sont statiques et relèvent de la description d'un état. La dynamique de déploiement n'y est pas explicite. La notion d'équilibre gadamérienne relève du même modèle. Il ne s'agit pas de dire s'il y a ou non la santé, mais plutôt la santé et la maladie s'entr'appartiennent.

Santé et temps

La santé étant une venue à soi, elle se déploie dans le Sain, d'une manière authentique, tout comme dans le malade, dans la relation de soin et dans la guérison, selon une temporalité ekstatico-horizontale, avec une primauté donnée à l'avenir. L'unité ekstatique temporelle du soigné et/ou du soignant est pourtant, de prime abord et le plus souvent, altérée. Dans cette perspective temporelle, se conçoit l'histoire du Sain et de la santé. Elle pourrait fonder ainsi les récits de soin qui émergent au lit du malade.

Les ek-stases du soigné et du soignant

La quotidienneté du soigné et soignant, chacun en tant que *Dasein*, se décline respectivement selon la temporalité de l'ouverture : le comprendre, l'affection, le parler, la déchéance et la préoccupation, dans la relation de soin et en dehors d'elle. Le soin se manifeste comme ekstatique.

Le malade se fixe, d'une manière quotidienne et inauthentique, sur le maintenant de sa maladie et du soin. Il oublie la santé qui est venue dans son passé. Il n'arrive pas à répéter les événements où il a guéri et où il a profité du soin pour lui. Il attend, en tant que patient, un avenir inconnu avec une patience limite. J.-Ph. Pierron affirme dans ce sens :

> « En effet, le latin *pati* qui donne le mot français "patient" désigne ce dernier comme un être qui pâtit doublement : du point de vue interne, il subit la maladie ou l'infection ; du point de vue externe, il est placé dans les mains d'un agent autre que lui. [...] Du point de vue du patient, le temps qui passe est placé sous le registre de l'attente. L'attente fait entrer dans un temps que l'on trouve long : attentes de rendez-vous, d'examens, de résultats... Et le patient, contraint d'attendre, s'il connaît la colère ou l'énervement de l'impatience, est livré aux exercices de la patience. Trouver le temps long et vivre patiemment au long du temps, en un mot patienter. »[6].

Ce comprendre sanitaire inauthentique se temporalise, pour le soigné et pour le soignant, en tant qu'oubli attentif-présentifiant. Le malade, qui s'auto-dépasse en répétant ces récits de guérison dans l'instant de la résolution, se comprend authentiquement. Un tel malade est ouvert à l'avenir de la santé qui vient. Ce devancement résolu-répété participe, comme tel, au processus de guérison. C'est dans ce sens qu'il faudrait entendre la patience au sein même du phénomène du *pathos*. Dans le cadre d'une phénoménologie de la souffrance en rapport avec l'identité, l'amour et l'abandon, P. Dawalibi parle de la patience ainsi :

> « Patience qui rend impossible toute attente, car elle est un surcroît sur tout objet attendu, elle patiente en n'attendant rien, car il n'y a plus rien à attendre. La patience n'attend plus rien, car son attente est l'angoisse face au rien de l'Amour, comme perte totale de soi et, par le fait même, comme re-trouvaille de soi. [...] La patience *s'abandonne* à sa propre angoisse tout en étant un support envers elle, son effectuation même. »[7].

Selon cette optique, le lien entre patience du malade et abandon au soin est significatif. Le devancement du patient est une passivité active qui effectue sa venue à soi. Il se comprend comme emmené dans le jet. Il se

6. *Cf.* J.-Ph. Pierron, « Une nouvelle figure du patient ? Les transformations contemporaines de la relation de soins », *op. cit.*, p. 49-50.
7. P. Dawalibi, *L'identité aban-donnée. Essai sur la phénoménologie de la souffrance*, coll. « Ouverture philosophique », L'Harmattan, Paris, 2011, p. 282-283.

pro-jette en se laissant être projeté. La patience intègre ainsi le laisser-être et le pouvoir-être dans la temporalité du devancement-résolu.

L'affection inauthentique du soigné et du soignant est la peur. Celle-ci se décline comme peur de l'avenir, de la mort, de la vérité, des médicaments, des examens, des soignants, de la piqûre, etc. Elle implique un égarement par rapport à soi. L'angoisse de santé, quant à elle, est liée à la répétabilité des récits de guérison et des gestes de soin du passé. Elle permet une assomption de soi authentique.

La déchéance, dans laquelle est précipité le malade, l'emmène dans un ne-pas-être-chez-soi, un non-séjour et une fuite. Sa temporalisation se fait à partir du présent. Il s'échappe dans le savoir des résultats des examens, de la nature des médicaments, de l'évolution de son cas, des variétés de traitement, etc. Cette curiosité sanitaire s'accompagne d'une équivoque ou d'un malentendu de soin dans lequel tombe, de façon privilégiée, le soignant. Sous le masque de la bienfaisance technique, il fait du mal au niveau psychologique ou éthique. Aussi le soignant est-il entraîné dans un bavardage technique, scientifique, savant, autoritaire, faussement consolant, sous forme de « clichés » ou de discours religieux qui renvoie à la volonté de Dieu, etc.

La temporalité de la préoccupation inauthentique du soin s'effectue aussi à partir du présent. Elle objective le malade et se rapporte aux choses mêmes du soin comme étants sous-la-main. Une médecine centrée sur la maladie appartient à une telle dynamique. Du point de vue authentique, tant la maladie que le traitement et les examens cliniques ou paracliniques sont approchés comme à-portée-de-la-main. Le soignant et le soigné se préoccupent ainsi des « "petites choses" de la vie, celles qui, pour une personne donnée, en éclairent le sens et comptent pour elle. »[8].

Il pourrait y avoir une discordance d'authenticité entre le temps du soigné et celui du soignant. Ceci affecte la temporalité de la relation de soin qui perd, par conséquent, de son efficience thérapeutique. Un soin ekstatique exige alors une réciprocité qui ne cesse de s'élaborer au fur et à mesure de la relation. L'un des grands problèmes actuels de la pratique de soin dans les hôpitaux est la fixation dans une temporalité vulgaire qui n'est pas nivelée à partir d'une intratemporalité fondée dans la temporalité originaire. Le temps est perçu comme un temps qui passe et qui court. Les infirmières ne cessent de manquer de temps, vu la charge de travail,

8. W. HESBEEN, *Prendre soin à l'hôpital. Inscrire le soin infirmier dans une perspective soignante*, Masson, Paris, 1997, p. 45.

le nombre de malades et le nombre réduit du personnel. Le temps public hospitalier est en rapport avec une quotidienneté moyenne où la technicité domine et où les pratiques et les choses sont sous-la-main.

L'histoire de la santé

Dans le geste de soin, c'est-à-dire tant chez le soigné que chez le soignant, l'héritage de la santé est délivré en tant que destin et co-destin. Cette dynamique fonde l'historialité de la santé et du Sain. Celle-ci dépasse et fonde les enquêtes historiques sanitaires et les récits de soin. L'événement de la santé est ainsi fondé dans un provenir originaire authentique de l'enchaînement de la vie entre naissance et mort du Sain. Mais ce fondement qu'est le Sain est, à son tour, fondé dans la santé comme venue à soi. Une circularité entre l'histoire de la santé et l'histoire du Sain, déclinée sur celle de l'être et du *Dasein*, structure toute histoire sanitaire.

L'héritage de la santé constitue l'ensemble des pratiques scientifiques et humaines du soin et de la médecine, acquises à travers le progrès. Le destin de la santé est en rapport avec la résolution auto-délivrante et répétitive du soignant et du soigné au sein de la relation de soin. Le destin sanitaire est, par excellence et nécessairement, co-destin puisqu'il se déploie dans une relation soignant-soigné. Mais ce dernier dépasse la relation duelle vers une communauté de soin : famille, service de soin, hôpital, asile, dispensaire, institutions d'assurance et système de santé national, etc. L'événement de la santé est un avènement comme déploiement de ce co-destin.

L'histoire de la santé et de la maladie dépasse alors, dans ce sens, l'interrogatoire clinique et l'observation médicale. Elle ne se réduit pas à une histoire de la médecine et du médecin, mais elle englobe l'histoire du patient et de toute la communauté de soin. Ph. Rieder avance « l'intérêt d'une histoire diachronique du patient pour celle, plus traditionnelle, de la médecine »[9]. Celle-ci serait alors fondée sur la circularité entre l'historialité du sain et l'histoire de la santé en elle-même.

L'exemple de l'histoire de la mise d'une KVO pourrait illustrer notre propos. Elle peut être déclinée ontiquement selon plusieurs perspectives. L'histoire d'une médecine technique met en relief, dans ce cas, l'indication et la nécessité de la mise d'une KVO. Elle raconte la disponibilité des veines du patient, le lieu de la piqûre, la nature du sérum utilisé et la

9. Ph. Rieder, « L'histoire du "patient" : aléa, moyen, ou finalité de l'histoire médicale ? », *in Gesnerus*, n° 60, 2003, p. 270.

durée de son installation. L'histoire du soignant déploie particulièrement sa relation avec le patient durant la situation de la mise de la KVO : s'il a eu de la douleur ou pas, les questions qu'il a posées, son attitude et celle de son entourage, la difficulté du geste, son humeur propre durant le geste et ses causes, etc. L'histoire du soigné présente les péripéties de son admission à l'hôpital, sa souffrance, son rapport à son corps, ses sentiments, la compagnie de sa famille ou amis, la rencontre et l'attitude du médecin avec lui, sa peur, sa maladie, etc. Et ainsi de suite : l'histoire de la famille, du personnel de soin, de l'accueil à l'hôpital, de la société d'assurance, du chauffeur du taxi qui l'a emmené, du système politique de santé qui conditionne la relation de soin et son admission à l'hôpital, etc. Toutes ces histoires sont intégrées dans la circularité évoquée ci-dessus. La santé vient à travers ce co-destin qui se déploie et se concentre dans le geste de soin de la simple mise d'une KVO. Le temps de la santé dépasse et intègre le temps du soigné et du soignant. Le temps du(des) dieu(x) et du *Geviert* s'y déploie.

Mais aussi l'histoire de la santé ne prend-elle pas en considération, d'une manière stricte, les maladies touchant le corps (*Körper*). Plus intégrale et avec une conception plus large, elle prend en compte la santé psychologique, sociale, familiale, ecclésiale, spirituelle, institutionnelle, nationale, etc. Cela veut dire qu'elle aborde l'homme comme être-au-monde. Un tel élargissement du concept de santé est compatible avec la définition de la santé comme venue à soi. Cette visée dépasse donc la médecine comme discipline et profession, et l'inclut dans une pratique de soin plus large. La figure du médecin généraliste ou du médecin de famille émerge alors comme pivot d'une telle approche. Il est capable, en principe et de par sa formation, d'entrer dans la circularité de la médecine entre art et science. Les spécialistes, contre leur gré, risquent de tomber dans une unilatéralité scientifique et technique. En entrant dans le cercle, le médecin généraliste laisse entrer le patient et son entourage avec lui. La temporation du soin accompagne alors nécessairement un espacement sanitaire. L'ouverture du temps et des espaces familial, social, institutionnel et religieux, et d'autres espaces aussi, permet ainsi l'entrée en présence constante du geste de soin — des choses mêmes de la santé — et son efficience. Ce hors-fond sanitaire se déploie comme histoire destinale de la santé.

La santé qui vient

L'oubli de la question de la santé est déterminé par la focalisation scientifique et anthropologique excessive sur les choses du monde sanitaire et sur l'homme comme être-sain. La question fondamentale : « Qu'est-ce que la santé ? », constitue un accès privilégié à l'essence de la santé, de la maladie, du soin et de la guérison. Elle ouvre à un nouveau commencement, en dépassant et en intégrant la question directrice qui a longtemps dominé la philosophie de la santé : « Qu'est-ce que le Sain ? » (ou le malade).

La définition de la santé comme venue à soi, extrapolée critiquement à partir de la définition de l'OMS, nous a ouvert une piste de lecture du couple santé / maladie corrélée, d'une manière ontologique, à celui d'*Ereignis / Enteignis*. Le rapport déclaré entre santé et *Ereignis* reste à analyser (dans un premier temps). À partir de cette analyse, la relation entre le Sain et la santé, corrélée à celle du *Dasein* et de l'être, est structurée autour de la circularité appel / appartenance (dans un deuxième temps). Enfin, l'essence du geste de soin consiste essentiellement en un abandon au jet de la santé, un se-laisser-être-emmené dans une délaisséité sereine vers la venue à soi (dans un troisième temps).

Santé et *Ereignis*

Dans cette partie qui constitue par ailleurs le noyau et la débouchée de notre travail présent, nous allons suivre Heidegger, à travers ses *Contributions à la philosophie*, dans une relecture sanitaire des six fugues qu'il développe : 1. L'écho de la santé dans l'histoire contemporaine de la pensée : l'influence de la métaphysique dans le monde de la santé et l'abandonnement de la santé. 2. L'enjeu de la santé : relation de soin et rapport sujet-objet. 3. Le geste de soin comme saut où vient la santé. 4. Le projet de santé comme fondation dans et à travers le Sain. 5. Les témoins en milieu sanitaire comme ceux qui laissent-venir la santé. 6. Santé et salut : une brèche ouverte à l'infini dans la venue à soi.

L'écho de la santé

La maladie a été conçue comme un objet de représentation scientifique (*disease*) selon les sciences naturelles, un vécu personnel et psychologique (*illness*), un phénomène social (*sickness*) ou une fonction du système de fabrication de la santé. Sur la base de ce complexe SID, nombreux sont les modèles contemporains biomédicaux, anthropologiques et sociologiques, fonctionnalistes de la santé et de la maladie qui se sont manifestés et qui prolongent l'influence métaphysique de la fabrication, du vécu et de la représentation[10]. L'abandonnement contemporain de la santé, qui se dégage de telles conceptions qui divisent et classifient, fait pressentir les infiltrations de la métaphysique qui se concentre sur l'étant, et la nécessité d'une refondation dans l'être. L'illusion de la culture, du progrès et de l'efficience détourne bien de cette influence. Ivan Illich critique sévèrement l'industrialisation médicale et les iatrogenèses clinique, sociale et structurelle de la médecine. Il affirme, dans la perspective du *Gestell* heideggérien sans pourtant le nommer : « Némésis médicale [...] C'est l'expropriation du vouloir-vivre de l'homme par un service d'entretien qui se charge de le maintenir en état de marche au bénéfice du système industriel. »[11]. L'industrie du médicament et toute l'économie de la santé dominent, directement ou indirectement, la relation de soin. La massivité, la célérité et le calcul structurent les systémes médical, infirmier et hospitalier dans l'affairement tant bio-psycho-social qu'économico-politico-juridique.

Sur ce fond, plusieurs modèles de relation de soin apparaissent[12] : une relation autoritaire et paternaliste qui infantilise le malade et le rend

10. *Cf.* N. DE ALMEIDA-FILHO, « Modèles de la santé et de la maladie : remarques préliminaires pour une théorie générale de la santé », *op. cit.*, p. 122-146. L'auteur élabore une théorie générale de la santé à partir d'un modèle des modes de la santé. Celui-ci est basé sur trois niveaux : infra-individuel, individuel et collectif. À chaque niveau correspondent une forme de maladie comme absence de santé, une forme de santé et un descripteur spécifique. Il existe ainsi plusieurs conceptualisations de la maladie et de la santé. *Cf.* aussi J.A. MARCUM, *An Introductory Philosophy of Medecine. Humanizing Modern Medecine*, coll. « Philosophy and Medecine » n° 99, Springer Science + Business Media Dordrecht, New York, 2008, p. 63-77 ; J. KOVÁCS, « The concept of health and disease », *in Medicine, Health Care and Philosophy*, n° 1, 1998, p. 31-39 ; L. NORDENFELT, « The concepts of Health and Illness revisited », *in Medicine, Health Care and Philosophy*, n° 10, 2007, p. 5-10.
11. I. ILLICH, *Némésis médicale. L'expropriation de la santé*, Éditions du Seuil, Paris, 1975, p. 206.
12. *Cf.* J.A. MARCUM, *An Introductory Philosophy of Medecine. Humanizing Modern Medecine, op. cit.*, p. 277-299 (chapitre 15 : « Patient-Physician Relationships ») ; M. BALINT, *Le médecin, son malade et la maladie*, traduction de J.P. Valabrega, coll. « Science de l'homme », Petite bibliothèque Payot, n° 86, Paris, 1980, p. 227-267.297 ; E.J. EMANUEL — L.L. EMANUEL, « Four models of the physician-patient relationship », *in JAMA* (*The Journal of the American Medical Association*), vol. 267, n° 16, 1992, p. 5-13 ; F. WORMS, « "Les deux concepts du soin". Vie, médecine, relations morales », *in Esprit*, 2006, tome 1, p. 141-156 ; J.F. MALHERBE, *Pour une éthique de la médecine*, coll. « Catalyses », Artel — Fides, Namur/Montréal, 1997, p. 125-137 (chapitre 9) ; D. ROY & al., *La bioéthique : ses fondements et ses controverses*, Éditions du Renouveau Pédagogique Inc. (ERPI), Canada, 1995, p. 119-123 ; L. OPREA, « An analytic review of

passif, une relation centrée sur la technique et sur le problème à résoudre, qui objective le malade, une relation pragmatique qui cherche une efficacité spécifique, une relation à tendance scientifique qui vise le progrès médical et la recherche, une relation d'offre et de demande, à structure de service commercial où la santé se consomme, et une relation à perspective contractuelle et juridique. Toutes ces relations sont déséquilibrées ; elles objectivent soit le soigné soit le soignant, et offrent un contexte bio-psycho-social et économico-juridico-politique à la circulation d'un produit de santé et à la fabrication du soin. Même la relation dite centrée sur le malade, actuellement en vogue dans le monde hospitalier, renverse l'asymétrie dans le rapport sujet-objet dominant.

L'enjeu de la santé

Face à cet abandonnement de la santé et à cette centration sur le Sain, il semble nécessaire, dans une relecture heideggérienne, d'instituer la circularité santé-Sain et d'y sauter. Cela veut dire : essayer de ne pas définir la santé à partir du Sain mais à partir d'elle-même. Se pose ainsi la question de la possibilité de parler de la santé en elle-même et de la validité d'une telle formule : « Il y a la santé » ou « Cela donne la santé ». Celle-ci, corrélée évidemment à la formule heideggérienne correspondante, qui concerne l'être et le temps, et qui signifie : l'*Ereignis*, et, par ailleurs, le temps, donne la santé comme venue à soi. Plusieurs phénomènes pré-ontologiques de la santé rendent compte de cette affirmation.

1. *La santé échappe* : Toute la médecine ancienne et actuelle n'arrive pas à dominer et à contrôler le phénomène de la santé jusqu'au bout. La santé ne cesse d'échapper comme non-maîtrisable et non-saisissable. Elle ne reste pas seulement une énigme (selon Gadamer) qu'on pourrait un jour résoudre, mais un mystère qu'on n'arrive pas à épuiser. Cela dépend d'une double cause : la médecine, avec tout son arsenal scientifique et technique, est limitée par la limite de l'homme et l'homme est lui-même un mystère.

2. *La santé se déploie et se retire* : La donation de la santé, à travers les différentes époques, montre un déploiement de biotechnologies nouvelles, une avancée scientifique et un changement dans la relation médecin-malade. Ceci a augmenté peut-être la survie et le pronostic. On a essayé de triompher sur plusieurs maladies, notamment certaines maladies infectieuses comme, par exemple, la peste et la tuberculose. Les opérations

the doctor-patient relationship » (part I and II), *in Romanian Journal of Bioethics*, vol. 7, n° 2-3, April-September 2009, p. 125-137.142-153.

chirurgicales ont bien évolué. Ce déploiement ne cesse de s'effectuer. Mais demeure toujours la présence d'un écart même scientifique et biomédical : de nouvelles maladies émergent, d'autres restent insolubles, la relation médecin-malade devient moins thérapeutique en tant que telle, une médicalisation de la santé se manifeste de plus en plus avec une économisation et une technicisation.

3. *La santé dépasse* : La santé de l'homme malade ne dépend pas seulement de lui. Elle se déploie dans les gestes de soin de son environnement familial, social et médical, dans la relation de soin et son contexte écologique sanitaire. La santé individuelle est ainsi, par définition, relationnelle, publique et même planétaire. Une approche globale de la santé, qui montre sa détermination multifactorielle, indique la présence d'un tout structurel dans lequel la santé pourrait venir, « passer » et « traverser ». Ce tout récapitulatif, structurellement articulé, uni, simple et authentique, n'est autre que le geste de soin où converge, tel un entonnoir, toute la dynamique de la santé.

Ce qui est mis en jeu, ici, est la santé en tant que venue et avènement à soi dans l'événement de soin. Une fondation ontologique de ces phénomènes pré-ontologiques trouve sa source dans l'*Ereignis*. Le geste de soin, comme saut, permet tant au soignant qu'au soigné, chacun étant un projet-jeté, de se laisser-être pro-jeté dans le jet de la santé qui se déploie et vient.

Le geste de soin

Le corporer heideggérien est gestuel. Il espace et tempore. Il rassemble et co-détermine, dans le mouvement de la chair, les comportements du soigné et du soignant, chacun en tant qu'être-au-monde qui corpore. Mais qu'est-ce que le geste de soin rassemble-t-il ? La conférence de Heidegger sur « La chose » le dit bien, même si d'une manière indirecte. Reprenons l'exemple de la mise d'une KVO, analysé précédemment. Dans ce geste, un saut peut être accompli. Il nécessite pourtant la participation du soigné et du soignant dans une dynamique circulaire de va-et-vient et au sein du monde ambiant commun de ce geste. La vérité de la santé y est mise à l'abri. Ce saut implique une conversion du regard sur les « choses » de la santé, et donc une redéfinition de la pratique clinique. La *Lichtung* sanitaire est la clairière du geste de soin où illumine la santé dans l'obscurité de la maladie. Mais si l'obscurité est absence de lumière, toutes les deux co-existent comme un clair-obscur ouvert. Le geste de soin laisse ainsi s'éclaircir la clairière et ouvre, dans l'Ouvert du monde commun, la santé, déjà ouverte et a-venante. Il s'agit donc d'emprunter existentiellement, à chaque fois, des clairières et des venues où se déploie ontologiquement la *Lichtung* sanitaire. Celle-ci requiert une relation de soin authentique, au sein de laquelle, il y a une appropriation réciproque de la santé qui vient. Dans le geste, demeure une circularité entre l'appel de la santé et l'appartenance à la santé.

Mais ce geste, toujours et déjà, tout authentique qu'il soit parfois, est habité au quotidien par le rien, par la non-vérité, du fait de sa finitude. Dans la mise en abri de la santé, persiste son retrait. Ce rien se manifeste, existentiellement, sous différentes modalités qui altèrent la relation de soin : technicité excessive, commercialisation, médicalisation, objectivation, consommation, manipulation, etc. Le geste de soin, dans la vérité de la santé, est donc rare, créateur et dépaysant. Il sort de la familiarité routinière du système hospitalier et de la pratique clinique quotidienne. Il est un ébranlement, un tressaillement de la santé au lit du malade. Il est en rapport direct avec une entente de la santé qui défie les visions du monde dominantes. En donner un exemple est difficile : il faudrait l'expérimenter. Un indice peut en rendre compte : « C'est alors seulement la joie la plus profonde libérée de son fond pour devenir *ce qui est créateur* (*das Schaffende*) »[13]. Il n'est pas un geste extraordinaire, différent ou spécial, mais plutôt banal, simple, quotidien, éphémère, et même pouvant être technique ou biomédical. Mais son essence ekstatique est celle de laisser-venir la santé, un laisser-être qui est, en même temps, un pouvoir-être. C'est un soin — un souci en tant que tout structurel — qui se déploie en geste. Le geste est ainsi hospitalier, c'est-à-dire la pratique clinique est chargée et structurée par l'hospitalité (*hospitalitas*). L'étymologie du mot hôpital (*hospitalis*) retrouve ainsi son vrai sens. Il est construit sur *hospes*, celui qui reçoit l'autre, qui est, à son tour, *hostis* ou ennemi et étranger, d'où vient l'hostilité. L'hospitalité abrite, en elle, un double sens positif et négatif : elle écarte et surmonte toute hostilité latente[14]. La toile qui sépare l'hostilité de l'hospitalité est très fine.

Le projet de santé

Le projet de santé est en rapport circulaire avec le Sain comme projet. Il y a donc une entr'appartenance entre la venue à soi de l'homme et la santé elle-même qui vient. Le site d'une telle circularité trouve son axe

13. *BP* § 130, p. 286.
14. *Cf.* P. VERSPIEREN, « L'hospitalité au cœur de l'éthique du soin », *in Laennec*, n°54, 2006, tome 4, p. 33-49.

de pivotement dans l'instant de décision qui se déploie dans le geste de soin. La situation spatio-temporelle de soin de ce geste se structure au lit du malade ou dans la relation entre soignant et soigné. C'est sur ce site « infiniment petit » qu'est fondé tout projet de soin, d'institution ou de système de santé, en tant qu'« infiniment grand », et non pas l'inverse. Le geste de soin, comme entre-deux, rassemble à la fois le projet du Sain et celui de la santé. Il ouvre ainsi l'horizon de la santé. Cela implique que le projet de la santé est la santé en projet. Elle se déploie au fur et à mesure du geste de soin. Mais ce projet est jeté : santé et maladie entr'appartiennent.

Le geste de soin est accompli par le Sain. Nous pouvons formuler le suivant : le Sain de / en l'homme ou l'homme dans le Sain. Le Sain dépasse l'homme « en profondeur et en altitude », puisqu'il appartient au *Dasein* comme tel. Le saut qu'effectue le Sain, en tenant et en se tenant dans l'Ouvert, est un saut de santé dans l'instantanéité avec vigueur, fermeté de résolution, douceur et simplicité. C'est donc le Sain qui, à travers le geste de soin, laisse venir la santé[15]. La relation soignant-soigné authentique est une relation Sain-Sain où se déploie une eschatologie de la santé. Cela veut dire que l'homme est, déjà mais pas encore, Sain, c'est-à-dire qu'il est en venue à soi. Une venue à soi, déjà en l'homme, le fait venir à soi ; elle se déploie et se dévoile. L'homme, en son Sain, est ainsi déjà chercheur, gardien et veilleur de la santé. La vérité de la santé est mise en jeu par l'entente de la santé, en projetant pour elle l'Ouvert. Le geste de soin est, par excellence, la guise d'abritement de la santé. Il ouvre la santé dans la relation de soin. Il fait venir sa vérité. Le Sain est ainsi le fondement fondé qui fonde par son pouvoir de fondement. Le cercle ici n'est pas vicieux mais herméneutique.

Décliné sur le *Wegsein*, le hors-sain dans l'homme est corrélé à l'absence de santé, non comme absence de déploiement, mais plutôt comme déploiement en dehors du monde de la santé. Il provient d'un geste de soin inauthentique et non approprié, où la santé vient mais, d'une manière non-saine et dans son inessence et son infond, en ne venant pas. L'oubli de la santé le plus poussé est l'oubli de l'oubli. Il mène à une fermeture à la santé qui vient au sein même du geste de soin. La mise d'une KVO ne peut pas s'effectuer alors si l'un des deux partenaires, soignant ou soigné, oublie

15. Viktor Frankl affirme qu'en tout malade, il y a une partie saine et intouchable. *Cf.* V. Frankl, *Man's Search for Meaning. An Introduction to Logotherapy*, *op. cit.*, p. 75-76 : « It is this spiritual freedom — which cannot be taken away — that makes life meaningful and purposeful. ». Notre traduction française : « C'est cette liberté spirituelle — qui ne peut être enlevée — qui donne à la vie un sens et une fin. ».

le Sain en lui et se comporte à partir de son hors-sain. Par exemple, quand le soignant est tout à fait centré sur la KVO et ses détails, sur l'efficacité ou sur la rapidité de son geste, sur quelque chose en dehors de la relation de soin, il déploie ainsi son hors-sain. Il n'est pas alors dans la vérité de la santé même si son geste vise la santé.

La retenue est la tonalité fondamentale du geste de soin authentique qui laisse venir le mystère de la santé. Celui-ci laisse venir la santé, les mains ouvertes à l'Ouvert de la situation de la santé — son hors-fond — et non pas les poings fermés qui la possèdent et l'objectivent. Le pouvoir-être de la santé est fondé sur et dans son laisser-être. Par ailleurs, l'être-chez-soi est fondé sur un tel laisser-être la santé. Le geste de soin est un événement de santé qui est un avènement où se déploie la circularité entre l'appel de la santé et l'appartenance à la santé, et a lieu ainsi l'*Ereignis* sanitaire comme appropriation réciproque. Ce geste, chargé de la temporation et de l'espacement, déploie le temps et l'espace du soin comme hors-fond sanitaire. Le temps et l'espace sont vus, de cette manière, comme processus dynamiques fondés dans le Sain qui est, décliné sur le *Dasein*, loin d'être conçu simplement d'une façon anthropologique.

Une telle conceptualisation du projet de santé fonde tout projet institutionnel, social, politique, systémique ou national qui est structuré par les sciences de gestion, la sociologie, l'économie et la politique. Cela veut dire, pratiquement, qu'en matière de santé et au sein de la circularité entre art et science, entre charisme et institution, une primauté ontologique est donnée à l'art, au charisme de soin et au jet — ou « esprit » — de la santé qui habite les hommes. Tout projet de soin ou de santé qui se fait en dehors du lit du malade et de la relation de soin devrait donc être remis en cause.

Les témoins en milieu sanitaire

Rares sont les témoins en milieu sanitaire puisque rares sont ceux qui laissent venir la santé au lieu de la faire venir et de la « fabriquer ». Ces témoins sont tournés vers l'avenir de la santé comme à-venir, c'est-à-dire vers sa venue et la venue à soi. Ils sont étrangers au monde de la santé quotidien parce qu'ils s'occupent de détails, de choses et de gestes qui sont vus comme secondaires et parfois même inutiles. Fondés dans le Sain, non affairés et en écoute silencieuse, ils sont eux-mêmes à préparer et à venir. Ils mènent la bataille de l'avènement de la santé dans les événements du quotidien. Ils questionnent sans cesse pour parvenir à la proximité de la santé. Ils sont ainsi des passeurs de la santé qui vient. Ce ne sont pas des gens qui sont venus complètement chacun à soi, mais des personnes qui ont éprouvé cette venue et l'éprouvent encore dans l'instant de la situation de santé. La simple mise d'une KVO peut être l'occasion d'un tel témoignage. M. Fontaine affirme dans ce sens :

> « Et pour revenir à notre objet direct, j'ai la conviction qu'en soignant l'autre, nous touchons donc bien quelque chose du *devenir de l'humanité* donc de nous-mêmes. Par devenir, j'entends non seulement *futur*, ce vers quoi nous allons, mais aussi *venir de,* c'est-à-dire *venir de quelque part*, rendre compte d'une mémoire, d'une histoire [...] Soigner apparaît bien dans ce sens comme un *acte qui implique bien au-delà du soin*. Prendre conscience de cela peut faire peur, voire même déstabiliser. »[16].

L'auteur évoque trois dimensions anthropologiques qui structurent l'au-delà du geste de soin et notre « humanitude » : le singulier, le vulnérable et la promesse[17]. Il s'agit ici — même si Fontaine ne le fait pas — de décliner, anthropologiquement, les existentiaux de l'être-soi-même et de l'être-avec, l'être-jeté dans le monde ambiant (la facticité et la déchéance) et la temporalité ekstatico-horizontale (l'ek-sistence) du *Dasein*. Le témoin en milieu sanitaire, tant soigné que soignant, manifeste aussi ces trois dimensions où la santé vient.

Santé et salut

Le rapport entre santé et salut a longuement dominé l'histoire de la santé. J.-Ph. Pierron affirme : « Après une longue période historique où la vulnérabilité était assumée sous le registre du langage salutaire assis sur une promesse d'éternité, la médecine moderne, sous le registre du sanitaire, promet la longévité comme un semblant d'éternité. »[18]. Au haut Moyen Âge (XIIe-XIIIe siècles), l'hôpital était un hôtel-dieu, le malade était un fidèle et une créature de Dieu, et le médecin ou le guérisseur était l'homme du sacré. Le rapport entre prière et guérison en témoigne. Cette primauté du salut sur la santé a été inversée, dans la médecine moderne, avec la création de l'hôpital général et l'institution d'une politique hospitalière en 1656, sous Louis XIV. La santé remplace le salut et émerge alors la priorité pour le maintien de l'ordre social et public. Le malade est vu comme un malheureux et un indigent. Une désacralisation progressive de la santé s'installe avec l'évolution scientifique et technique de la médecine, et une

16. M. FONTAINE, « Soigner, un acte qui implique au-delà du soin ? », *in Revue internationale de soins palliatifs*, n° 21, 2006, tome 4, p. 157 (*cf.* p. 159).
17. *Ibid.*, p. 157-159.
18. J.-Ph. PIERRON, « Une nouvelle figure du patient ? Les transformations contemporaines de la relation de soins », *op. cit.*, p. 45.

rupture entre santé et salut a lieu surtout avec la révolution française et la naissance de la clinique[19]. Cette nouvelle tendance implique un « appauvrissement symbolique »[20] dans la relation de soin, face à l'enrichissement technique et scientifique[21]. Elle questionne sur la possibilité d'une refondation du rapport circulaire entre santé et salut.

J.-M Gueullette indique indirectement cette circularité sanitaire-salutaire. Il dit :

> « Ce n'est pas le geste technique et compétent qui, à lui seul, peut être revêtu du sacré ; ce n'est pas non plus l'émotion qui peut l'accompagner qui va en faire un geste sacré. Il y faut l'émotion associée à la pensée que quelque chose est en jeu dans le geste qui dépasse le geste, et qui dépasse les acteurs du geste. »[22].

Il s'agit, selon lui, d'un double dépassement : l'expérience du *trememdum* et du *fascinosum* du sacré (R. Otto) face à la mort et l'humanité du souffrant. L'au-delà du geste de soin, comme « lieu de sens », n'est pas seulement le « Nous », mais l'infini de l'amour qui vient[23]. Le dépassement n'est pas donc pas simplement religieux mais spirituel et même plus : une ouverture vers l'infini.

Le rapport entre santé et salut peut être relu à partir du rapport entre être et dieu(x) chez Heidegger, sur la base de la circularité entre finitude et ouverture à l'infini. Le geste de soin est une situation de décision qui laisse venir la santé. Celle-ci est un mystère qui ne cesse de se dévoiler et de se déployer. C'est dans ce geste authentique même que le dieu vient, qu'il est lointain et proche en même temps, qu'il est souverain et soumis. Il passe et traverse, d'une manière fugace, ou il fuit, par exemple, dans la simple mise d'une KVO. Il a besoin de ce geste et de l'homme sain qui le laisse venir, qui dispose et se laisse être disposé. À chaque fois, il est nouveau et différent. L'histoire de la santé et l'histoire du dieu, singulier

19. *Ibid.*, p. 52-53.
20. J.-M. Gueullette, « Le geste de soin est-il un geste sacré ? », *in Études*, n° 408, 2008, tome 3, p. 343.
21. *Cf.* D. Larre, « Les fonctions de l'acte de soin », *in Laennec*, n° 52, 2004, tome 2, p. 46-56. L'auteur invite à une réhabilitation, dans l'acte de soin, de l'exercice de la fonction symbolique face à celle réparatrice, mécaniste et technique, dans la perspective d'une médecine qui est, à la fois un art et une science. Pourtant nous ne le rejoignons pas en ce qui concerne la limitation de la fonction symbolique au langage et à la parole, et l'opposition entre un soin par le geste (réparateur) et un soin par la parole (symbolique).
22. J.-M. Gueullette, « Le geste de soin est-il un geste sacré ? », *op. cit.*, p. 346.
23. *Ibid.*, p. 346-350.

ou pluriel, sont imbriquées. Les gestes des témoins sont des signes du dieu qui passe, d'une manière inhabituelle, dans la banalité du simple et du plus petit geste de soin. C'est de cette façon, en venant dans la venue à soi de la santé, que ce dieu sauve. Au sein même du *Gestell* biomédical et de son danger, une métamorphose est opérée par un geste authentique ouvert et ouvrant à l'*Ereignis* et à la venue du dieu. L'essence de la santé est donc salutaire et vice-versa, sans confusion, sans séparation, mais dans une circularité herméneutique qui trouve, dans le geste de soin, son site. L'homme est pro-jeté au sein du cercle Sain-saint.

Le Sain et la santé

L'allégorie du jet, que nous avons développée dans la première partie de ce travail, sert, dans une déclinaison corrélative du rapport *Sein-Dasein*, pour une relecture philosophique du rapport santé-Sain. Ce rapport est structuré par la circularité entre l'appel de santé et l'appartenance à la santé.

L'affirmation : « Tout homme a en lui un Sain », dont nous avons fait allusion précédemment, est problématique. La maladie ne pourrait-elle pas atteindre la capacité de décision de l'homme à laquelle nous avons relié la venue de la santé ? Qu'en est-il, par exemple, d'un comateux avancé ou d'une personne âgée atteinte de démence ? Bien sûr qu'une telle personne ne peut décider sa venue à soi. Des autres le font à sa place en tant que témoins, et donc, d'une manière authentique, en laissant le Sain en eux décider. La santé du comateux et du dément est voilée et en retrait. Elle ne se dévoile pas encore. Le Sain en chacun d'eux est aussi caché et défiguré. L'appel de la santé ne trouve pas le site dans leur conscience propre, mais dans celui des autres qui explicitent leurs êtres-avec eux (*Mitsein*). Ceci s'effectue dans et à travers le geste de soin. C'est parce qu'« il y a la santé », et cela à travers des témoins, que celle-ci se laisse venir. Ce don de la santé s'explicite à son tour, dans son retrait et son oubli, dans les systèmes hospitalier, institutionnel, social, national et politique de la santé, mais, le plus souvent et de prime abord, d'une manière inauthentique.

Une telle conception de la santé fonde ontologiquement une relation de soin réciproque et bilatérale, loin de toute réduction psychologique, sociologique, anthropologique ou juridique. Le Sain est un mode de la séité, de l'être-soi. L'appropriation de la santé qui vient laisse venir le soi vers lui-même en tant que Sain. La maladie est une désappropriation de la santé. La transappropriation, comme déploiement du *Geviert* sanitaire, s'effectue à travers le geste de soin qui est le site de l'appropriation. Laisser venir le ciel, la terre, les hommes et les dieux dans le geste de soin, dans la transappropriation, se fait par le Sain dans l'instant de la situation de soin. Être-sain est le fondement fondé pour laisser venir la santé (*cf.* figure 8).

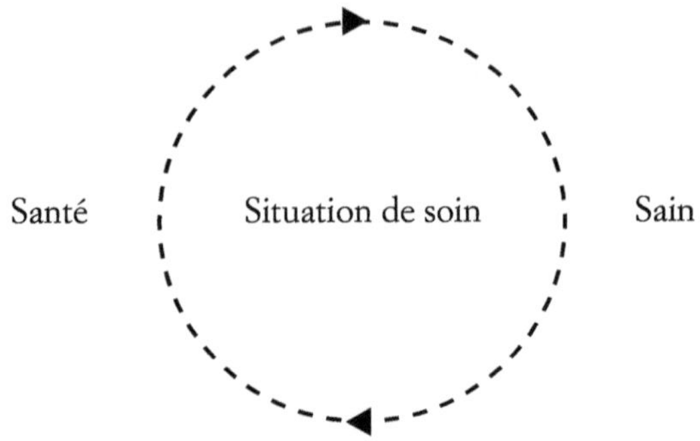

Figure 8 : La circularité Santé / Sain

Reprenons l'exemple de la mise d'une simple KVO : le Sain, dans le soigné et dans le soignant, laisse venir la santé qui vient dans la situation de ce geste de soin. Le déploiement de la santé se fait par son appropriation réciproque. La maladie, qui est une non-venue à soi et un retrait de la santé, commence à disparaître au fur et à mesure de la venue de la santé. Cette disparition n'est ni totale ni définitive dans l'histoire de la santé. Elle ne pourrait l'être que dans une situation de soin donnée, qui est éphémère. Imaginons que le malade est admis à l'hôpital pour une opération d'appendicite non compliquée. À travers les situations de soin pré-opératoire, opératoire et post-opératoire, l'appendice pourrait être enlevé sans complications. Mais le malade, qui est supposé être guéri, n'est plus le même. Il ne retrouve pas une santé qu'il avait précédemment. Toute l'expérience de cette chirurgie l'imprime, d'une manière ou d'une autre, à tous les niveaux. La maladie laisse une trace dans son être et dans sa venue à soi. Il a laissé venir la santé, par le Sain en lui, en laissant se déployer la venue à soi. Mais celle-ci est imprégnée et habitée par la non-venue à soi occasionnée par l'appendicite. Il pourra retomber malade à n'importe quel moment par la suite. Cela veut dire que la santé et la maladie entr'appartiennent à la dynamique de déploiement de la santé. La non-représentation de la maladie, dans la figure 8, indique que celle-ci est définie par rapport à la santé et non pas l'inverse. En fait, la santé est là et nous la voyons à travers les témoins. Elle n'est pas un concept abstrait, construit à partir de l'absence de maladie.

L'abandon au soin

Face aux typologies de la relation de soin mentionnées ci-dessus, nous avons affirmé qu'elle est bilatérale et réciproque. En quoi consiste donc cette réciprocité ? En général, le médecin témoigne d'un pouvoir de soin, d'une connaissance plus compétente et experte, de l'appartenance à un réseau de soin hospitalier et pluridisciplinaire, alors que le malade est vulnérable, dépendant, en expérience de sa maladie et en besoin d'aide. La participation du malade à la décision médicale, son consentement éclairé et l'élaboration des chartes de droits dans les hôpitaux manifestent la conversion d'une relation paternaliste et autoritaire à une relation humaniste, centrée sur la personne du malade. Mais l'asymétrie a persisté au sein de conflits de savoir et de pouvoir : soit le médecin a le pouvoir scientifique et le savoir d'expertise, soit le malade, avec son autonomie, revendique les deux à la fois, puisque c'est lui seul qui expérimente sa maladie et qui a le pouvoir de décision. Il serait encore plus compliqué quand nous prenons en compte le pouvoir institutionnel, celui des tiers assurants et du système national de santé. J.-M. Gueullette affirme :

> « Il serait très naïf de considérer que la revendication d'autonomie de la part des patients [...] serait une forme de libération des jeux de pouvoir liés à l'exercice de la médecine. Dans une telle perspective, le pouvoir n'a fait que changer de main. Mais il serait tout aussi naïf d'imaginer qu'une relation thérapeutique marquée par l'empathie, à l'écoute des élaborations les plus subjectives du patient, serait, elle aussi, libérée des risques du pouvoir. »[24].

La clé de la solution des conflits du savoir et du pouvoir, Gueullette la trouve dans le croire comme faire confiance réciproque entre le médecin et le malade[25]. Non seulement le malade fait confiance au médecin mais le médecin croit aussi aux médicaments prescrits, à l'interprétation des imageries ou de l'anatomie pathologique faite par un autre, à la compliance du malade et à soi-même face à une telle ou telle maladie qui dépasse ses compétences. Gueullette rappelle : « "Il faut bien y croire", aussi bien du côté du patient que du médecin »[26] au sein d'une « alliance thérapeu-

24. J.-M. GUEULLETTE, « "Le pouvoir de guérir". Une manière de dépasser l'opposition entre pouvoir médical et autonomie du patient ? », *in Cahiers philosophiques*, n° 125, 2011, tome 2, p. 83.

25. *Ibid.*, p. 84-86.

26. *Ibid.*, p. 86.

tique »[27]. Il insiste donc que le « pouvoir de guérir », en tant que capacité, est « nécessairement partagé »[28].

Selon cette approche de Gueullette et suite à la conception de la santé déjà élaborée à partir de Heidegger, une alliance thérapeutique se fonde ontologiquement dans un laisser-venir-la-santé réciproque. Celui-ci est structuré instantanément dans la situation de décision où la tonalité fondamentale est la retenue. Cette dernière est elle-même structurée par la réception et l'abandon du recueillement. Elle fonde le faire-confiance tant du médecin que du malade. C'est donc la retenue, face à la santé qui vient, qui fonde l'alliance thérapeutique. S'abandonner au soin implique donc un comportement du soigné et du soignant qui soit marqué par la réception et l'accueil confiant du don de la santé qui se déploie. La délaisséité (*Gelassenheit*) sanitaire pointe face à un affairement technique et pro-vocant. Elle en est plus productive de santé parce que plus fondamentale et originaire.

Pour une éthique de l'ouverture

L'esquisse d'une phénoménologie herméneutique et ontologique de la santé ouvre la piste à la fondation d'une éthique sanitaire. Dans cette perspective, la venue à soi constitue le critère fondamental de discernement éthique. Tout ce qui laisse-venir à soi, c'est-à-dire tout geste de soin authentique, est promoteur d'une valeur sanitaire. Tout obstacle à la venue à soi entrave l'*ethos* du déploiement sanitaire. Ce qui est éthique, c'est ce qui permet que la santé vienne et vice-versa. Parler d'éthique de la santé signifie alors la correspondance entre le geste de soin et la venue de la santé, ce qui implique l'authenticité et donc l'ouverture de ce geste. Loin d'une détermination subjective ou objective, l'éthique du Sain est enracinée dans le déploiement de son être-au-monde. Il ne s'agit plus d'une éthique statique de bien ou du mal, du bon ou du mauvais, du positif ou du négatif, mais d'un *ethos* du plus, du mieux, du davantage, d'une dynamique de venue. Cet *ethos* est ainsi fondé dans l'abandon et la réception, c'est-à-dire dans une passivité active qui se décline en une patience et en une hospitalité. Une telle éthique est structurée selon une ouverture à la venue de la vérité de la santé. Elle est celle de la *Lichtung* sanitaire. Le clair-obscur de l'Ouvert n'implique ni une morale casuistique aléatoire,

27. *Ibid.*, p. 87.
28. *Ibid.*, p. 87-88.

ni une morale relativiste. Il voit dans le geste de soin, qui laisse-venir la santé, un site de décision et d'évaluation de la décision.

Le problème éthique principal concerne la relation médecin-malade ou soignant-soigné. Tout ce qui bloque la venue à soi de l'un des deux partenaires altère la relation. Les types de relation évoqués au préalable appartiennent à cette dynamique de fermeture. La relation paternaliste et autoritaire qui a longtemps dominé la scène sanitaire et continue à le faire, d'une manière ou d'une autre, entraîne une venue à soi inauthentique du soignant sous la forme du pouvoir et du savoir. Elle empêche la venue à soi du patient en le rendant passif et en diminuant sa responsabilité et le rôle de sa décision. Elle élimine l'appel de l'angoisse de la conscience chez lui et ne lui permet pas de convoquer son être-en-dette. Les relations à tendance commerciale, technique, pragmatique, scientifique ou juridique portent atteinte au soigné qui est marginalisé dans son soi-même, en tant que client à satisfaire, problème à résoudre, efficacité promue, cas clinique à étudier et porteur de droits et de devoirs. Mais aussi altèrent-elles l'identité du soignant en tant que commerçant et fournisseur de services, technicien et mécanicien, utilitariste, chercheur et dépositeur de droits et de devoirs. La relation médecin-malade, recadrée selon une éthique de l'ouverture, permet d'aborder tant le malade que le médecin comme patients. L'*ethos* du *pathos* de chacun des deux, au sein du geste de soin ou du geste patient et hospitalier, se fonde dans le déploiement de son Sain en tant que devancement résolu-répété.

Conclusion générale

« *Er-eignung im Ereignis* » : La venue à soi dans la venue de l'être, ou l'auto-appropriation dans l'appropriation de l'être. Une telle formule constitue la charnière de notre recherche qui suit deux étapes. Dans la première partie, une analyse des écrits heideggériens fondamentaux montre l'unité de son œuvre. Un premier chapitre développe la dynamique de l'*Ereignis* comme le déploiement de l'être et son avènement, en rapport avec le dévoilement / retrait de la vérité. Le ne-pas-être ou la non-vérité appartient à la vérité d'une manière constitutive. L'être est un projet-jeté auquel l'homme accède à travers et dans la clairière de l'Ouvert. La vérité de l'être est à l'œuvre dans la chose même où se déploie le *Geviert*. Le *Gestell* technique pourrait être ainsi métamorphosé en *Ereignis*, au sein même de son danger.

Dans un deuxième chapitre, le *Dasein* est présenté comme être-au-monde et souci. Sa finitude est déclinée, face à la mort, comme une existence factice et déchue. Le rôle de la résolution devançante s'avère central. Le *Dasein*, en tant qu'être-pour-la-mort, est résolu comme un pouvoir-être authentique et propre. Il vient à lui-même dans l'appel de sa conscience en convoquant son être-en-dette le plus propre. La décision s'opère dans l'angoisse face à l'étrang(èr)eté qu'il assume d'une manière authentique. Mais, de prime abord et le plus souvent, il tombe dans l'inauthenticité du quotidien. Il est ainsi dominé par le « On » et il est précipité dans la déchéance, en ne venant pas à lui-même.

L'être appelle le *Dasein* à une entr'appartenance et à une entrée dans son jet ekstatico-horizontal. Une circularité herméneutique et ontologique est mise en évidence et élaborée tout au long des deux premiers chapitres. Fondamentalement, elle est constituée par être et étant, *Ereignis et Dasein*, appel et appartenance, venue de l'être et venue à soi. La question de l'être est résolue dans le jet incessant de l'être qui s'ouvre, dans lequel l'étant, jeté et pro-jeté, jette les choses, les pro-jette et se pro-jette. Cette même histoire destinale de l'être et du *Dasein* est une totalité finie, complexe et dynamique ouverte à l'infini, dans la venue de(s) dieu(x).

Dans la deuxième partie, une application de la philosophie heideggérienne, dans le domaine de la santé, est déployée. Le premier chapitre de cette deuxième partie expose les différentes approches philosophiques de la santé à partir de Heidegger. La plupart des auteurs coïncident sur l'analyse de différents existentiaux à partir d'*Être et temps* et sur le *Gestell* biomédical. L'accès à la santé à partir de l'être-sain domine la littérature ; il emprunte le chemin ontologique de l'étant vers l'être. Bernard Honoré pourrait en faire exception.

La *Daseinsanalyse* de Medard Boss et de Ludwig Binswanger est le fruit d'une lecture phénoménologique et psychiatrique d'*Être et temps* de Heidegger. Pour Boss, l'influence des séminaires de Zurich, qu'avait animés, en partie, le philosophe de Fribourg, n'en est pas moindre. Ce courant montre comment la santé mentale s'articule avec les existentiaux heideggériens dont surtout l'authenticité et la résolution devançante. Le passage de l'analytique du *Dasein* à la *Daseinsanalyse* remet en question une « *evidence-based Medicine* » et une psychanalyse freudienne d'inspiration métaphysique. La corporéité et la psychosomatique sont alors abordées sur le fond de l'être-au-monde.

L'éthique du *care* se décline à partir de la sollicitude heideggérienne et l'être-avec. Le courant de la phénoménologie interprétative, dont surtout Patricia Benner, développe plusieurs thématiques à partir des existentiaux heideggériens de l'être-au-monde et du souci, comme le pouvoir-être et la spatialité. Pierre Mallia analyse la relation médecin-malade à partir de l'être-avec et le risque de la déchéance. Paul Ricœur applique la sollicitude et le pouvoir-être dans le concept de capabilité. Agata Zielinski rapporte le « fonds commun d'humanité » à la vulnérabilité et indique ainsi le rôle de la sollicitude. Lou Agosta développe un processus d'empathie multidimensionnel.

Dans le cadre d'une phénoménologie de la médecine et de la santé, Fredrik Svenaeus conceptualise la maladie comme l'affection du ne-pas-être-chez-soi et la santé en tant qu'être-chez-soi. Hans-Georg Gadamer pointe la dynamique de retrait de la santé qui est énigmatique. Il la définit selon la notion antique d'équilibre. Havi Carel fait de la phénoménologie une ressource et une motivation philosophique pour les patients. La maladie est alors, selon lui, une occasion de réduction phénoménologique.

Bernard Honoré conceptualise la santé comme « être-en-forme » et « être-en-vie ». Il inclut, dans son approche heideggérienne, les thématiques du second Heidegger dont surtout le déploiement de l'être. Il définit la maladie à partir de la santé. Plusieurs approches sur le *Gestell* biomédical montrent l'influence négative de la technique sur la pratique de la médecine et la possibilité de la transformation positive au sein de ce danger. A. Sarvimäki analyse le « bien-être » signalé dans la définition de la santé par l'OMS, d'une manière ontologique en tant qu'être-bien.

Un deuxième chapitre de la deuxième partie, à ton personnel, aborde la santé, essentiellement, du point de vue du second Heidegger, et notamment à partir du concept de l'*Ereignis*. Il développe les conclusions fondamentales et finales de la recherche présente :

1) La conceptualisation de la triade : santé, maladie et soin (avec la guérison), essaie de suivre *une démarche phénoménologique, ontologique et herméneutique heideggérienne*, loin d'une approche métaphysique, antique et strictement anthropologique. Une telle phénoménologie de la santé se veut fondatrice et préparatrice : elle recherche le fondement et l'originarité. À partir d'elle, pourraient se déployer des philosophies ontiques de la santé selon les dimensions psychologique, sociologique, anthropologique, culturelle, historique, juridique ou institutionnelle.

2) *La santé est une venue à soi.* Sa temporalisation suit une dynamique ekstatique et authentique ; elle se fait à partir de l'avenir. Une telle définition de la santé fonde toutes ses autres définitions possibles. Sa conceptualisation est large et inclusive : santé psychologique, sociale, culturelle, institutionnelle, etc. Elle prend en compte sa liaison originaire au temps comme à-venir, et à l'être comme verbe et déploiement. Elle dépasse et intègre la définition de l'OMS qui est plus statique et à tendance métaphysique. Ainsi fonde-t-elle les définitions de la maladie, du soin et de la guérison.

3) *La maladie est une non-venue à soi.* Elle est en rapport avec le ne-pas-être comme non-déploiement et avec le non-dévoilement de la vérité de la santé. Elle est définie par rapport à la santé et non pas l'inverse. La maladie est corrélée au rien comme la santé à l'être. Santé et maladie ne sont pas fondamentalement des affections de l'homme, dans le sens heideggérien, mais des dynamiques constitutives de son déploiement (*Wesung*), avant tout être-à ou à-être de ce dernier.

4) *Le geste de soin est un laisser-venir la santé* d'une manière appropriée et appropriante, et donc authentique et inauthentique. Il est essentiellement décision, comme abandon et réception, soit une passivité active.

Il constitue le pivot de la relation de soin et de la pratique médicale. Il lie ainsi la santé, en tant que don, au Sain qui est vu surtout comme réception. Son accomplissement dépend du soigné et du soignant.

5) *La guérison est le déploiement de la santé qui vient*. Elle s'effectue à travers et dans le geste de soin. Elle est conçue donc d'une manière dynamique : il ne s'agit ni d'un état visé, auquel le malade arrive, ni de la restauration d'une santé perdue.

6) *La relation soignant-soigné est centrée sur le geste de soin*. Un déploiement de cette relation, dans la vérité de la santé, doit permettre et faire venir la santé tant pour le soigné que pour le soignant. La relation a donc une efficience propre.

7) *L'histoire destinale de la santé se déploie dans la circularité entre l'histoire du Sain et l'histoire de la santé elle-même*, entre la santé comme venue à soi et la venue de la santé. L'*Er-eignung im Ereignis* fonde une telle dynamique. La santé vient, elle-même, à travers le geste de soin. Cela veut dire : la venue à soi vient dans le laisser-venir. L'emphase est ainsi donnée à la santé par rapport à la maladie, dans une vision qui veut dépasser toute volonté de puissance et de contrôle de la médecine et du soin, et qui souhaite se fonder dans le destin mystérieux de la santé qui se déploie. La visée pratique d'une telle conception invite le médecin à une attitude sigétique qui pourrait ouvrir un possible et différent horizon de soin.

8) *L'éthique de la santé est une éthique de l'ouverture à la santé qui vient*. Elle est dynamique, en rapport avec le mieux et le davantage, et en corrélation avec le processus du déploiement. La relation soignant-soigné authentique se fonde sur une circularité éthique : plus la santé — dans le sens large — vient, plus son éthique se déploie et vice-versa. La décision éthique et la décision de santé sont ainsi concomitantes dans le geste de soin.

9) *La vérité de la santé est à l'œuvre dans l'œuvre de la santé*. Dans l'infiniment petit du geste de soin et de la chose de la santé, vient l'infiniment grand du *Geviert* sanitaire. Tant le ciel que la terre, les mortels que les dieux viennent dans ce geste. Être dans la vérité du soin, c'est donc être ouvert à la venue de la vérité entre le soignant et le soigné, en dehors de toute emprise ou objectivation. Le geste de soin dépasse et transcende alors le soignant et le soigné.

10) *Le projet de la santé est la santé en projet*. Il est fondé dans le geste de soin et dans la circularité entre le Sain et la santé. Tout projet institutionnel, dont surtout le projet hospitalier, trouve, dans ce laisser-venir la santé, son point de départ et son point d'arrivée. Loin d'une représentation

objectivante d'un système de santé et loin de l'application d'une théorie de santé, un tel projet se déploie au lit du malade comme être-au-monde du soin.

11) *En l'homme, il y a un Sain à travers lequel vient la santé.* Une telle affirmation fonde l'optimisme d'une philosophie de la santé qui se veut eschatologique. Il ne s'agit pas ici d'un cercle vicieux et fermé, mais d'une spirale de santé qui ne cesse de se déployer.

12) D'où, *la santé vient à travers les témoins de la santé.* Ils sont ceux qui ont permis au Sain, en eux, de venir à lui-même de plus en plus. Témoins de la santé, témoins du soin, témoins de la finitude, de l'ouverture à l'infini et du salut, témoins rares, étranges et étrangers, ils tiennent le flambeau de la cause de la santé et la laissent-venir dans le geste de soin de chaque jour. L'événement de la santé est son avènement dans ce geste, à travers ces passeurs de la santé qui portent, en eux, sa vérité. Chercheurs, gardiens et veilleurs sur la santé, ils sont à venir. Une éducation médicale ou infirmière vise à former de tels témoins et à les préparer. Il n'y a que le petit reste de témoins qui peut former d'autres témoins.

13) *La santé est ouverte à l'infini du salut.* Dans la finitude du geste de soin et dans sa clairière ouverte et ouvrante, vient le *Geviert* dont surtout le(s) dieu(x). Cette brèche du geste, au sein du danger de la technicisation et de l'objectivation, d'où peut passer l'infini du mystère de la santé, constitue une ouverture au salut. Le Sain vient à lui-même aussi en tant que saint.

Tout au long de cette étude, nous nous sommes plus attardés à la santé qu'à la maladie. Ceci semble évident puisque nous avons défini la maladie par rapport à la santé, et non pas la santé par rapport à la maladie. Aussi avons-nous donné un sens large au concept de santé comme venue à soi. Une telle approche risque de confondre santé et identité, et menace de décliner la santé comme être-soi-même. La nuance, qui pourrait différencier les deux, ne se trouve pas dans la définition même, mais dans le fondement : la santé est une venue à soi fondée dans le geste de soin, alors que l'identité est une venue à soi tout court et comme telle, c'est-à-dire à travers tous les gestes possibles appropriés et appropriants, dans la relation soignant-soigné et en dehors d'elle. Un troisième problème concerne la postulation initiale fondatrice de l'ensemble de la recherche : « Il y a la santé », qui est déclinée sur le « Il y a » heideggérien, énigmatique et mystérieux. Ce postulat de base positif et optimiste est celui d'un don originaire. Il constitue un présupposé philosophique non fondé, comme un acte de foi primordial et intuitif. Un postulat inverse : « Il y a la maladie », serait contradictoire : au sein de cette phrase, la formulation à la fois du don (comme déploiement d'être) et de la maladie (comme ne-pas-être) en tant que donnée aboutit à un paradoxe.

Comment une phénoménologie herméneutique de la santé comme venue à soi, et de la maladie comme non-venue à soi, fondée sur une vérité de la santé qui inclut la maladie, refonde-t-elle une psychologie, une sociologie et une anthropologie sanitaires ? Comment redéfinit-elle le statut du médecin et de l'infirmière ? Ne sont-ils pas ceux et celles qui laissent-venir la santé, des passeurs et des témoins ? Qu'est-ce qui change au niveau de leurs attitudes et de leurs rôles ? Comment cela pourrait-il influencer l'interdisciplinarité dans le monde de la santé ? Cela ne provoquerait-il pas le retour du praticien général et du médecin de famille au sein d'un système médical qui ne cesse de les exclure ? Comment repenser alors l'institution hospitalière ? N'est-elle pas une structure dynamique, parmi d'autres, comme matrice de déploiement des gestes de soin ? Dans les interfaces institutionnelles du geste, le charisme de soin qui le traverse ne se déploie-t-il pas dans la santé qui vient ? Ouvrir de telles interfaces ne nécessite-t-il pas une appartenance à l'appel de la vérité de la santé ? Une activité plus passive : *Er-eignung im Ereignis*, *Gelassenheit*...

ANNEXE I : Moments structurels constitutifs de l'être-au-monde

Vert : Monde / Marron : Authenticité / Violet : Inauthenticité / Bleu : *Sein*

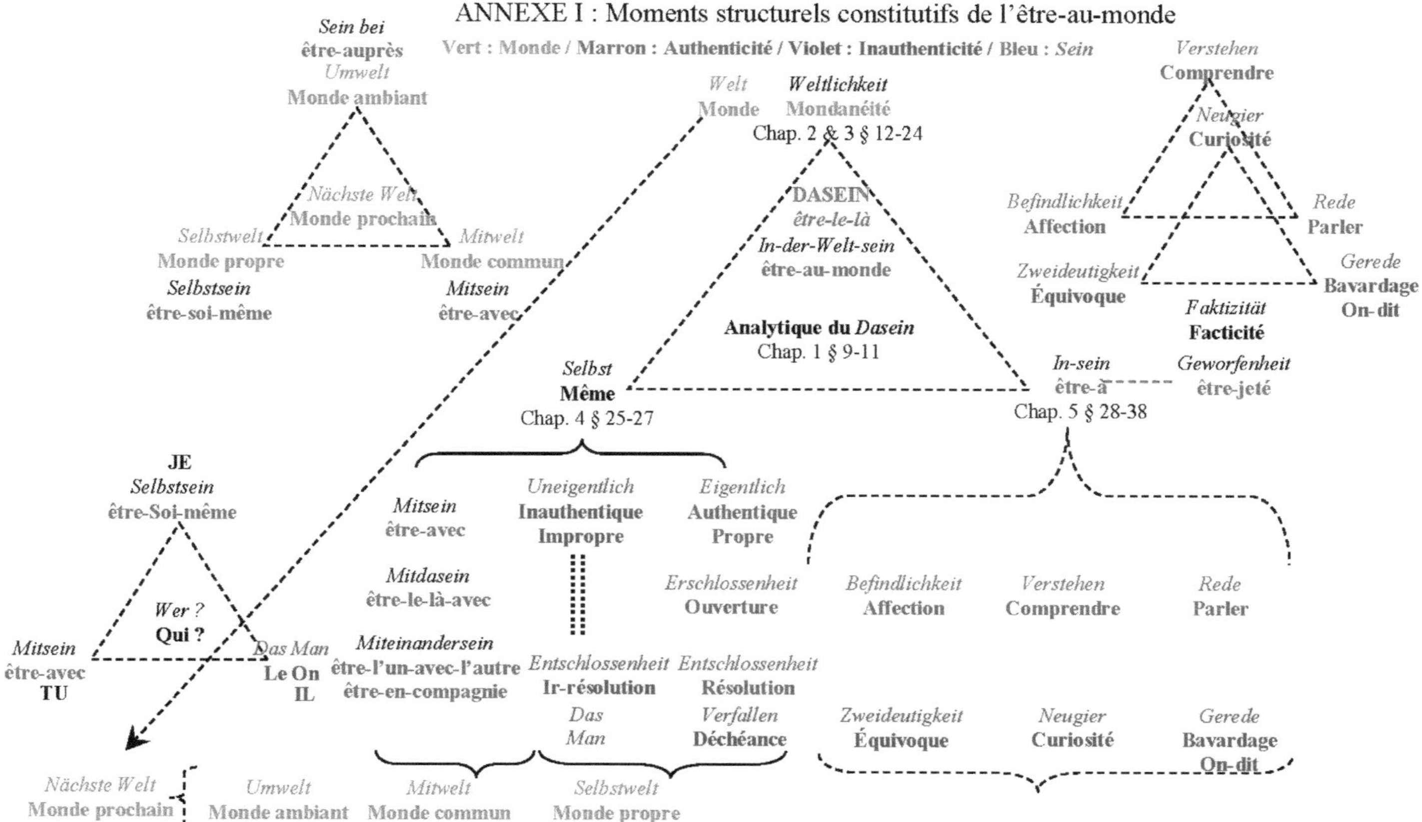

ANNEXE II
Le projet-jeté

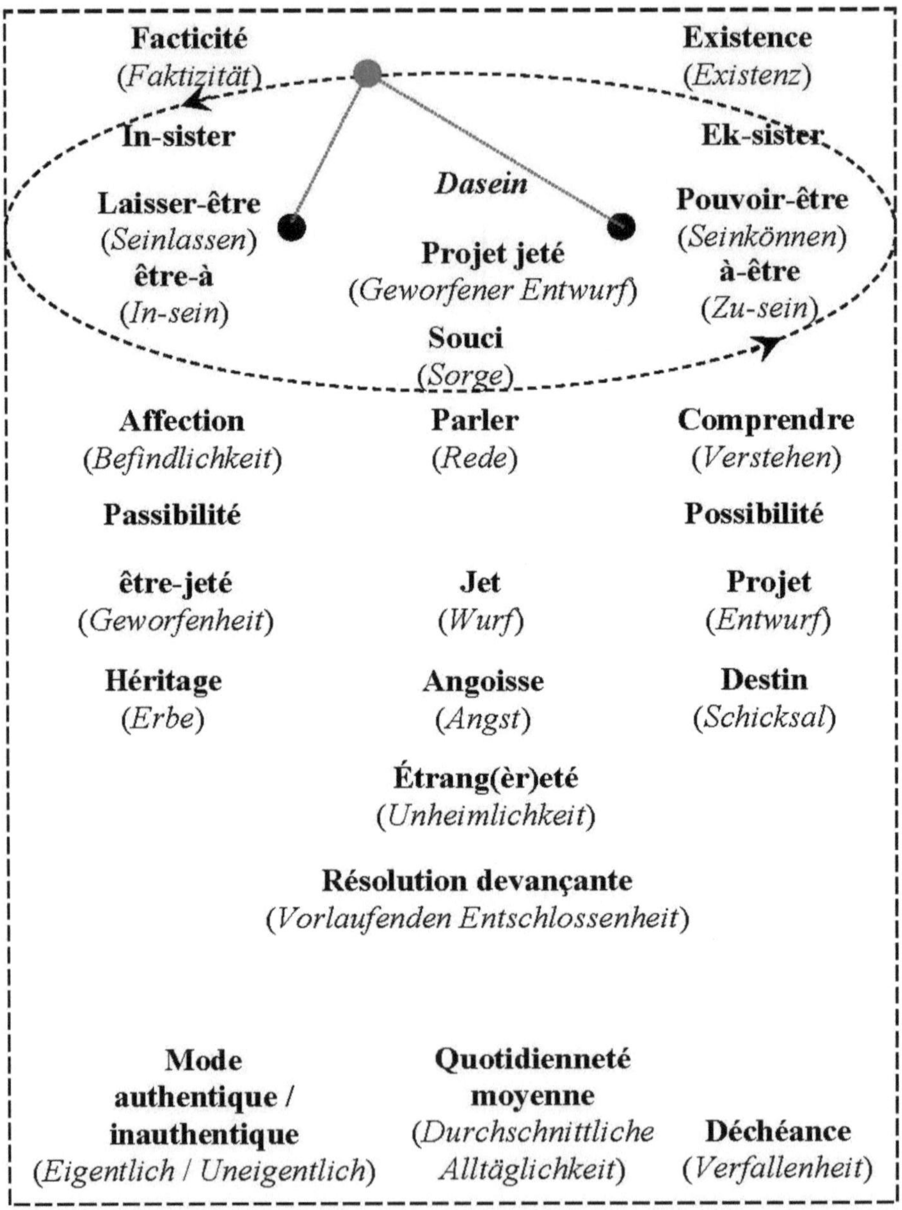

ANNEXE III

D'Être et temps à « Temps et être »

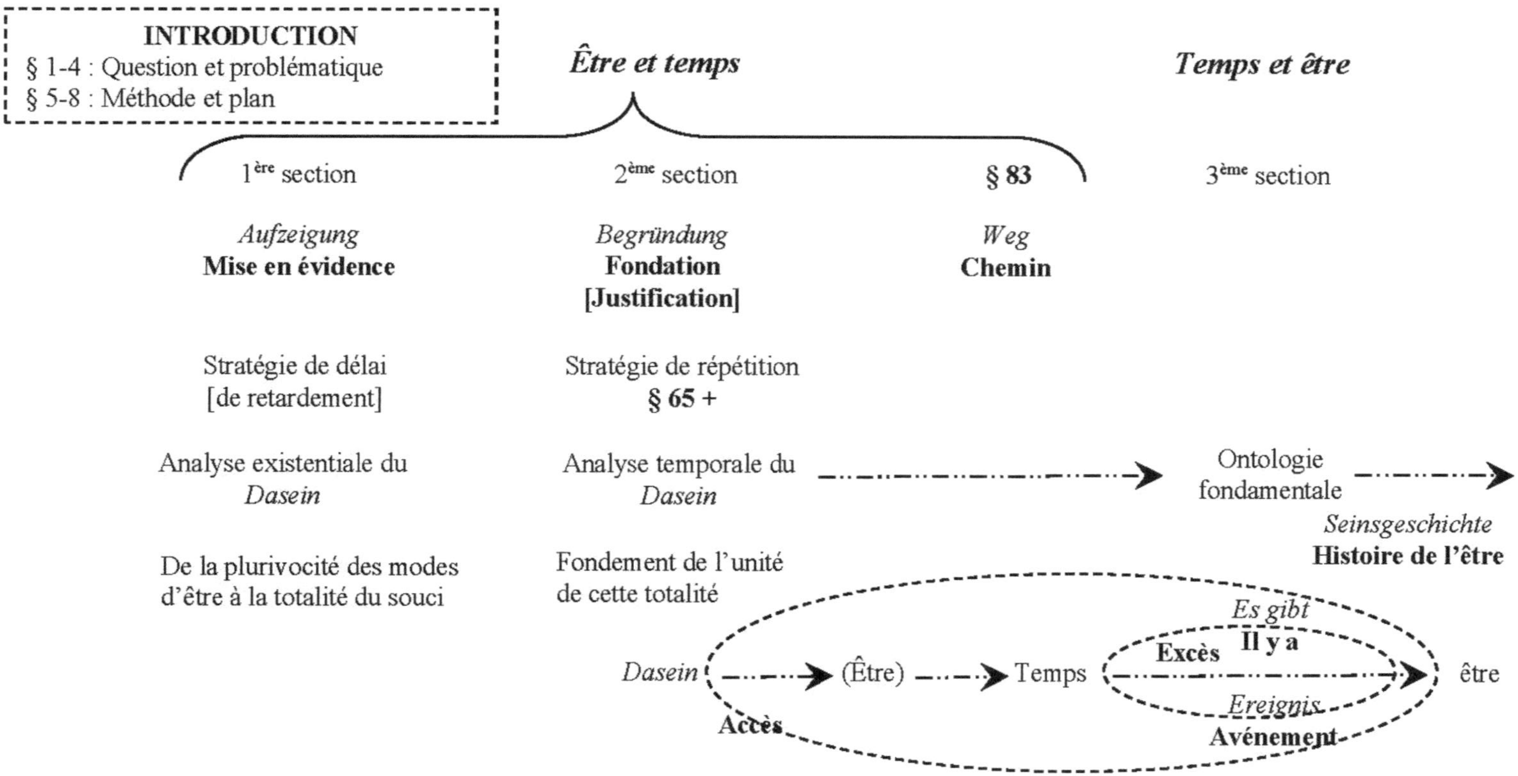

ANNEXE IV

Temporalisation de l'ouverture

Ouverture Authentique : A Inauthentique : I			**Ekstase**		
			Avenir (*Zukunft*)	**Présent** (*Gegenwart*)	**Être-été** (*Gewesenheit*)
			être-en-avant-de-soi	être-auprès	être-déjà-dans
Temporalité	**Le comprendre** (se temporalise à partir de l'avenir)	A	Devancement (*Vorlaufen*)	Instant (*Augenblick*) [de la résolution]	Répétition (*Wiederholung*)
		I	S'attendre (*Gewärtigen*) Mode dérivé : Attendre (*Enwarten*)	Présentifier (*Gegenwärtigen*) [de l'irrésolution] → Maintenant (*Jetzt*)	Oubli (*Vergessenheit*) → Conserver (*Behalten*) Mode dérivé : Souvenir (*Erinnerung*) → Non-conservation (*Nichtbehalten*)
	L'affection (se temporalise à partir de l'être-été)	A			Angoisse (*Angst*) (origine : avenir de la résolution)
		I	Peur (*Fürcht*) (origine : présent perdu)		

Ouverture Authentique : A Inauthentique : I		**Ekstase**		
		Avenir (*Zukunft*)	**Présent** (*Gegenwart*)	**Être-été** (*Gewesenheit*)
		être-en-avant-de-soi	être-auprès	être-déjà-dans
La déchéance (se temporalise à partir du présent)	I		Curiosité (*Neugier*) : Ré-sulter (*Entspringen*)	
Le parler (fonction constitutive privilégiée du présent)	Pas d'ekstase déterminée			
La préoccupation circon-specte (fonction constitutive privilégiée du présent)	A		Laisser-retourner (*Bewendenlassen*) être-à-portée-de-la-main (*Zuhandenheit*)	
[virage en découverte théorique de l'étant]	I		Réflexion (*Überlegung*) être-sous-la-main (*Vorhandenheit*) Mode dérivé : 1. Schématisation (*Schematisierung*) 2. Thématisation (*Thematisierung*) 3. Objectivation (*Objektivierung*)	

ANNEXE V

Des approches heideggériennes dans le monde de la santé

		Auteurs	Mode de l'être-au-monde				Emphase	*Gestell* biomédical (sanitaire)
			Concept de santé	**Concept de maladie**	**Concept de guérison**	**Existentiaux les plus en jeu**		
Daseins-analyse		Boss M. Binswanger L.	Liberté Authenticité	Manque de liberté Inauthenticité	Libérer	Authenticité Angoisse	Psychiatrie Psychosomatique	+
Éthique du *care*	Phénoménologie interprétative	Benner P.				Souci Pouvoir-être	Herméneutique	+
		McNiesh S.					*Lichtung*	
		Malone R.				Spatialité	Spatialité	+
		Weiss S.M.				Être-au-monde	Séjour dans le monde	
		Mallia P.				Être-avec. On	Bienfaisance	
		Ricœur P.				Sollicitude Laisser-être Pouvoir-être	Passion-Action	
		Zielinski A.				Sollicitude Facticité	Vulnérabilité Passion-Action	+ Métamorphose

	Auteurs	Mode de l'être-au-monde				Emphase	*Gestell* biomédical (sanitaire)
		Concept de santé	**Concept de maladie**	**Concept de guérison**	**Existentiaux les plus en jeu**		
Vérité	Gadamer H.-G.	Équilibre Énigme Retrait	Perte de l'équilibre	Retrouver l'équilibre	Être-au-monde Être-avec	Herméneutique Dialogue	+
Phénoménologie de la médecine et de la santé	Svenaeus F. (Ahlzén R., Dekkers W., Kayali T., Tyreman S.)	Être-chez-soi Familiarité	Ne-pas-être-chez-soi Étrang(èr)eté Echec de la transcendance Altération de la structure d'outils liée au soi	Ramener à l'être-chez-soi, à la maison (au plus proche possible).	Affection Compréhension	Médecine générale	+
Méthode philo	Carel H.		Ressource philosophique		Être-pour-la-mort	Phénoménologie	
	Walton J.A.				Projet-jeté	Espérance	
	Souba W.W.				Projet-jeté Authenticité	Leadership	
	Sarvimäki A.	Bien-être Être-bien			Quotidienneté		
	Lindberg E. & al.				Affection Être-avec		

	Auteurs	Mode de l'être-au-monde				Emphase	*Gestell* biomédical (sanitaire)
		Concept de santé	Concept de maladie	Concept de guérison	Existentiaux les plus en jeu		
Médecine et ontologie	Bishop J.					Fondation ontologique de la médecine et critique de la métaphysique	
Mort	Aho K.		Mort ontologique		Être-pour-la-mort		
1er et 2nd Heidegger	Honoré B.	Être-en-forme Être-en-vie Dévoilement			Ensemble des existentiaux	Formation Prendre-soin	+
Technique	Brassington I.						+ Métamorphose
	Borrett D.						+ Métamorphose
	Fielding H.						+
	Zitzelsberger H.M.						+
	Malloy D.C.					Pensée calculante et pensée méditative	+
	Van Camp N.						+
	Bowyer L. Walsh B.					Pensée calculante et pensée méditative	+

Liste des tableaux et des figures

Tableaux

Figures

Lexique heideggérien

Ce lexique se limite au choix de quelques concepts heideggériens principaux parmi une multitude. Le but de son élaboration est la facilitation, la rapidité et la brièveté de l'accès à la compréhension du texte au cours de la lecture.

Abandonnement de l'être (*Seinsverlassenheit*)	L'être délaisse l'étant : il se retire de l'étant et le livre à lui-même, sous la figure de la représentation, de la fabrication et du vécu.
Aletheia	La vérité en tant que jeu de dévoilement et de retrait.
Angoisse (*Angst*)	Affection fondamentale différente de la peur. L'homme s'angoisse devant rien et en face de l'être-au-monde qu'il est lui-même, d'une manière propre et en tant que pouvoir-être.
Appartenance (*Zugehörigkeit*)	Appropriation, fondée dans l'*Ereignis*, par le *Dasein*, de l'être qui l'appelle et lui donne la possibilité de venir à lui-même comme *Dasein*.
Appropriation (*Zu-eignung*)	À différencier de la propriété et du registre de la possession. Amener une chose à être ce qu'elle est, la mener à son propre.
Arraisonnement (*Gestell*)	Dispositif, con-sommation ; en anglais : *enframing / framework*. L'essence de la technique moderne qui se déploie sur un mode objectivant et dangereux, où l'homme est abordé comme fonds. Menant au danger, le *Gestell* peut pourtant, de son sein, être métamorphosé en *Ereignis*.
Authenticité (*Eigentlichkeit*)	Être soi-même.

Circon-spection (*Umsicht*)	Étymologiquement : vue commune. La vue propre à la multiplicité de renvois et donc de tournures de l'outil. Le laisser-retourner l'étant, par le *Dasein*, permet la libération de la chose comme à-portée-de-la-main.
Clairière de l'Ouvert (*Lichtung*)	État clair-obscur, ouvert et ouvrant ; éclaircie comme acte d'illuminer et d'ouvrir ; allégie comme état et acte de libérer en dégageant. Dans cette clairière, la vérité de l'être se dévoile en se retirant.
Co-destin (*Geschick*)	Envoi. Un co-provenir comme provenir de l'être-l'un-avec-l'autre, du peuple ou de la communauté. Mode authentique d'être-avec dans lequel le *Dasein* est emmené dans son destin. Plénitude du provenir originaire et authentique, comme combat et communication.
Création (*Schaffen*)	Production en tant que faire devenir l'étant encore davantage étant, et non pas le faire venir du non-être à l'être. Mode de venue de la vérité de l'être.
Déchéance (*Verfallen*)	Mode d'être inauthentique du *Dasein* qui tombe dans l'On.
Délaisséité (*Gelassenheit*)	Abandon, laisser-être avec sérénité.
Destin (*Schicksal*)	Provenir originaire et authentique du *Dasein* et de l'être.
Dette (*Schuld*)	Existential qui n'a, originairement, ni une connotation économique, ni juridique, ni morale, ni technique. Être-en-dette signifie « *être fondement d'une nullité* ». Il a un rapport avec la non-vérité et le ne pas être soi-même du *Dasein*.
Ek-stase (*Ekstase*)	Hors-de-soi comme mode de temporalisation du *Dasein* et de l'être.
Enteignis	Envers de l'*Ereignis*. Non-avènement en rapport avec la désappropriation.
Étantité (*Seiendheit*)	Entrée en présence constante de l'étant par la dynamique de l'espacement-temporation. Il s'agit du fait ou de l'état d'être d'un étant.
Étrang(èr)eté (*Unheimlichkeit*)	Ne pas être chez soi, nudité en rapport avec l'angoisse. Elle est opposée à la familiarité inauthentique.

Être-à-portée-de-la-main (*Zuhandenheit*)	La chose vue et utilisée comme outil, en rapport avec le *Dasein* et liée au système de renvois aux autres choses.
Être-au-monde (*In-der-Welt-sein*)	Mode d'être fondamental du *Dasein* comme être-auprès des choses, être soi-même et être-avec. Il s'agit d'à-être (pouvoir-être) en tant qu'être-à (laisser être) et vice-versa.
Être-le-là (*Dasein*)	Ce qu'en l'homme lui permet d'être soi-même comme être-au-monde et souci, et de venir à lui-même.
Être-sous-la-main (*Vorhandenheit*)	La chose représentée comme objet en rapport avec un sujet, et déliée du système de renvois aux autres choses.
Événement appropriant (*Ereignis*)	Ce qui advient (se produit) comme événement, ce qui nous regarde (*Er-äugnis*) et ce qui nous approprie et nous fait advenir comme avènement.
Existential (*Existenzial*)	Mode d'être du *Dasein* qui peut se déployer, existentiellement, de manières différentes selon les possibilités de choix.
Existentiel (*Existenziell*)	Ce qui est ontique et en rapport seulement avec le *Dasein*. Manière de se comporter du *Dasein*, vis-à-vis de son être, par sa compréhension de l'être.
Fabrication (*Machenschaft*)	Production, à l'opposé de la création et en rapport avec le *Gestell*, en tant que mode de déploiement de l'essence de l'être (mise à l'abri en négatif, non-vérité) et comme condition de possibilité de l'affairement, de la causalité et de l'objectivité.
Facticité (*Faktizität*)	Mode d'être et existential en rapport avec le *Dasein* comme être-au-monde et surtout être-jeté.
Factualité (*Tatsächlichkeit*)	Un fait brut d'un sous-la-main.
Historial (*Geschichtlich*)	Un existential — donc en rapport avec le *Dasein* — qui signifie que le *Dasein* est déjà temporel et destinal dans son être, dans le sens que la temporalisation se fait à partir de l'avenir. L'historialité s'étend aussi à l'être lui-même.
Historique (*Historisch*)	Ce qui est en rapport avec l'histoire (*Historie*), en tant que science, définie comme enquête historique, études historiques ou historiographie.

Inauthenticité (*Uneigentlichkeit*)	Ne pas être soi-même.
Liberté (*Freiheit*)	Laisser-être l'être et l'être de l'étant en tant que être-dévoilé, donc dans la vérité.
Mise à l'abri (*Verbergung*)	La mise à l'abri de la vérité dans l'étant est une installation, une institution ou une thématisation. Elle s'accomplit, dans et par le *Dasein*, comme chose, outil, fabrication, œuvre, action, sacrifice. Les guises d'abritement sont nombreux, comme par exemple : penser, poétiser, bâtir, diriger, sacrifier, subir, exulter, et cela à travers la préoccupation.
On (*Man*)	L'impersonnel, la foule, le public. Mode d'être inauthentique.
Ontique (*Ontisch*)	Détermination de l'étant : sa thématisation, son objectivation et sa présentification.
Ontologique (*Ontologisch*)	Ce qui est en rapport avec l'être de l'étant et le fonde comme tel, et ce qui est en rapport avec l'étant lui-même, qu'il soit à la mesure du *Dasein* ou non.
Préoccupation (*Besorgen*)	Mode d'être avec les choses, structuré sur leur usage comme outils.
Quadriparti (*Geviert*)	Un tout comme quadriparti formé des hommes, des dieux, du ciel et de la terre, qui fait advenir l'être dans la chose et où l'être advient.
Répétition (*Wiederholung*)	Reprise présente de l'héritage du passé comme pouvoir-être et possibilité de l'avenir. Elle est proche de la notion de fidélité créatrice.
Résolution devançante (*Vorlaufenden Entschlossenheit*)	Réponse à l'appel de la conscience et de l'être en tant que décision instantanée à partir du pouvoir-être-propre authentique, et en vue de le réaliser en plénitude.
Sigétique (*Sigetik*)	En grec *sigan* : silence. Une voie qui dit plus ce que l'être n'est pas que ce qu'il est, car la vérité de l'être ne se laisse pas dire. Elle est caractérisée par le silence, la quête et le questionner.
Sollicitude (*Fürsorge*)	Mode d'être avec autrui.

Souci (*Sorge*)	Tout structurel du *Dasein* comme déchéance, facticité et existence, temporalisé respectivement selon les trois ek-stases du présent, du passé (ayant-été) et de l'avenir.
Temporalisation (*Zeitigungsmöglichkeit*)	L'essence du temps qui est une dynamique ekstatico-horizontale de la temporalité, rendue possible à partir de l'avenir.

Bibliographie

Œuvres de Martin Heidegger

HEIDEGGER, M., *Sein und Zeit*, *Gesamtausgabe I. Abteilung : Veröffentlichte Schriften 1914-1970, Band 2,* Vittorio Klostermann, Frankfurt am Main, 1977 (*GA* 2).

Beiträge zur Philosophie (Vom Ereignis), *Gesamtausgabe III. Abteilung : Unveröffentlichte — Abhandlungen — Vorträge — Gedachtes 1914-1970, Band 65*, Vittorio Klostermann, Frankfurt am Main, 1989 (*GA* 65).

Être et temps, traduction d'E. Martineau, Authentica, Paris, 1985 (Édition hors commerce).

Être et temps, traduction de F. Vezin, coll. « Bibliothèque de philosophie », nrf-Gallimard, Paris, 1986.

Apports à la philosophie (de l'avenance), traduction de F. Fédier, coll. « Bibliothèque de philosophie », nrf-Gallimard, Paris, 2013.

Séminaires de Zurich. Protocoles — entretiens — lettres, traduction de C. Gros, coll. « Bibliothèque de philosophie », nrf-Gallimard, Paris, 2010.

De l'essence de la liberté humaine. Introduction à la philosophie, traduction d'E. Martineau, coll. « Bibliothèque de philosophie », série Martin Heidegger, Section II : Cours 1923-1944, nrf-Gallimard, Paris, 1987.

Qu'appelle-t-on penser ?, traduction de A. Becker et G. Granel, Quadrige / PUF, Paris, 1992.

Lettre sur l'humanisme, traduction de R. Munier, coll. « Philosophie de l'esprit », Éditions Aubier-Montaigne, Paris, 1983 (Diptyque avec l'allemand : *Über den Humanismus*, Vittorio Klostermann, Franfurt am Main, 1951).

Philosophical and political writings, edited by M. Stassen, traduction de F. Mayr et R. Askay, coll. « The German Library » n° 76, Continuum, New York, 2003.
Essais et conférences, traduction de A. Préau, nrf-Gallimard, Paris, 1958.
« La question de la technique », p. 9-48.
« Que veut dire ‹penser› ? », p. 151-169.
« Bâtir, habiter, penser », p. 170-193.
« La chose », p. 194-223.
« *Logos* (Héraclite, fragment 50) », p. 249-278.
« *Moîra* (Parménide, VIII, 34-41) », p. 279-310.
« *Alèthéia* (Héraclite, fragment 16) », p. 311-341.

Chemins qui mènent nulle part, traduction de W. Brokmeier, coll. « Classiques de la philosophie », nrf-Gallimard, Paris, 1962.
« L'origine de l'œuvre d'art », p. 11-68.
« La parole d'Anaximandre », p. 262-304.

Questions I, traduction de H. Corbin & al., coll. « Classiques de la philosophie », nrf-Gallimard, Paris, 1968.
« Le retour au fondement de la métaphysique », traduction de R. Munier, p. 23-45.
« Qu'est-ce que la métaphysique », traduction de H. Corbin, p. 47-72.
« Postface », traduction de R. Munier, p. 73-84.
« De l'essence de la vérité », traduction d'A. de Waelhens et W. Biemel, p. 159-194.
« Le principe d'identité », traduction d'A. Préau, p. 257-276.

Questions II, traduction de K. Axelos & al., nrf-Gallimard, Paris, 1968 (traduction de 1957).
« Qu'est-ce que la philosophie ? », traduction de K. Axelos et J. Beaufret, p. 7-40.
« Ce qu'est et comment se détermine la φύσις », traduction de F. Fédier, p. 511-512.

Questions III, traduction d'A. Préau, Gallimard, Paris, 1966.
« Sérénité », traduction d'A. Préau, p. 161-181.

Questions IV, traduction de J. Beaufret & al., coll. « Classiques de la philosophie », Gallimard, Paris, 1976.

« Temps et être », traduction de F. Fédier, p. 9-51.
« Protocole d'un séminaire sur la conférence ‹Temps et être› », traduction de J. Lauxerois et C. Roëls, p. 52-97.
« L'art et l'espace », traduction de J. Beaufret et F. Fédier, p. 98-106.
« La fin de la philosophie et la tâche de la pensée », traduction de J. Beaufret et F. Fédier, p. 112-139.
« Le tournant », traduction de J. Lauxerois et C. Roëls, p. 140-157.
« Lettre à Richardson », traduction de J. Lauxerois et C. Roëls, p. 176-191.

Livres et articles sur Martin Heidegger

BACKMAN, J., *Complicated Presence : Heidegger and the Postmetaphysical Unity of Being*, coll. « SUNY series in Contemporary Continental Philosophy », State University of New York, New York, 2015.
BERNET, R., « Origine du temps et temps originaire chez Husserl et Heidegger », *in Revue Philosophique de Louvain* (Quatrième série, tome 85), n° 68, 1987, p. 499-521.
BOUTOT, A., *Heidegger*, coll. « Que sais-je ? » n° 2480, PUF, Paris, 1989.
CAMILLERI, S., « Souci de soi, souci du salut ? Prééminence des racines religieuses du souci et Tradition hellénistique-romaine comme caution philosophique dans la pensée du jeune Heidegger (1918-1924) », *in Revue du Cercle Niçois de Phénoménologie,* n° 3-4, 2005, p. 2-53.
CARON, M., *Heidegger. Pensée de l'être et origine de la subjectivité*, coll. « La nuit surveillée », Cerf, Paris, 2005.
— « "Sur la question du corps dans la pensée de Heidegger". De *Sein und Zeit* aux Séminaires de Zollikon », *in Archives de Philosophie*, n° 71, 2008, tome 2, p. 309-329.
CIOCAN, Ch., « La vie et la corporalité dans *Être et temps* de Martin Heidegger. Première partie : Le problème de la vie. Ontologie fondamentale et biologie », *in Studia Phaenomenologica* I, 2001, tome 1-2, p. 61-93.
— « La vie et la corporalité dans *Être et Temps* de Martin Heidegger. Deuxième partie : Le problème de la corporalité », *in Studia Phaenomenologica* I, 2001, tome 3-4, p. 153-197.
— « La finitude de l'existence dans l'analytique du Dasein : L'entrelacement du comprendre et de l'affection », *in Research in hermeneutics, Phenomenology, and Practical Philosophy*, n° 2, 2010, tome 2, p. 457-480.
COHEN, J. — ZAGURY-ORLY, R., « L'avenir du lieu », *in Les Temps Modernes*, n° 650, 2008, tome 4, p. 306-320.
CORVEZ, M., « L'Être et l'étant dans la philosophie de Martin Heidegger »,

in Revue Philosophique de Louvain (Troisième série, tome 63), n° 78, 1965, p. 257-279.

Darwiche, F., « Le divin (*Göttliche*) au cœur du quadriparti (*Geviert*) », *in Revue philosophique de la France et de l'étranger*, n° 134, 2009, tome 3, p. 309-332.

Dastur, F., « Heidegger espace, lieu, habitation », *in Les Temps Modernes*, n° 650, 2008, tome 4, p. 140-157.

— « La critique ricœurienne de la conception de la temporalité dans Être et temps de Heidegger », *in Archives de Philosophie*, n° 74, 2011, tome 4, p. 565-580.

Dondeyne, A., « La différence ontologique chez M. Heidegger », *in Revue Philosophique de Louvain* (Troisième série, tome 56), n° 49, p. 35-62, et n° 50, 1958, p. 251-293.

Dreyfus, H.L. — Wrathall, M.A. (ed.), *A Companion to Heidegger*, coll. « Blackwell companions to philosophy », Blackwell Publishing, Malden (USA), 2005.

Escudero, J.A., « Heidegger : *Being and Time* and the Care for the Self », *in Open Journal of Philosophy*, n° 2, 2013, tome 3, p. 302-307.

Faulconer, J. — wrathall, M.A (ed.), *Appropriating Heidegger*, Cambridge University Press, Cambridge (UK), 2000.

Gourdain, S., « Heidegger et le "dieu à venir" : s'il y être, pourquoi Dieu ? », *in Klēsis — Revue philosophique*, 2010, p. 89-103.

Greisch, J., *Ontologie et temporalité. Esquisse d'une interprétation intégrale de* Sein und Zeit, PUF, Paris, 1994.

— « Ce que l'événement donne à penser », *in Recherches de Science Religieuse*, n° 102, 2014, tome 1, p. 39-62.

Grondin, J., *Le tournant dans la pensée de Martin Heidegger*, coll. « Épiméthée. Essais philosophiques », PUF, Paris, 1987.

Guest, G., « L'Événement même (De l'*Ereignis*) », *in* Haenel Y. — Meyronnis F. (dir.), *Ligne de risque (1997-2005)*, coll. « L'Infini », Gallimard, Paris, 2005, p. 306-372.

Guignon, Ch. (ed.), *The Cambridge Companion to Heidegger*, coll. « Cambridge Companions to philosophy », Cambridge University Press, Cambridge, 1993.

Housset, E., « La dramatique de la personne ou l'ipséité comme paradoxe », *in Les Études philosophiques*, n° 82, 2007, tome 2, p. 215-233.

Inwood, M., *A Heidegger Dictionary*, coll. « The Blackwell Philosopher Dictionaries », Blackwell Publishers, Massachusetts (USA), 1999.

Krüger, G., « "Être et Temps". À propos de l'ouvrage éponyme de Martin

Heidegger », *in Archives de Philosophie*, n° 74, 2011, tome 1, p. 7-22.

LINDBERG, S., « Être avec un autre ou Heidegger et le problème de la reconnaissance », *in Philosophie*, n° 93, 2007, tome 1, p. 76-93.

MARION, J-L., « "La substitution et la sollicitude". Comment Levinas reprit Heidegger », *in Pardès*, n° 42, 2007, tome 1, p. 123-141.

— *Figures de phénoménologie. Husserl, Heidegger, Lévinas, Henry, Derrida*, coll. « Bibliothèque de l'histoire de la philosophie », Vrin, Paris, 2012.

MARQUET, J.-F., « "L'Être et le dieu." Notes sur quelques points de la Seynsgeschichte de Heidegger », *in Revue de métaphysique et de morale*, n° 52, 2006, tome 4, p. 457-467.

NANCY, J-L., « L'être-avec de l'être-là », *in Cahiers philosophiques*, n° 111, 2007, tome 3, p. 66-78.

NEYRAT, F., « Heidegger et l'ontologie de la consommation », in *Rue Descartes*, n° 49, 2005, tome 3, p. 8-19.

OTT, H., *Martin Heidegger. Éléments pour une biographie*, traduction de J.-M. Beloeil, Payot, Paris, 1990.

PASQUA, H., *Introduction à la lecture de Être et temps de Martin Heidegger*, coll. « Mobiles », L'Âge d'Homme, Lausanne, 1993.

RICHIR, M., « Ereignis, Temps, Phénomènes », *in Heidegger : Questions ouvertes*, Collège international de philosophie, Osiris, Paris, 1988 (mars-avril), p. 13-36.

ROESNER, M., « Logos, logique et ‹sigétique›. Le dépassement du langage métaphysique entre les écritures et la gnose », *in Revue des sciences philosophiques et théologiques*, n° 91, 2007, tome 4, p. 633-649.

SALANSKIS, J.-M., *Heidegger*, coll. « Figures du savoir » n° 1, Les Belles Lettres, Paris, 1997.

SCHNELL, A., *De l'existence ouverte au monde fini. Heidegger 1925-1930*, coll. « Bibliothèque d'histoire de la philosophie », Vrin, Paris, 2005.

SHEEHAN, T., « A paradigm shift in Heidegger research », *in Continental Philosophy Review*, n° 34, 2001, p. 183-202.

SINCLAIR, M., « L'outil et la métaphysique : (encore une) note sur le statut ambigu de l'"ustensilité' chez Heidegger », *in Revue philosophique de la France et de l'étranger*, n° 133, 2008, tome 4, p. 423-441.

SOMMER, Ch., « "L'inquiétude de la vie facticielle". Le tournant aristotélicien de Heidegger (1921-1922) », *in Les Études philosophiques*, n° 76, 2006, tome 1, p. 1-28.

TAFFOREAU, J.-P., *Heidegger*, coll. « Classiques du XXe siècle » n° 102, Éditions Universitaires, Paris, 1969.

Livres et articles sur la santé

AGOSTA, L., « A rumor of empathy : reconstructing Heidegger's contribution to empathy and empathic clinical practice », *in Medicine, Health Care and Philosophy*, n° 17, 2014, p. 281-292.

AHLZÉN, R., « Illness as unhomelike being-in-the-world ? Phenomenology and medical practice », *in Medicine, Health Care and Philosophy*, n° 14, 2011, p. 323-331.

AHO, K., « Acceleration and Time Pathologies. The critique of psychology in Heidegger's *Beiträge* », *in Time & Society*, n° 16, 2007, tome 1, p. 25-42.

— « Heidegger, ontological death, and the healing professions », *in Medicine, Health Care and Philosophy*, n° 19, 2016, p. 55-63.

ALMEIDA-FILHO (DE), N., « Modèles de la santé et de la maladie : remarques préliminaires pour une théorie générale de la santé », *in Ruptures* (revue transdisciplinaire en santé), n° 1, 2006, tome 11, p. 122-146.

ARAUJO (DE), J.L. & al., « Hermeneutics and health : reflections on the thinking of Hans-Georg Gadamer », *in Revista da Escola de Enfermagem da USP*, n° 46, 2012, tome 1, p. 194-201.

BALINT, M., *Le médecin, son malade et la maladie*, traduction de J.P. Valabrega, coll. « Science de l'homme », Petite bibliothèque Payot, n° 86, Paris, 1980.

BECKER, G., « Phenomenology of Health and Illness », *in* EMBER, C.R. — EMBER, M., *Encyclopedia of Medical Anthropology. Health and Illness in the World's Cultures, Volume I : Topics*, Kluwer Academic / Plenum Publishers, New York, 2004, p. 125-136.

BEIGBEDER, Y., *L'Organisation mondiale de la santé*, coll. « Que sais-je ? » n° 3234, PUF, Paris, 1997.

BÉLANGER, M., *Le droit international de la santé*, coll. « Que sais-je ? » n° 3204, PUF, Paris, 1997.

BISHOP, J., « Rejecting Medical Humanism : Medical Humanities and the Metaphysics of Medicine », *in Journal of Medical Humanities*, n° 29, 2008, p. 15-25.

BORRETT, D., « Heidegger, Gestell and rehabilitation of the biomedical model », *in Journal of Evaluation in Clinical Practice*, n° 19, 2013, p. 497-500.

BOSS, M., *Psychoanalysis and Daseinanalysis*, traduction de L. Lefbbre, Basic Books Publishing, New York, 1982.

— *Existential Foundations of Medecine and Psychology*, traduction de S.

Conway et A. Cleaves, Jason Aronson, New York, 1983.

BOWYER, L. — WALSH, B., « An Heideggerian critique of evidence-based medicine », *in The international Journal of Person centered Medecine*, n° 3, 2013, tome 1, p. 36-43.

BRASSINGTON, I., « On Heidegger, medicine, and the modernity of modern medical technology », *in Medicine, Health Care and Philosophy*, n° 10, 2007, p. 185-195.

CABESTAN, Ph. — DASTUR, F., *Daseinsanalyse*, coll. « Bibliothèque des philosophies », Vrin, Paris, 2011.

CAREL, H.H., « Phenomenology and its application in medicine », *in Theoretical Medecine and Bioethics*, n° 32, 2011, tome 1, p. 33-46.

— « Phenomenology as a Resource for Patients », *in Journal of Medicine and Philosophy*, n° 37, 2012, p. 96-113.

— « Illness, phenomenology, and philosophical method », *in Theoretical Medecine and Bioethics*, n° 34, 2013, p. 345-357.

— « The philosophical Role of Illness », *in Metaphilosophy*, n° 1, 2014, tome 45 (Janvier), p. 20-40.

DAHLBERG, K. — TODRES, L. — GALVIN, K., « Lifeworld-led healthcare is more than patient-led care : an existential view of well-being », *in Medicine, Health Care and Philosophy*, n° 12, 2009, p. 265-271.

DELBRACCIO, M., « Le corps dans la psychiatrie phénoménologique », *in L'information psychiatrique*, n° 85, 2009, tome 3, p. 255-262.

DEKKERS, W., « Health and illness : From an analytical to a hermeneutical approach », *in Medicine, Health Care and Philosophy*, n° 2, 1999, p. 315-318.

— « On the notion of home and the goals of palliative care », *in Theoretical Medecine and Bioethics*, n° 30, 2009, tome 5 (Septembre), p. 335-349.

— « Dwelling, house and home : towards a home-led perspective on dementia care », *in Medicine, Health Care and Philosophy*, n° 14, 2011, p. 291-300.

EMANUEL, E.J. — EMANUEL, L.L., « Four models of the physician-patient relationship », *in JAMA* (*The Journal of the American Medical Association*), vol. 267, n° 16, 1992, p. 5-13.

FIELDING, H.A., « Body Measures : Phenomenological Considerations of Corporeal Ethics », *in Journal of Medicine and Philosophy*, n° 23, 1998, tome 5, p. 533-545.

— « The finitude of nature : Rethinking the ethics of biotechnology », *in Medicine, Health Care and Philosophy*, n° 4, 2001, p. 327-334.

FONTAINE, M., « Soigner, un acte qui implique au-delà du soin ? », *in*

Revue internationale de soins palliatifs, n° 21, 2006, tome 4, p. 155-159.

FRANKL, V., *Le dieu inconscient*, traduction de M. Neusch et J. Feisthauer, coll. « Religions et sciences de l'homme », Éditions du Centurion, Paris, 1975.

— *Man's Search for Meaning. An Introduction to Logotherapy*, Beacon Press, Boston (Massachusetts), 1992.

GADAMER, H.-G., *The Enigma of Health. The Art of Healing in a Scientific Age*, traduction de J. Gaiger et N. Walker, Stanford University Press, Stanford (California), 1996.

GARRETT, K.Ch. & al., *Interpretive Phenomenology in Health Care Research*, Sigma Theta Tau International, Indianapolis, 2010.

GUEULLETTE, J.-M., « Le geste de soin est-il un geste sacré ? », *in Études*, n° 408, 2008, tome 3, p. 341-350.

— « "Le pouvoir de guérir". Une manière de dépasser l'opposition entre pouvoir médical et autonomie du patient ? », *in Cahiers philosophiques*, n° 125, 2011, tome 2, p. 80-88.

HAUTE, J.-Ch., *Penser le soin. Phénomène, savoir & formation*, thèse en vue de l'obtention du Doctorat en Sciences Humaines, présentée sous la direction de C. XYPAS et de M. FABRE, Université de Nantes / Département des Sciences de l'éducation et Didactique, Université Catholique de l'Ouest / Institut des Sciences de la Communication et de l'éducation d'Angers, 2009.

HESBEEN, W., *Prendre soin à l'hôpital. Inscrire le soin infirmier dans une perspective soignante*, Masson, Paris, 1997.

HONORÉ, B., *Sens de la formation, sens de l'être. En chemin avec Heidegger*, L'Harmattan, Paris, 1990.

— *L'hôpital et son projet d'entreprise. Vers l'œuvre de santé*, Privat, Toulouse, 1990.

— *La santé en projet*, InterÉditions, Paris, 1996.

— *Être et santé. Approche ontologique du soin*, L'Harmattan, Paris, 1999.

ILLICH, I., *Némésis médicale. L'expropriation de la santé*, Éditions du Seuil, Paris, 1975.

KAYALI, T. — IQBAL, F., « Depression as unhomelike being-in-the-world ? Phenomenology's challenge to our understanding of illness », *in Medicine, Health Care and Philosophy*, n° 16, 2013, p. 31-39.

KLEINMAN, A. — VAN DER GEEST, S., « "Care" in health care. Remaking the moral world of medicine », *in Medische Antropologie*, n° 21, 2009, tome 1, p. 159-168.

KOVÁCS, J., « The concept of health and disease », *in Medicine, Health*

Care and Philosophy, n° 1, 1998, p. 31-39.

LARRE, D., « Les fonctions de l'acte de soin », *in Laennec*, n° 52, 2004, tome 2, p. 46-56.

LEFÈVE, C., « De la philosophie de la médecine de Georges Canguilhem à la philosophie du soin médical », *in Revue de métaphysique et de morale*, n° 82, 2014, tome 2, p. 197-221.

MALHERBE, J.F., *Pour une éthique de la médecine*, coll. « Catalyses », Artel — Fides, Namur/Montréal, 1997.

MALLIA, P., *The Nature of the Doctor–Patient Relationship. Health Care Principles Through the Phenomenology of Relationships with Patients*, Springer, New York, 2013.

MALLOY, D.C. & al., « Discourse on medicine : meditative and calculative approaches to ethics from an international perspective », *in Philosophy, Ethics, and Humanities in Medicine*, n° 9, 2014, p. 18-25.

MARCUM, J.A., *An Introductory Philosophy of Medecine. Humanizing Modern Medecine*, coll. « Philosophy and Medecine » n° 99, Springer, New York, 2008.

MEYNEN, G. — VERBURGT, J., « Psychopathology and causal explanation in practice. A critical note on Heidegger's *Zollikon Seminars* », *in Medical Health Care and Philosophy*, n° 12, 2009 (Mars), tome 1, p. 57-66.

NORDENFELT, L., « The concepts of Health and Illness revisited », *in Medicine, Health Care and Philosophy*, n° 10, 2007, p. 5-10.

OPREA, L., « An analytic review of the doctor-patient relationship » (part I), *in Romanian Journal of Bioethics*, vol. 7, n° 2, April-June 2009, p. 125-137.

— « An analytic review of the doctor-patient relationship » (part II), *in Romanian Journal of Bioethics*, vol. 7, n° 3, July-September 2009, p. 142-153.

PIERRON, J.-Ph., « Une nouvelle figure du patient ? Les transformations contemporaines de la relation de soins », *in Sciences sociales et santé*, n° 25, 2007, tome 2, p. 43-66.

RIEDER, Ph., « L'histoire du ‹patient› : aléa, moyen, ou finalité de l'histoire médicale ? », *in Gesnerus*, n° 60, 2003, p. 260-271.

ROMANO C., « Les trois médecines de Descartes », *in Dix-septième siècle*, n° 217, 2002, tome 4, p. 675-696.

ROY, D. & al., *La bioéthique : ses fondements et ses controverses*, Éditions du Renouveau Pédagogique Inc. (ERPI), Canada, 1995.

SCHULTZ, D. — FLASHER, L., « Charles Taylor, Phronesis, and Medicine : Ethics and Interpretation in Illness Narrative », *in Journal of Medicine and Philosophy*, n° 36, 2011, p. 394-409.

Šolcová, I., « Health — as seen by philosophy of H.-G. Gadamer », *in School and Health*, n° 21, 2008, tome 3, p. 101-107.

Souba, W.W., « The *Being* of Leadership », *in Philosophy, Ethics, and Humanities in Medicine*, n° 6, 2011, p. 5-16.

Svandra, Ph., « Un regard sur le soin », *in Recherche en soins infirmiers*, n° 95, 2008, tome 4, p. 6-13.

Svenaeus, F., *The Hermeneutics of Medicine and the Phenomenology of Health : Steps Towards a Philosophy of Medical Practice*, coll. « International Library of Ethics, Law, and the New Medicine » n° 5, Kluwer Academic Publishers, The Netherlands, 2000.

— « Das unheimliche — Towards a phenomenology of illness », *in Medicine, Health Care and Philosophy*, n° 3, 2000, p. 3-16.

— « The body uncanny — Further steps towards a phenomenology of illness », *in Medicine, Health Care and Philosophy*, n° 3, 2000, p. 125-137.

— « Hermeneutics of Medecine in the wake of Gadamer : The issue of *Phronesis* », *in Theoretical Medecine and Bioethics*, n° 24, 2003, p. 407-431.

— « Medecine », *in* Dreyfus, H.L. — Wrathall, M.A. (ed.), *A Companion to Phenomenology and Existentialism*, coll. « Blackwell companions to philosophy » n° 35, Blackwell Publishing, Malden (USA), 2006, p. 411-424 (Chapter 28).

— « Illness as unhomelike being-in-the-world : Heidegger and the phenomenology of medicine », *in Medicine, Health Care and Philosophy*, n° 14, 2011, p. 333-343.

— « The relevance of Heidegger's philosophy of technology for biomedical ethics », *in Theoretical Medecine and Bioethics*, n° 34, 2013, p. 1-15.

Toombs, S.K., *The Meaning of Illness : A Phenomenologic Account to the Different Perspectives of Physician and Patient*, coll. « Philosophy and Medicine » n° 42, Kluwer Academic Publishers, The Netherlands, 1993.

— (ed.), *Handbook of Phenomenology and Medicine*, coll. « Philosophy and Medicine » n° 68, Springer Science + Business Media Dordrecht (originalement Kluwer Academic Publishers), New York, 2001.

Troubé, S., « “Penser l'être-malade”. Canguilhem et la psychopathologie », *in Cahiers philosophiques*, n° 125, 2011, tome 2, p. 64-79.

Tyreman, S., « Homelikeness and health : an introduction to the theme », *in Medicine, Health Care and Philosophy*, n° 14, 2011, p. 287-289.

— « The happy genius of my household : phenomenological and poetic journeys into health and illness » *in Medicine, Health Care and Philosophy*, n° 14, 2011, p. 301-311.

VAOU (LE), P., « Existenzanalyse et Daseinsanalyse : deux perspectives différentes du Logos », *in Le Portique* [En ligne], *Archives des Cahiers de la recherche*, Cahier n° 2, 2004, mis en ligne le 06 octobre 2005, consulté le 26 mai 2016. URL : http ://leportique.revues.org/471.

VAN CAMP, N., « Heidegger and the Question Concerning Biotechnology », *in Journal of Philosophy of Life*, n° 2, mars 2012, tome 1, p. 32-54.

VERSPIEREN, P., « L'hospitalité au cœur de l'éthique du soin », *in Laennec*, n° 54, 2006, tome 4, p. 33-49.

WORMS, F., « "Les deux concepts du soin". Vie, médecine, relations morales », *in Esprit*, 2006, tome 1 (Janvier), p. 141-156.

WRATHALL, M.A. — MALPAS, J. (ed.), *Heidegger, Coping and Cognitive Science : Essays in Honor of Hubert L. Dreyfus,* vol. 2, MIT Press, Cambridge, Massachusetts, 2000.

ZIELINSKI, A., « "Avec l'autre". La vulnérabilité en partage », *in Études*, n° 406, 2007, tome 6, p. 769-778.

— « La vulnérabilité dans la relation de soin. ‹Fonds commun d'humanité› », *in Cahiers philosophiques*, n° 125, 2011, tome 2, p. 89-106.

ZITZELSBERGER, H.M., « Concerning technology : thinking with Heidegger », *in Nursing Philosophy*, n° 5, 2004, p. 242-250.

Livres et articles divers

DAWALIBI, P., *L'identité aban-donnée. Essai sur la phénoménologie de la souffrance*, coll. « Ouverture philosophique », L'Harmattan, Paris, 2011.

RICŒUR, P., *Soi-même comme un autre*, coll. « L'ordre philosophique », Éditions du Seuil, Paris, 1990.

ROMANO C., *L'aventure temporelle. Trois essais pour introduire à l'herméneutique événementiale*, coll. « Quadrige », Puf, Paris, 2010.

SEN, A., *Repenser l'inégalité*, coll. « L'histoire immédiate », Éditions du Seuil, Paris, 2000.

VAN SEVENANT, A., *Philosophie de la sollicitude*, coll. « Pour demain », Vrin, Paris, 2001.

Table des matières

Achevé d'imprimer par Corlet Numérique - 14110 Condé-sur-Noireau
N° d'Imprimeur : 135820 - Dépôt légal : février 2017 - *Imprimé en France*